科学出版社普通高等教育案例版医学规划教材

供医学检验技术等专业使用

案例版

临床实验室管理

主 编　王　前　黄宪章

副主编　刘忠民　闵　迅　张传宝　王雅杰

编　委（按姓氏笔画排序）

万腊根（南昌大学第一附属医院）

王雅杰（首都医科大学附属北京地坛医院）

刘　敏（中山大学附属第一医院）

关　明（复旦大学附属华山医院）

杨天赐（厦门大学附属中山医院）

闵　迅（遵义医科大学附属医院）

陈　鸣（陆军军医大学第一附属医院）

林海标（广州中医药大学第二附属医院）

郑　芳（武汉大学中南医院）

胡俊华（北京医院）

徐克前（中南大学湘雅医学院）

崔　巍（中国医学科学院肿瘤医院）

王　前（南方医科大学珠江医院）

亓　涛（南方医科大学南方医院）

刘忠民（广州医科大学附属第一医院）

孙自镛（华中科技大学同济医学院
　　　　　附属同济医院）

张传宝（国家卫生健康委临床检验中心）

陈　瑜（浙江大学医学院附属第一医院）

明　亮（郑州大学第一附属医院）

郝晓柯（空军医科大学第一附属医院）

贺　勇（四川大学华西医院）

黄宪章（广州中医药大学第二附属医院）

秘　书　林海标（广州中医药大学第二附属医院）

科　学　出　版　社
北　京

郑 重 声 明

为顺应教学改革潮流和改进现有的教学模式,适应目前高等医学院校的教育现状,提高医学教育质量,培养具有创新精神和创新能力的医学人才,科学出版社在充分调研的基础上,首创案例与教学内容相结合的编写形式,组织编写了案例版系列教材。案例教学在医学教育中,是培养高素质、创新型和实用型医学人才的有效途径。

案例版教材版权所有,其内容和引用案例的编写模式受法律保护,一切抄袭、模仿和盗版等侵权行为及不正当竞争行为,将被追究法律责任。

图书在版编目(CIP)数据

临床实验室管理/王前,黄宪章主编. —北京:科学出版社,2024.6
科学出版社普通高等教育案例版医学规划教材
ISBN 978-7-03-078579-4

Ⅰ.①临⋯ Ⅱ.①王⋯ ②黄⋯ Ⅲ.①医学检验–实验室管理–高等学校–教材 Ⅳ.① R446

中国国家版本馆 CIP 数据核字(2024)第 104263 号

责任编辑:胡治国/责任校对:宁辉彩
责任印制:张 伟/封面设计:陈 敬

科 学 出 版 社 出版
北京东黄城根北街 16 号
邮政编码:100717
http://www.sciencep.com
涿州市殷润文化传播有限公司印刷
科学出版社发行 各地新华书店经销
*
2024 年 6 月第 一 版 开本:787×1092 1/16
2024 年 6 月第一次印刷 印张:14 1/2
字数:428 000
定价:59.80 元
(如有印装质量问题,我社负责调换)

科学出版社普通高等教育案例版医学规划教材

（医学检验技术专业）

丛书编写委员会

前　　言

随着现代医学技术的快速发展，我国临床实验室在硬件上也得到快速发展，通过采购先进仪器设备，引进高端医学人才，扩展检验新项目和新方法，构建实验室信息化和自动化，加强智慧实验室建设等，为临床提供更精准、更齐全、更有价值的医学信息。党的二十大报告提出加快建设质量强国，中共中央 国务院印发《质量强国建设纲要》，深入实施质量强国战略，加强全面质量管理，促进质量变革创新，为全方位建设质量强国进行部署。而临床实验室的服务和检验质量对医疗决策起着至关重要的作用，实验室人员应深刻领悟和贯彻落实党的二十大精神，了解和学习先进临床实验室管理理念，通过建立并有效运行全面的质量管理体系，提高临床实验室的服务和检测质量水平，满足实验室质量管理的要求。

临床实验室管理作为医学检验技术专业课程，由于课程内容理论多、概念多，无论是教师教学还是学生自学均枯燥无味，在学习过程中学生主动性不够，影响教学质量。本教材以实用性、创新性为原则，融合纸质教材的特色，为学生提供多种形式的学习途径。注重与学生的交流和互动，每一章均以案例开篇，用典型案例提问，通过案例中的提问内容体现章节的学习目标和要求，启发学生思考，鼓励学生自己寻找答案。每一章节中，增加知识拓展内容，引入最新的知识点，有助于培养学生的创新和临床思维能力。教材内容更贴近临床、更形象生动，有助于提高教学质量。

本教材内容以临床实验室实际管理要求和工作流程为主线。先介绍临床实验室概论、设计、安全管理、信息管理、仪器和试剂的质量管理；再结合临床实验室管理工作流程介绍临床检验方法检测性能评价、室内质量控制、室间质量评价、检验项目诊断效能评价、检验前后和各专业质量管理、沟通与咨询服务、质量管理体系等内容；同时为适应当前大部分临床实验室管理职能涉及的教学和科研项目，本教材新增"临床实验室的教学与科研管理"一章内容。

本教材在编写过程中得到科学出版社和各参编院校的大力支持，感谢他们的辛勤付出。同时参编人员还有范维肖，首都医科大学附属北京地坛医院韩莹，广州中医药大学第二附属医院石文，中山大学附属第一医院冯品宁，中国医学科学院肿瘤医院王力、高佳，南昌大学第一附属医院黄清水、李俊明，厦门大学附属中山医院刘莉莉，复旦大学附属华山医院曹国君，广州医科大学附属第一医院刘利东，华中科技大学同济医学院附属同济医院简翠，诚挚感谢他们对本教材的无私奉献！

本教材是全新的案例版教材，所有编者均是长期从事临床实验室管理一线专家教授，具有丰富的临床实验室管理经验。编写过程中由于编者水平所限，本教材难免存在不妥之处，敬请广大师生、同行和专家批评指正，提出宝贵意见，以便进一步修订和完善。

编　者
2024 年 3 月

目　　录

第一章 临床实验室概论

医学检验学（medical laboratory science，MLS）或检验医学（laboratory medicine）已发展为一门综合性、交叉性的学科，将物理、化学、生物等技术和方法应用到临床医学领域，对疾病的预防、诊断和治疗起到了非常重要的作用。进行医学检验的场所称为临床实验室（clinical laboratory）。临床实验室提供的医学检验信息占患者全部诊疗信息的 60% 以上。因此，临床实验室已经成为医疗机构中重要部门之一，被称为临床医学中的"侦察兵"，检验技师和检验医师在实验诊断过程中发挥着关键作用。

案例 1-1：岗前培训与临床实验室基本知识要求

李老师是临床实验室主任，与科室教学秘书讨论科室新员工的岗前培训计划和内容，在临床实验室基本情况介绍方面，新员工、实习生在完成培训后能熟练回答以下问题。

问题：

1. 临床实验室的定义、作用和分类是什么？
2. 临床实验室的组建需要哪些要素？应完成哪些工作任务？
3. 临床实验室管理有哪些法律法规和标准？实验室有哪些规章制度？

第一节 临床实验室的作用与任务

临床实验室是随着现代医学的发展而建立起来的，早期的临床实验室只做一些简单的手工检验项目，如"三大常规""血糖"等。随着机械电子技术、计算机技术和医学生物技术等现代科技的飞速发展，以及与医学检验学科广泛深入渗透融合，使医学检验的内涵和外延发生显著改变，已从单纯的疾病诊断扩展到健康促进、疾病预防、亚健康评估、疾病诊断、治疗和预后判断等。

一、临床实验室的特点

1. 临床实验室的定义和作用 临床实验室又称为医学实验室（medical laboratory），是指以预防、诊断和治疗人体疾病及评估人体健康状况为目的，对人体的各种标本进行检测，报告检测结果并对结果进行解释和咨询的机构。临床实验室的主要作用是以科学的方式收集、处理、分析患者或健康体检者的血液、体液、分泌物、排泄物和其他组织标本，并将检验结果信息及时准确地提供给申请者，为临床诊断、筛查疾病和监测疾病发生、发展过程，以及观察患者的疗效、判断预后及疾病康复等提供有力参考。

知识拓展 1-1 　　　　　　　　**国内外临床实验室的定义**

1988 年美国国会通过的《临床实验室改进法案修正案》（CLIA'88），将临床实验室定义如下："临床实验室是指以诊断、预防或者治疗人类任何疾病和损伤，或者以评价人类健康为目的，而对人体的标本进行生物学、微生物学、血清学、化学、血液免疫学、生物物理学、细胞学、病理学检查或其他检查的机构。这些检查还包括确定、测量或者用其他方法叙述机体是否存在不同物质或者有机体。仅仅收集和（或）准备标本，或者提供邮寄服务，但不进行检验的机构不是临床实验室。"

2022年国际标准化组织（International Organization for Standardization，ISO）在持续改进和不断完善的基础上，发布《医学实验室 质量和能力的要求》（*Medical Laboratories. Requirements for Quality and Competence*），即ISO15189：2022。中国合格评定国家认可委员会（China National Accreditation Service for Conformity Assessment，CNAS）已启动将该文件等同转化工作，将临床实验室定义如下："以提供诊断、监测、管理、预防和治疗疾病或健康评估的相关信息为目的，对来自人体的材料进行检验的实体。"并涵盖以下备注："注1：该类实验室也可提供涵盖检验各方面的咨询，包括合理选择项目，结果解释及进一步检查的建议。注2：实验室活动包括检验前、检验和检验后过程。注3：检验材料包括但不限于微生物学、免疫学、生化、血液免疫学、血液学、生物物理学、细胞学、组织和细胞以及遗传学材料。"

将检验结果的解释、进一步检查的建议，以及检验项目的咨询服务都归为临床实验室的业务范围，提示临床实验室已经不再只是接收标本、检验检测和报告的单纯技术科室，而是积极主动地参与到临床疾病的预防、诊断、治疗、预后评估等医疗活动中。

2. 临床实验室的性质 临床实验室在医院属于诊断科室的范畴。诊断科室包括开展影像诊断的放射科、核医学科、超声波检查室等，开展电生理检查的心电图检查室、脑电图检查室等，开展生理功能检查的肺功能检查室、电测听室等，还包括开展病理学检测和诊断的临床实验室。在许多国家，医院的临床实验室主要指的是病理科（pathology laboratory），包括临床病理（clinical pathology）和组织病理（tissue pathology）两部分，临床病理相当于我国医院的检验科（或化验室、检验中心等），组织病理相当于我国医院的病理科。也有一些国家（或地区）临床实验室的体制和我国相似，临床病理和组织病理是分开的，名称也不尽相同。

3. 服务范围 随着生活质量的不断提高，人们对高质量、高水平医疗服务的需求也日益增加，现代化的临床实验室，已不仅仅是单纯分析患者的各种标本并提供检验信息的医疗单元，同时也是配合医院为患者提供整体医疗服务的机构之一。临床实验室的服务范围也日趋扩大，服务对象可包括医生、患者及其家属、健康人群，以及感染控制部门、疾病控制中心、社会福利机构等医疗相关部门。

4. 临床实验室的分类 根据不同标准，临床实验室有不同的分类方法。按是否具有法人资格来分，临床实验室可分为独立实验室和非独立实验室两类。

（1）非独立实验室：一般设在医疗机构、采供血机构、疾病预防控制中心、卫生检疫部门等，是这些机构的一个下设科室，不具有独立的法人资格，目前我国大多数临床实验室属于这种类型。

（2）独立实验室：通常具有法人资格，在西方国家发展较早，一些大型独立实验室开展的项目多达千种以上，独立实验室在人力、物力和信息资源等方面具有较大优势，可以实现检验标本的集中检测，不但大大节省费用，更重要的是可以提高检测效率和质量，降低错误发生率。我国的独立实验室虽然起步较晚，但呈现出快速发展的良好势头。目前国内已有超过1000家的医学独立实验室，虽然规模各不相同，但均代表着临床实验室的重要发展方向。

此外，临床实验室按是否营利还可分为营利性实验室和非营利性实验室。非营利性实验室主要由政府或慈善机构创办，而营利性实验室一般为社会投资者创办，独立实验室多为营利性实验室。

二、临床实验室的任务

临床实验室按照安全、准确、及时、有效、经济、便民和保护患者隐私的原则开展临床检验工作，为临床疾病的诊断、治疗、筛查和预后判断提供实验室依据。此外，随着检验医学的发展和服务范畴的扩展，临床实验室在教学、科研、健康普查和健康咨询方面也发挥越来越重要的作用。

（一）医疗工作

1. 为疾病的诊断提供依据　如肌钙蛋白检测对急性心肌梗死的诊断，甲胎蛋白检测对原发性肝癌的诊断，凝血因子测定对血友病的诊断等。需要注意的是，由于受到检测方法的工作原理、敏感性、特异性及标本采集方法的限制和影响，其检测结果只能作为疾病诊断的指标之一，而不是唯一依据，必须结合病史、临床症状和体征及其他检查，综合分析判断。

2. 为疾病的治疗提供依据　主要体现在两个方面：一个方面是指导临床合理选用药物，如对致病菌株进行药物敏感试验，帮助临床选取敏感的抗菌药物；另一个方面是判断疗效，如乙型肝炎病毒（简称乙肝）DNA 的含量可有效反映机体内乙肝病毒的含量和复制程度，其定量测定已广泛应用于乙肝治疗的疗效监测判断。

3. 为疾病预后的判断提供依据　如肌酐测定可用于尿毒症的预后判断，肌钙蛋白检测可用于急性心肌梗死的预后判断；白血病治愈（或缓解）后，定期监测微小残留病变，可了解疾病预后和监测复发情况。

4. 为疾病的筛查提供依据　随着人们生活水平的提高和健康意识的增强，进行定期的体检已成为监测自身身体状况的重要方式。例如，常见的肝功能普查、血糖筛查和某些肿瘤标志物的筛查等，对于及早发现疾病发挥着重要作用。

（二）教育培训

一个较大规模的临床实验室，一定是高新技术的集中地。专业人才的培养必然要向临床实验室提出教学要求，而临床实验室也应充分发挥自身的资源和价值优势，通过教学为社会培养专业人才。世界上许多大型临床实验室都是教学和科研的优秀基地。

1. 承担不同层次的学历教育　在我国，许多临床实验室不仅承担检验专业本、专科学生的专业课程（如临床检验基础、临床血液学检验、临床生物化学检验、临床免疫学检验、临床微生物学检验等）的理论、实习、毕业论文指导等教学任务，还承担其他医学相关专业的实验诊断学理论和实验教学任务；承担博士、硕士研究生的研究指导、论文答辩等培养工作；承担医院同行的进修培训任务。

2. 承担毕业后的专业培训　为了使在职人员的知识、能力和素质与时俱进，必须对在职人员进行专业理论和专业技术的持续教育，特别是新理论、新方法和新技术方面的教育。临床实验室在本科室职工的教学工作上，要制订严密的教学计划，定期组织培训和考核，积极参加专业学术交流活动。

此外，临床实验室应加强与医护人员的经常性交流和沟通，特别是在新项目、新技术、质量管理等方面，要加强对临床医护人员和标本运送人员的培训和教育，在保证检验结果准确性的同时，使临床医护人员能够更加充分地利用实验室资源。

（三）科研工作

科技是第一生产力，临床实验室新技术和新项目的开展依赖于科学研究，而临床实验室的技术、设备和人才也为开展科研项目提供了良好的基础。临床实验室应重点结合实际工作中的问题（如检验项目的方法学评价、检验技术的升级改进、检验结果的干扰因素分析、质量管理、检验与临床等），积极开展临床科学研究，促进检验医学与临床医学的结合，促进检验医学学术水平的提高和发展，不断提升临床实验室的医疗质量。

（四）健康普查和健康咨询

临床实验室对人民群众进行定期体检、健康普查和健康宣传教育，可及早发现疾病并采取积极有效的防治措施，还可了解群众的卫生和健康状况，提高疾病的防治意识和水平。同时，临床实验室为群众提供健康咨询，通过报纸杂志、科普读物、宣传栏等积极向群众宣传检验医学常识，可以提高其生活质量和健康水平，特别对优生优育和提高人口素质有重要作用。

知识拓展 1-2　　　　　　　　　　"健康中国 2030"规划纲要

2016 年 10 月 25 日，中共中央 国务院发布了《"健康中国 2030"规划纲要》(简称《纲要》)。

《纲要》明确了今后 15 年健康中国建设的总体战略，要坚持以人民为中心的发展思想，牢固树立和贯彻落实新发展理念，坚持正确的卫生与健康工作方针，以提高人民健康水平为核心，以体制机制改革创新为动力，以普及健康生活、优化健康服务、完善健康保障、建设健康环境、发展健康产业为重点，把健康融入所有政策，加快转变健康领域发展方式，全方位、全周期维护和保障人民健康，大幅提高健康水平，显著改善健康公平，为实现"两个一百年"奋斗目标和中华民族伟大复兴的中国梦提供坚实健康基础。

第二节　临床实验室的建设

临床实验室的建设是一个持续改进、不断完善的系统工程。实验室团队不仅需要现代检验医学知识，还必须具备现代企业管理知识、经济管理知识、信息管理知识、人力资源管理知识和人文知识底蕴。首先要制订临床实验室建设计划，根据服务范围和服务对象，结合当前的人员、资金和场地等条件，确定临床实验室组建的近期目标和远景目标。其次要确立科室文化，营造和谐的氛围，逐步培养团队精神。从技术层面来讲，临床实验室的建设工作包括软、硬件两个方面：硬件方面，主要有资金筹集、人员招聘、实验室布局设计、仪器设备和试剂的采购等；软件方面，主要有建立全面质量管理体系、制订规章制度、确定检验项目和工作流程、人员培训和技术准备、建设实验室信息系统等。

一、临床实验室的人员组成

1. 专业人员　临床实验室的主体是实验技术人员，主要包括技师类(包括技士、技师、主管技师、副主任技师和主任技师)人员，还须有一定数量的医师类(取得执业医师证书，包括医师、主治医师、副主任医师和主任医师)人员、护士和工勤人员，少量的教学类人员(包括助教、讲师、副教授和教授)和科研类人员(包括研究实习员、助理研究员、副研究员和研究员)。临床实验室应根据科室的规模和承担的任务，制订各类人员的编制比例。临床实验室以临床检验工作为主，实验技术人员应占较大比例。检验医师的主要职责是与临床医护人员进行有效沟通，参与制订检验项目及其组合，对检验结果进行专业判断和解释等，必要时参与临床会诊。护士的主要工作有静脉采血、标本收集和报告查询等。工勤人员主要参与标本运送和前处理、实验室清洁与洗涤工作等。

2. 管理人员　临床实验室还应设置一些管理岗位，主要包括实验室主任、技术主管、质量主管、生物安全主管和专业组长等；承担教学和科研任务的临床实验室还需设立教学主管和科研主管；而对于独立实验室来说，还可设立财务主管和部门经理等。

(1)实验室主任：是临床实验室的领导者和管理者。实验室主任特别是较大型医院的实验室主任应由受过高等教育、具有丰富临床和(或)实验室工作经验的专业人员担任。实验室主任的个人行为和管理行为对实验室的建设与发展起着决定性作用。一个优秀的实验室主任除了具有较高的专业技术水平并有能力跟踪国内外检验医学的发展趋势外，还要具有较高的法律意识，能够遵纪守法、以身作则和廉洁自律；具有事业心，能够以科室的发展为己任；具有一定的现代管理(包括经济管理、信息管理)知识和管理技巧，有能力建立科学的管理系统，乐于管理、敢于管理、善于管理；具有一定的人格魅力和良好的沟通能力，能够将全科的人力资源凝聚起来并使其获得最大限度的发挥。实验室主任的职责应包括与临床实验室工作相关的专业、学术、顾问或咨询、组织、管理及教育事务。

（2）技术主管：作为实验室主任的助手全面负责技术运作，并提供资源以满足实验室程序规定的质量要求，可以一名或多名，在许多实验室他们同时也是各专业组的组长。其工作职责：监督和保证本部门职工按质量标准并在规定时间内完成检验任务；参与制订并改进实验室的规定和程序并报主任批准后执行；保证本部门工作遵守相关法律法规和（或）实验室认可的规定；安排本部门职工的培训并评价职工的工作等。

（3）质量主管：应能有序组织和开展建立、实施和维持质量管理体系所需的各种工作；就质量管理体系运行情况和改进需求向负责实验室方针、目标和资源决策的实验室管理层报告；在整个实验室不断加强理解用户需求和服务患者的意识。

（4）生物安全主管：负责生物安全手册的建立、生物安全知识的培训、自查和持续改进等。

此外，实验室主任还可根据需要任命专项工作的授权代理人和（或）授权签字人。为了让实验室主任能够有更多的时间抓好主要业务工作，还可安排经理（助理）或秘书职务，帮助主任做好科室技术工作以外的日常事务，如科室预算、核算、日常采购、报表、统计和资料管理等。

二、临床实验室的专业划分

可根据实验室规模的大小设置各专业实验室，一般分为临床基础检验实验室、临床生物化学实验室、临床血液学实验室、临床微生物学实验室、临床免疫学实验室、分子生物学实验室、细胞学实验室、输血实验室等。近年来，由于自动化的标本识别、分配、输送和检测仪器的发展，可能在一条流水线上安排不同专业、不同性质的检测项目，在实验室的分区上专业的概念被逐步打破，可将不同检测功能的设备模块组合在一起，组建自动化实验室。

三、临床实验室的功能分区

临床实验室的面积应能满足临床检验工作功能分区的需要，空间设计舒适合理，符合标本采集、处理和检验流程的要求，有利于进行实验室安全管理。临床实验室的功能分区一般包括三部分：门诊检验室、急诊检验室和中心检验区。如果门诊和急诊紧靠在一起，可在急诊与门诊的接合部安排实验室，同时服务于门诊和急诊，有利于节省人力、物力和财力。但是，门诊与急诊合一必须保证急诊优先，以不影响急诊在最短的时间内发报告为前提。

中心检验区是临床实验室的主要功能区，除上述各专业实验室之外，还须设置标本接收室、试剂库、试剂配制室、消毒室、洗涤室等功能区。此外，临床实验室还需配备值班室、更衣室、办公室、学习室（或会议室）、资料室等。大型综合性医院或专科医院的临床实验室还要设置特殊实验室，如基因扩增实验室、结核病实验室、病毒实验室等。实验室的分区设计应有利于控制无关人员进入影响检验质量的区域，同时应符合生物安全的要求，以保证人员、标本、环境和资源的安全。

四、临床实验室的环境要求

临床实验室的环境要求包含两个方面：一方面是实验室的环境应适合其所从事的工作，标本、设备、操作者和检测结果不受环境影响，特别是采集和检验原始标本的环境不能影响检验结果或对任何测量的质量产生不利影响。因此临床实验室应具备能源、光照、通风、供水、废弃物处置等方面的条件，并制订相应办法和程序，检查环境对标本采集、设备运行有无不利影响。当环境因素可能影响检验结果的质量时，实验室应监测、记录并控制环境条件，实时监控微生物、灰尘、电磁、辐射、湿度、电压、温度、声音及振动等环境因素的影响，并采取适当的改进措施排除环境干扰，同时也应考虑这些干扰因素对操作者健康的影响。另一方面，临床实验室不能对周围的环境造成不良影响，特别是实验室的活动可能产生的生物因子、医疗废弃物等，应进行必要的控制和无害化处理。

五、临床实验室的设备和试剂

仪器设备是临床实验室的重要组成部分，涉及与标本采集、制备、处理、检验和存放有关的一系列装备，包括相对永久性的仪器和非永久性的用品（如注射器、采样管、试管等）。仪器设备选购前要经过充分的调研和论证，符合检验质量的要求，并与检验医学学科的发展相符合。在满足上述条件的情况下，还须考虑性价比，性价比高者可优先选择。试剂的选取和非永久性用品的选择原则与仪器设备选购相似。另外，仪器、设备和试剂的选购还应考虑环境保护方面的要求。

六、临床实验室的检验项目

临床实验室开展的检验项目要根据实验室的性质和服务范围来确定。综合性医院与专科医院有所不同；不同级别和规模的医院亦有所不同；非独立实验室和独立实验室也不尽相同。项目的确定还要考虑每日的送检量和经济效益，因送检量太少而效益不高的项目，可考虑外送受委托实验室检验。项目的开展不是一成不变的，须吸收最新研究成果，并根据循证医学的原则，对项目的临床价值进行再评价，选用确实有较高临床价值的项目，舍弃临床意义不确定的项目，使检验医学得以不断发展。

第三节　临床实验室相关法律法规、标准及规章制度

随着医疗卫生体制改革的不断深入及人们法治意识的增强，依法行医已经逐步成为我国医疗机构和医务工作者的自觉行为。为了规范医疗行为，国家与卫生行政部门不断出台相应的法律法规，这些法律法规对于依法从事医疗活动、有效维护医患双方合法权益起着重要的保证作用，更是医疗卫生工作逐步走向法治化管理的必然途径。

一、临床实验室医学伦理

医疗机构应设置专门的医学伦理委员会，临床实验室的医疗、教学、科研活动应遵循医学伦理的要求，临床实验室的专业人员要受到与其各自岗位相关的伦理规范的约束。临床实验室的义务应是确保首先及优先考虑患者的福利和利益，临床实验室应公平、毫无歧视地对待所有患者。为正确识别患者，使所申请的检验项目和其他实验室程序得以实施，临床实验室应收集足够的信息，但不得收集非必需的个人信息，同时患者应知道被收集的信息及其用途。临床实验室对患者采取的任何标本采集操作均应告知并得到患者的同意。所有检验均应依据适当的标准及在预期的专业技术和能力水平下进行，不得伪造检验结果，针对每一特定患者的检验结果应保密，未经授权不得公开。临床实验室应确保患者资料得到合理的保护，防止丢失、未授权访问、篡改或其他形式的不当使用。未经事先同意，临床实验室将标本用于检验之外的目的时必须以匿名方式使用剩余标本或混合标本。当对检验委托或患者委托有诱导作用，或可能干扰医师独立对患者最佳利益做出评估时，临床实验室不得介入委托执业者或基金组织的财务安排。

二、医疗机构从业人员执业规则

《中华人民共和国医师法》自2022年3月1日起施行，第三章"执业规则"规定了医师在执业活动中享有下列权利：①在注册的执业范围内，按照有关规范进行医学诊查、疾病调查、医学处置、出具相应的医学证明文件，选择合理的医疗、预防、保健方案；②获取劳动报酬，享受国家规定的福利待遇，按照规定参加社会保险并享受相应待遇；③获得符合国家规定标准的执业基本条件和职业防护装备；④从事医学教育、研究、学术交流；⑤参加专业培训，接受继续医学教育；⑥对所在医疗卫生机构和卫生健康主管部门的工作提出意见和建议，依法参与所在机构的民主管

理；⑦法律、法规规定的其他权利。执业活动中履行下列义务：①树立敬业精神，恪守职业道德，履行医师职责，尽职尽责救治患者，执行疫情防控等公共卫生措施；②遵循临床诊疗指南，遵守临床技术操作规范和医学伦理规范等；③尊重、关心、爱护患者，依法保护患者隐私和个人信息；④努力钻研业务，更新知识，提高医学专业技术能力和水平，提升医疗卫生服务质量；⑤宣传推广与岗位相适应的健康科普知识，对患者及公众进行健康教育和健康指导；⑥法律、法规规定的其他义务。

三、临床实验室管理相关的法律法规和标准

（一）国际法律法规和标准

由于临床实验室肩负着为疾病诊断、治疗效果监测和疾病的预后判断提供客观依据的任务，其服务质量直接涉及患者的身体健康乃至生命安全。为了加强临床实验室的管理，一些发达国家和国际组织制定的一些法规和标准可供借鉴，如美国国会 1967 年通过的《临床实验室改进法案》（CLIA'67），1988 年通过的对 CLIA'67 的修正案（CLIA'88），2003 年通过的第 5 次修订版称为最终法规，即 CLIA Final Ruler；法国政府于 1999 年 11 月 26 日发布的《关于正确实施医学生物分析实验的决议》（NOR：MESP9923609A）；2022 年国际标准化组织重新修订的《医学实验室质量和能力的要求》（第 4 轮），即 ISO15189：2022。需强调的是，ISO15189 主要强调实验室内部质量体系的建立，在此基础上建立的实验室认可制度是一种自愿行为，是实验室质量保证的较高标准；而 CLIA'88 则着眼于政府对临床实验室质量的外部监控，是政府对实验室强制执行的资格要求，两者存在互补性。此外，美国于 1967 年成立临床实验室标准化委员会（NCCLS）并于 2005 年更名为临床和实验室标准化协会（Clinical and Laboratory Standards Institute，CLSI），迄今为止，CLSI 已为临床实验室提供了超过 160 项标准和指南。

知识拓展 1-3	CLSI

CLSI 是一个美国的民间学术团体，是一个跨学科、非营利、制订标准、教育性的组织，对卫生界的指南和自愿一致化标准的使用与改进发挥着推动作用。一致化是提高对患者检测质量和健康服务质量的有效方式，是 CLSI 所依据的原则。

（二）我国的法律法规和标准

为保证临床实验室检验结果的正确性，提高和确保检验结果的质量，全国临床检验标准委员会已完成多项临床检验行业标准的制、修订工作。旨在从标本采集、标识、运输、处理、检验到结果报告和解释，全面规范临床实验室的检验过程，同时，依据国际通用标准，对临床实验室的质量管理和安全管理提出标准化要求。科学化的管理和规范化的操作，对提高我国临床实验室检验结果的准确性和可比性起到极大的推动作用。随着我国临床检验标准化进程的深入，临床实验室工作将有标准可依。

为了加强对临床实验室的管理，提高临床检验水平，保证医疗质量和医疗安全，卫生部颁布《医疗机构临床实验室管理办法》，并于 2006 年 6 月 1 日起执行。《医疗机构临床实验室管理办法》是临床检验质量保证的基础，是实验室必须达到的要求。凡开展临床检验活动的医疗机构临床实验室均应根据本办法要求开展临床检验质量管理和质量控制工作，这里所指的医疗机构临床实验室也包括疾病预防与控制中心、采供血机构等所属的开展临床检验服务的实验室。对某些在设施、环境、人员等方面有特殊要求检验技术（如临床基因扩增检验技术）的应用由卫生主管部门另行制定相应管理办法。《医疗机构临床实验室管理办法》对临床实验室提供的临床检验服务、专业技术人员、场所、设施、设备、检验报告等方面做了相关规定，同时明确要求医疗机构应当加强临床实验室质量控制和管理、临床实验室生物安全管理及临床实验室的日常监督管理。

为了规范、指导医疗机构科学、合理用血，根据《中华人民共和国献血法》和《医疗机构临床用血管理办法》制定了《临床输血技术规范》。

四、临床实验室的规章制度

规章制度是规范实验室建设、管理、工作流程中工作人员行为的准则，是临床实验室管理工作的重要环节。为了保证临床检验质量、优化服务流程，临床实验室必须建立自己的一系列规章制度。常用的临床实验室规章制度：①各级人员职责、文档管理、工作流程、环境卫生、试剂管理、仪器管理、劳动纪律及考勤等临床实验室工作制度；②标本采集、标本验收、标本的保存、室内质量控制、室间质量评价、结果报告等临床实验室质量管理制度；③生物安全、消防安全、辐射安全、用电安全、化学品安全、人员准入等临床实验室安全管理制度，实验室安全管理是临床实验室管理的重要内容，实验室应根据自身的具体情况制订相应的规章制度。

临床实验室需要风险管理制度。风险是危险发生的概率及其后果严重性的综合。风险评估是指评估风险大小及确定是否可容许的全过程。风险控制是在风险评估基础上为降低风险而采取的综合措施。实验室应建立并维持风险评估和风险控制制度，应明确实验室持续进行风险识别、风险评估和风险控制的具体要求，以维持进行风险识别、风险评估和实施必要的控制措施。

本 章 小 结

临床实验室是指以预防、诊断和治疗人体疾病与评估人体健康状况为目的，对人体的各种标本进行检测，报告检测结果并对结果进行解释和咨询的机构。临床实验室为临床疾病的诊断、治疗、筛查和预后判断提供实验室依据，并在教学、科研、健康普查和健康咨询等方面发挥着重要作用。

临床实验室的建设是一个持续改进、不断完善的系统工程。在硬件方面的工作主要有资金投入、人员招聘、实验室布局设计、仪器设备和试剂的采购等；在软件方面主要有建立全面质量管理体系、制订规章制度、确定检验项目和工作流程、人员培训和技术准备、建设实验室信息系统等。

国家与卫生行政部门出台各种法律法规和规章制度，对于临床实验室依法从事医疗活动，有效维护医患双方合法权益起着重要保证作用，更是医疗卫生工作逐步走向法治化管理的必然途径。

（王　前　黄宪章）

第二章 临床实验室设计

检验医学的发展，特别是生物化学、免疫学、分子生物学、材料科学、信息科学、现代管理学等新技术和新成果在检验医学中的应用，极大地推动了检验医学的现代化进程，特别是大量高精尖设备和标准化管理理念在临床实验室的应用，使医学检验逐步告别了手工操作的时代，检验医学学科得到突飞猛进的发展，改变了原有的临床实验室使用面积小、位置分散、流程落后等状况，设计更专业、更人性化的实验室成为建设临床实验室的基本要求。

案例2-1：院区改造与临床实验室设计知识要求

医院旧院区需要改造，新院区正在规划中，医院领导要求检验科给出新临床实验室的设计要求，以配合建筑设计部门设计图纸。李主任带领科室骨干，学习临床实验室设计的相关标准及文件，走访其他医院的临床实验室，思考怎样设计好临床实验室。

问题：

1. 如何应用相关标准设计临床实验室？
2. 临床实验室设计设施要求应考虑哪些因素？
3. 临床基因扩增实验室各区域应当如何设置？空气流向有何要求？

第一节 临床实验室设计的基本要求

临床实验室主要是临床检验技术人员根据临床工作的任务和要求，在配备专用实验设备的条件下，进行临床检测的工作场所。临床实验室的条件对临床检验工作具有直接影响，所以对临床实验室的设计和建设应充分考虑临床实验室各专业工作的特殊性。

现代临床实验室的设计指导理念是要为临床诊断工作提供快速检测、避免污染、自动化程度高、环境舒适的现代检验医学的工作场所。所以在设计时，不仅要参考历史资料和目前的具体情况，更重要的是要考虑到整个医院、临床实验室乃至各种亚专业的5～10年的发展需要，同时还要参考相关的法律法规，将临床实验室设计的安全性放在首位。

一、设计原则

建筑设计是一种艺术，更是一种文化，能给人力量，是团队精神的体现。实验室的设计要体现"以患者为中心"的人文关怀和人与环境的和谐。主题思想是内外沟通交流无障碍。所预期达到的目标是安全、舒适和高效。

首先，实验室选址、设计和建造应符合国家与地方建设规划、生物安全、环境保护及建筑技术规范等规定和要求。在此基础上，实验室的设计应充分考虑工作方便、流程合理和人员舒适等环节。在满足工作要求和安全要求的同时，还应充分考虑节能和后续发展空间。总而言之，先进的临床实验室设计在严格遵循法律法规的基础上，应符合合理性、顺序性、灵活性，以及可扩展性的原则，并充分考虑生物安全防护和文化建设。

二、临床实验室的环境与位置

（一）环境的基本要求

所谓环境，是指人周围的非生物环境（空气、土壤、液体）和生物环境（植物、动物、微生物）的总和。它是由物理、化学和生物因素组成的。

创造一个良好的环境，通常要求其无害、安静、整洁和美观，从而使临床实验室能在良好的环境下正常进行工作。

1. 无害　主要是指不发生医源性感染，使患者和工作人员免遭病原性感染的危害。

2. 安静　指在实验室周围环境中不允许有嘈杂、吵闹声，尽可能避免噪声，以保证实验室在良好的条件下工作。

知识拓展 2-1　　　　我国各类环境噪声限值（表 2-1）

表 2-1　我国各类环境噪声限值　　　　　［单位：dB（A）］

声环境功能区类别		时段	
		昼间	夜间
0 类		50	40
1 类		55	45
2 类		60	50
3 类		65	55
4 类	4a 类	70	55
	4b 类	70	60

注：0 类声环境功能区：指康复疗养区等特别需要安静的区域。

1 类声环境功能区：指居民住宅、医疗卫生、文化教育、科研设计、行政办公为主要功能，需要保持安静的区域。

2 类声环境功能区：指以商业金融、集市贸易为主要功能，或者居住、商业、工业混杂，需要维护住宅安静的区域。

3 类声环境功能区：指以工业生产、仓储物流为主要功能，需要防止工业噪声对周围环境产生严重影响的区域。

4 类声环境功能区：指交通干线两侧一定距离之内，需要防止交通噪声对周围环境产生严重影响的区域，包括 4a 类和 4b 类两种类型。4a 类为高速公路、一级公路、二级公路、城市快速路、城市主干路、城市次干路、城市轨道交通（地面段）、内河航道两侧区域；4b 类为铁路干线两侧区域。

3. 整洁　要求整个实验室内部和周围及门窗整齐、清洁，下水道要畅通，厕所要清洁。

4. 美观　尽可能绿化环境，室内的各种物品摆设要合理，给人优美舒适的印象。

（二）位置

临床实验室是医院诊疗工作的重要辅助部门之一，无论门诊还是病房，对临床实验室的需求是非常高的。从医院总体安排来看，临床实验室的位置设在门诊和病房之间为最佳。同时，为了减少交叉污染，临床实验室独成一体。但由于每所医院大楼是根据医院整体规划而设计的，实验室的平面结构没有固定的模式，实验室的总面积也没有统一的要求。因此，实验室只有根据所分得的面积大小和平面结构规划安排实验室布局。在安排实验室整体布局时，应在保证实验室生物安全的前提下，既要考虑工作流程，工作方便，提高效率，同时还要考虑各专业的发展。

三、建 筑 要 求

在临床实验室设计和建筑过程中，虽然临床实验室的工作人员不是实验室的直接设计者，但有责任向设计人员提出一些根据临床实验室的特点而必须具备的特殊建筑要求和措施。

（一）实验室空间基本要求

1. 空间规划　空间规划是实验室设计最重要的部分，适当的实验室空间是保证实验室检测质量和工作人员安全的基础。空间不足是实验室的安全隐患，并影响实验室的工作质量。在《国家卫生计生委关于印发医学检验实验室基本标准和管理规范（试行）的通知》（国卫医发〔2016〕37号）用房面积中规定，设置 1 个临床检验专业的，建筑面积不少于 500 m²；设置 2 个以上临床检验专业的，每增设 1 个专业建筑面积增加 300 m²。

在制订空间分配计划前，应对仪器设备、工作人员数量、工作量、实验方法等因素做全面分析。在仔细分析各种因素后，对空间标准的要求进行评估，并计算区域的净面积和毛面积。特殊功能的区域根据其功能和活动情况的不同决定其分配空间。根据放置设备的需要合理化分配空间。同时，应以发展眼光确定实验室的空间大小，以便在较长时间内能容纳新添置的仪器和设备，保证高效、安全地完成临床工作。空间分配原则是综合考虑工作人员的数量、分析方法和仪器的大小等因素，让工作人员感到舒适，又不产生浪费。

2. 空间规划需考虑的因素　工作空间的大小应保证最大数量的工作人员在同一时间工作，应将有效的空间划分为清洁区（办公室、休息室、学习室）、缓冲区（储存区、供给区）、污染区（工作区、消毒洗涤区、标本储存区）。工作区应包括工作人员所占面积和来回走动的空间。储存区和供给区的大小与位置对实验室的正常运行及安全有重要的影响，储存区包括工作台下、储存柜、冷藏区和冷冻区。通道的规划也是空间规划的重要组成部分，应根据实际设置区分标本接收通道、污物运输通道和人员通道等。

知识拓展 2-2	实验室部分空间推荐标准（表 2-2）

表 2-2　实验室部分空间推荐标准

类别	推荐标准（m）
工作台间通道宽度	1.5~1.8
工作台距墙壁空间宽度	1.2~1.5
工作台宽度	0.76

（二）空间布局类型

实验室布局是一个独立的和具体化的过程，首先应考虑工作人员、患者流动、标本转运和工作流程，还应对实验室的每一具体区域的门、工作台和仪器做周密布局。应充分考虑仪器、设备和家具数量，人，供给和流向，这些因素均可能影响实际的空间需要。

目前，国内临床实验室布局的基本格式有两大类：①开放式，即将同专业的所有检测项目均放在一个大通间进行，可以优化工作流程、合理使用配置、人员集中调配，但是人员、噪声、温湿度等因素容易产生干扰，交叉污染的风险也比较高；②分隔式，即将同专业的有关相同性质的检测项目分类列室，相互干扰比较小，也不容易产生交叉污染，但是不利于工作沟通协调，公共资源比较浪费。这两类布局各有利弊，可根据具体情况加以选择。

四、临床实验室的安全设计要求

医疗机构应配置相应的生物安全实验室，临床实验室属于生物安全二级实验室。在考虑新建实验室或计划对已建实验室进行结构改造时，应达到《临床实验室生物安全指南》（WS/T 442—2014）中的设计原则及基本要求。

1. 临床实验室选址、设计与建造应符合国家和地方的规划、环境保护、卫生及建设主管部门的规定和要求。

2. 临床实验室的防火和安全通道设置应符合国家的消防规定与要求，同时应考虑生物安全的特殊要求；必要时，应事先征询消防主管部门的建议。

3. 临床实验室的安全保卫应符合国家相关部门对该类设施的安全管理规定和要求。

4. 临床实验室的建筑材料和设备等应符合国家相关部门对该类产品生产、销售和使用的规定与要求。

5. 临床实验室的设计应保证对生物、化学、辐射和物理等危险源的防护水平控制在经过评估的可接受范围内，并防止对关联的办公区和邻近的公共空间造成危害。

6. 临床实验室的走廊和通道应不妨碍人员及物品通过。

7. 应设计紧急撤离路线，紧急出口应有明显的标识。

8. 房间的门根据需要安装门锁，遇紧急情况时门锁应能快速打开。

9. 需要时（如正当操作危险材料时），房间的入口处应有警示和进入限制。

10. 应评估生物材料、标本、药品、化学品和机密资料等被误用、偷盗及不正当使用的风险，并采取相应的物理防范措施。

11. 应有专门设计以确保存储、转运、收集、处理和处置危险物料的安全措施，应有健全的安全防护制度、标识和安全防护物品。

12. 临床实验室室内通风、温度、湿度、照度、噪声和洁净度等室内环境参数应符合工作要求与卫生等相关要求。

13. 临床实验室节能、环保及舒适性应符合职业卫生要求和人机工效学要求。

14. 临床实验室应有防止节肢动物和啮齿动物进入的措施。

15. 临床实验室应参照生物安全二级实验室实现分区和分流。

第二节　临床实验室设计的设施要求

一、室内布置的基本要求

临床实验室的室内布置对各专业要求不同，但原则上要求放置仪器的位置须防震、防潮、防腐蚀、避光和使用方便。同时应考虑各种物件摆设的美观，特别对精密仪器更应注意摆设。

（一）窗口设计

窗口是检验科与外界直接沟通最多的地方，按照沟通无障碍的设计原则，最好把有形窗口设计为无形窗口。通过窗口，患者可以了解检验科工作流程、状态，充分尊重患者的知情权，同时，工作人员自觉接受患者监督，规范操作行为，提供平等式服务，更加亲民。这充分体现以人为本，保证医患双方在视觉上、语言上沟通顺畅，使双方互相尊重，力争医患双方信息平等。在布局上要充分考虑采样、送检、人流、物流、等候、报告、咨询和投诉的方便。患者标本采集设施应有隔开的接待/等候和采集区。这些设施应考虑患者的隐私、舒适度及需求（如残疾人通道和盥洗设施），以及在采集期间的适当陪伴人员（如监护人或翻译）。窗口不合理往往是导致患者投诉最多的原因。

（二）内部设计

内部设计是否合理将直接影响工作流程、工作效率和内部沟通。设计原则是能合并的合并，能相通的相通，尽可能减少不合理的人为障碍，把环境设计成大方、美观、舒适、安全、高效的场所。

1. 标本接收区　设置于窗口，用于标本接收、计算机录入、标本分配及离心处理。因此，在窗口附近应有较大的工作台、计算机网络和离心处理区，如果有标本前处理系统可放在此区域。

2. 实验操作区　包括准备区、手工操作区和仪器操作区。

（1）准备区：用于试剂准备及配制，可配置相应的实验台。

（2）手工操作区：一些需要手工操作的检验项目的实验区，可配置相应的实验台。

（3）仪器操作区：实验仪器设备区。

3. 储存区　用于试剂储存和实验完成后标本的保存。储存空间和条件应确保标本、文件、设备、试剂、耗材、记录、结果和其他影响检验结果质量的物品的持续完整性。应以防止交叉污染的方式储存检验过程中使用的临床标本和材料。危险品的储存和处置设施应与物品的危险性相适应，并符合要求。

4. 办公学习和休息区　在设计实验区时除设计实验区域外，还应充分考虑工作人员的办公学习和休息区域的设计。在有条件的检验科，可将此区域独立为清洁区，并有专用通道，进出实验室更换工作服。办公、学习区应尽量与实验区分开，做到相对独立，室内办公桌可用隔断隔离，便于学习和保持私密性。休息区应尽量做到温馨、方便，尽量远离实验区，便于饮水和就餐。

（三）工作台的设计

实验室应有足够的外形美观的工作台。实验室的设施应保证从事不同工作的工作人员舒适、方便、安全地工作。实验室工作人员应参与工作台和设施的设计。一般的实验室大门宽度是 1.2 m，各室门宽一般为 0.91 m。将工作台设计为单元式的模块式工作台，方便搬运。工作台有两种类型，即固定式和组合式。固定式工作台适用于工作相对固定的实验室，组合式工作台便于组装和搬运。

为了实验室的工作和安全，在选择工作台和所属设施时，请注意以下几点建议：可选择不同颜色和材料的工作台面，应根据实验室的工作类型选择材料；可承受力及对热、酸碱、染液、有机溶剂和冲击的抵抗力是选用工作台材料的重要因素，最可靠的方法是从供应商处取一块 0.6 m×0.9 m 的工作台面，用以上所列的重要因素对其进行实验，一般要浸泡 12 h，再看是否容易清洗和表面的永久性损伤程度；不能选用一些容易滋生微生物的特殊材料台面；应注意工作台面拐角处的角度，避免对人或物造成损伤；固定式工作台的材料可选用钢材、木材或塑料板材；可从类型、材料和构造等方面选择。

知识拓展 2-3　　　　　　　**实验室工作台及设施标准（表 2-3）**

表 2-3　实验室工作台及设施标准

项目	最低标准	推荐标准
轮椅（S）高度（H）靠背（B）可调	SH	SHB
椅子上下调节范围（cm）	12.7	15.2
人坐下膝周空间高度（cm）	68.6	71.1
抽屉负重（kg）	20	20
两工作台间通道宽度（m）	1.5	1.5～1.8
工作台与墙的距离（m）	1.2	1.5

二、合适的工作条件

1. 临床实验室的温湿度　临床实验室应定期监测温湿度，因室内微小的变化（包括室温、湿度和气流速度等）也会影响检测工作和实验仪器的正常工作。实验室应根据所处地理位置、气候等因素设置制冷、取暖和湿度控制设施，保证实验室温湿度处于合理区间。

2. 临床实验室的电磁屏蔽　临床实验室的电子检测仪器对于外来的电磁干扰特别敏感。电磁辐射会影响实验室内仪器的正常工作，所以为了保证电子检测仪器的正常工作，一定要避免电磁辐射，尽可能不受电磁污染。

3. 临床实验室的洁净度　临床实验室中含尘量不能过高。如果灰尘多，这些微粒落在设备内仪器的元器件表面上，可能对设备产生影响，甚至造成短路和其他潜在危险，同样这些微粒也会影响元器件的散热，从而增加元器件表面的热阻抗。因此，保持实验室的洁净度是非常重要的。对洁净度要求较高的实验室除要减少空气中的尘粒外，还应对室内的墙面、顶棚采取特殊的处理。

4. 临床实验室的噪声控制　随着社会的进步，人们对污染环境的噪声提出了越来越高的要求与限制。创造一个舒适、安静的临床实验室环境既是实验室设计中人文关怀的体现，同时也是保证检验工作正常运行的重要环节。实验室应提供安静和不受干扰的工作环境。

目前，对于如何降低临床实验室内部噪声的污染，尚无明确规定。但国际认可实验室有一些具体的经验可供我们借鉴学习。例如，建筑中尽可能使用吸声隔音材料；设计通风橱时，可将风机放在室外，通风管采用部分软连接；在冰箱、离心机与地面接触的部位安装垫片，减轻工作时的震动。

三、电力系统

实验室电力系统分为照明用电、动力用电和设备用电。实验室所需照明设备的数量由以下因素决定：工作的类型、工作台面的颜色、工作室天花板和墙壁的颜色、固定照明与工作台面之间的距离、需要照明空间的大小。上述因素及所需照明度标准一旦确定，即可选择一定数量的、符合照明度标准的照明设备。照明设备安装如天花板灯应平行于工作台安装，可统一布局、实现光亮度的均匀分布并消除阴影；微生物手工鉴定岗位可在实验台架增加灯光，方便对培养皿上菌落进行仔细检查和测量抑菌圈直径。实验室应配紫外线灯，可按每 $10\sim15m^2$ 配备一支紫外线灯，并可根据实际设置升降高度。

设备电力网络要采用不间断电源与市电双回路设计，确保仪器运行不受停电或不间断电源（UPS）故障的影响。在设计电源时除考虑实验室主要设备的用电功率外，还应考虑今后实验室的发展，要有足够的扩展量。生物安全实验室应设置专用配电箱。要设置切断电源的总闸刀和电源安全保护，并配备应急电源。总的安全原则：要有合理的用电回路；要设置切断电源的总闸刀和电源安全保护。

电力系统设计要电力工程师科学计算负载及相匹配的网管、电线、开关、插座，否则有严重的用电安全隐患。

四、通信网络和运输系统

通信网络系统用于实验室内及实验室与各科室之间标本信息交流。检验流程的设计过程中要充分考虑标本的采集与接收、检验与审核、报告的发放是否简便快捷，是否和网络的布设相一致，是否能和医院网络对接、服务器的存放位置是否适中等，并做好隐藏布线工作。总之，实验室内的通信系统与机构的规模、复杂性相适应，以确保信息的有效传输。

除了传统的网络系统，气动管道系统也是新型智能检验发展所涵盖的重要部分。气动管道系统是通过专用传输管道将医院的各个部门紧密地连接起来，构成一个封闭的管道网络，在中央控制中心的控制和监控下，以空气为动力使装有物品的传输瓶在任意站点间往返活动，该系统可以实现标本、药品和其他轻便物品的自动传送。临床实验室一般用直径 10.2 cm 的空气运输管将标本从收集区传送到实验室。该系统能提升医院的工作效率，同时可有效避免标本运输所带来的交叉感染，将医院小型物品传输流从传统的人工传送变成了自动化智能传输。

五、给排水系统

给排水系统除了严格遵守消毒感控的要求外，还要充分考虑目前及将来设备用水的需要，生化分析仪、酶免分析仪、洗板机、化学发光分析仪、血细胞计数仪等这些设备均需要去离子等不同级别的水质，可考虑集中水处理系统供水。另外，要考虑仪器工作中的排污排水，因为检验科的给排水系统一定要并入医院的给排水系统才能达到排污消毒要求。可根据所有设备满负荷运行所需纯水水量及等级确定合适的制水设备及合适的供水点，所选设备水处理能力也应预留足够空间。实验室的出口处应设有洗手装置，洗手装置应使用非手动水龙头，生物安全实验室建议配自动手消毒装置，给水材料应符合国家相关要求。

知识拓展 2-4　　　　不同等级实验室给排水设施要求（表 2-4）

表 2-4　不同等级实验室给排水设施要求

实验室级别	给排水设施要求
BSL-1	应设洗手池，宜设置在靠近实验室的出口处
BSL-2	每个实验室都应在靠近出口处设置洗手池、洗眼设施、紧急喷淋装置等
BSL-3	在半污染区和污染区的出口处设置洗手装置，其供水应该安装防回流的装置，应为非手动开关供水管。清洁区应该设淋浴装置，必要时应在半污染区域设置紧急消毒喷淋装置等。主实验室内部不应设置地漏，半污染区和污染区的排水应同其他排水进行完全隔离，通过专门的管道收集，并进行消毒杀菌处理
BSL-4	除同 BSL-3 的要求外，应在半污染区和污染区之间的缓冲间设置化学淋浴装置

注：BSL. biosafety level，生物安全防护水平

六、通风冷暖系统

在设计供热、通风和空调系统方面，应仔细全面了解每间房间的用途，以达到理想要求。可装备中央空气处理系统。实验室区域的空气处理系统的大小和数量取决于许多因素，如控制的区域大小和空间大小，该区域每台设备产生的热量和耐受性、员工数量、烟囱和有无生物安全实验室等。在最初通气设计中，对空气处理系统的排除设备的扩展程度应是 15%～25%，最好保证每小时至少 12～16 次空气交换。微生物实验室、基因扩增实验室和其他有洁净度要求的实验室等应有独立的送排风系统。

1. 室内气流　应使气流由清洁空间流向污染空间、由低污染空间流向高污染空间；室内送排风应采用上送下排方式；室内排风口应设在室内被污染风险最高的区域且布置于一侧。

2. 生物安全柜　生物安全柜（biological safety cabinet，BSC）不宜安放在送风口下方以免气流受到后者的干扰。

每个实验室的排气管道必须通过它们各自独立的路线通往建筑物外面。在楼顶高度，必须远离摄入的新鲜空气，同时在顺风处。污染的空气通过各类烟囱和生物安全柜来处理。实验室烟囱的排气管道可以和实验室内的其他排气系统连在一起，但任何实验室烟囱排出的空气不可被再循环。

由于不同的设备可产生不同的热量和有不同的操作耐受性，因此每个实验室应该有自己的温度控制装置。当设备增加时，温度需要调节，空调系统宜为独立系统。一是生物安全需要；二是便于根据室内温度随时调整开启时间，原则上设备用房的空调要加大功率以便满足工作环境温度需求，一些高精尖设备对环境要求高的，要安装冷暖两用空调。

七、消毒感控设备

消毒感控的设备、制度、监测是保证实验室生物安全性的基础，要严格按照法律法规和行业标准装备，建筑设计取材时要使用光滑、易洁、耐腐材料，环境卫生无死角。自动感应设施、空气消毒、环境消毒、动态消毒、静态消毒相结合，空气消毒最好使用动态消毒，体现"以人为本"的人文关怀，确保工作环境的消毒安全有效。

八、储存系统

冷藏和非冷藏储存空间的大小和类型可根据实验室所需物品的订货周期、储存寿命和温度要求等因素进行估算。一般来讲，适当的储存空间应占实验室净面积的 12%～17%。冷库是为需要

控制储存温度的物品提供的大的集中的储存区域。冷藏冰箱的门宜用玻璃门，其优点在于能看见冰箱中的物品，可降低冰箱开关的次数。

储存区域的局部暖气、冰箱和空调标准应在实验室设计时加以考虑。对于大的集中储存区域，要求有独立的温度控制和监控系统。

九、消 防 设 施

实验室有许多电气设备和电路及一些易燃易爆试剂。因此，防火防爆尤为重要，实验室的消防灭火设施应主要使用气体（七氯丙烷）灭火，可以减少对仪器设备的损坏。此外应设计紧急撤离路线，紧急出口处应有明显的标识。

第三节　各专业临床实验室设计的基本要求

各专业临床实验室要有合理的规划布局。规划布局是设计的基本理念和价值观的表现，既要充分考虑目前又要考虑将来发展需要，检验科各专业虽然规模不同，但其功能是相同的。专业实验室的设计是影响检验科质量持续改进的因素。随着医学检验学科的发展，临床实验室中的各专业分支越分越细，检测项目越来越多。在临床实验室的各专业实际工作中，各自具有不同的特点。

一、临床常规实验室

特点：工作量大，患者流动快。

临床常规实验室位置可设在临床实验室总的入口处。考虑到血液分析工作站的应用，实验室应采用大开间，根据检验项目分区，如血液测定区、体液测定区等，工作台可采用中心双面操作台和边操作台，地面应采用耐酸碱、耐火塑胶地板，如有抽血中心应与实验室连接，方便标本运输，抽血台应是敞开式或半封闭式。

二、临床生化实验室

特点：测定项目多，但仪器相对单一，化学药品多。

目前生化测定仪越来越大，并且标本前处理与生化测定仪连接已成为大型医院的趋势，这样就必须有足够的空间，应配备充足的电源插座、纯水通路和必要的通风设施。整个生化实验室可以是一个大开间，但有些特殊仪器需要单独实验室，如微量元素测定室（有火焰分光光度计）。

三、临床免疫实验室

特点：测定项目多，仪器种类多。

目前免疫测定项目繁多，而且各类免疫测定仪种类较多，由于血清工作站（标本前处理）的应用，免疫测定仪与生化测定仪连接流水线在一些大型医院已经开始设置，由于这个特点，大型医院应考虑免疫实验室与生化实验室同在一个大开间实验室。但一些特殊要求的检测项目应有独立的区域，如艾滋病检测实验室（应按国家有关部门要求设置）、自身抗体实验室（免疫荧光）等。

四、微生物实验室

特点：标本检测周期长，环节多，无菌要求高。

由于微生物的特点，微生物实验室应该是相对独立的，其设计应符合《病原微生物实验室生物安全通用准则》（WS 233—2017）的要求。不建议将微生物实验室设计成大开间实验室，要根据微生物分类要求分为各自的实验室，如标本接收处理室（有通风柜、生物安全柜、培养箱等）、常规操作室、消毒洗涤室、气房、血清和分子病原室等。另外，微生物实验室需要安装洗眼装置和紧急喷淋装置，必要时在每个房间或区域配备洗眼装置。

应在操作病原微生物及标本的实验区内配备二级生物安全柜，如果使用管道排风的生物安全柜，应通过独立于建筑物其他公共通风系统的管道排出。对于一些病原微生物实验室，如设置了加强型生物安全二级实验室，应按照 WS 233—2017 标准中对于加强型生物安全二级实验室的设计和建设要求进行布置。

五、分子诊断实验室

（一）临床基因扩增检验实验室

特点：测定项目多，仪器对环境要求高。

目前大型医院已有分子诊断实验室，如临床基因扩增检验实验室，对于此类实验室应按照《医疗机构临床基因扩增检验实验室管理办法》（卫办医政发〔2010〕194 号）及《医疗机构临床基因扩增检验实验室工作导则》的规定设计建设。

1. 区域设计原则 原则上临床基因扩增检验实验室应当设置以下区域：试剂储存区和准备区、样品制备区、扩增区、扩增产物分析区。这 4 个区域在物理空间上应完全相互独立，各区域无论是在空间上还是在使用中，应当始终处于完全的分隔状态，不能有空气的直接相通。根据使用仪器的功能，区域可适当合并。例如，使用实时荧光聚合酶链反应（PCR）仪，扩增区和扩增产物分析区可合并；采用样品处理、核酸提取及扩增检测为一体的自动化分析仪，则样品制备区、扩增区、扩增产物分析区可合并。

2. 空气流向 临床基因扩增检验实验室的空气流向可按照试剂储存和准备区→样品制备区→扩增区→扩增产物分析区方向以空气压力递减的方式进行。可通过安装排风扇、负压排风装置或其他可进行的方式实现。

3. 各区功能和仪器设备要求

（1）试剂储存和准备区：试剂的制备、试剂的分装和扩增反应混合的准备，以及离心管、吸头等消耗品的储存和准备。试剂和用于样品制备的消耗品等材料应直接运送至试剂储存和准备区，不能经过扩增检测区，试剂盒中的阳性对照品及质控物不应保存在该区，应保存在样品处理区。

此区应配置的基本仪器设备：2～8℃和–20℃以下冰箱、混匀器、微量加样器（覆盖 0.2～1000 μl）、可移动紫外线灯（近工作台面）。常用消耗品：一次性手套、耐高压处理的离心管和加样吸头、专用工作服和工作鞋（套）、专用办公用品等。

（2）样品制备区：核酸（DNA、RNA）提取、储存及其加至扩增反应管。

对于涉及临床标本的操作，应符合生物安全二级实验室防护设备、个人防护和规范操作的要求。由于在标本混合、核酸纯化过程中可能会发生气溶胶所致的污染，可通过在本区设立正压条件，避免从邻近区进入本区的气溶胶污染。为避免标本间的交叉污染，加入待测核酸后，必须盖好含反应混合液的反应管。对具有潜在传染危险性的材料，必须在生物安全柜内开盖，并有明确的样品处理和灭活程序。

此区应配置的基本仪器设备：2～8℃冰箱、–20℃或–80℃冰箱、高速离心机、混匀器、水浴箱或加热模块、微量加样器（覆盖 0.2～1000 μl）、可移动紫外线灯（近工作台面）。常用消耗品：一次性手套、耐高压处理的离心管和加样吸头（带滤芯）、专用工作服和工作鞋（套）、专用办公用品，如需处理大分子 DNA，应当配备超声波水浴仪。

（3）扩增区：cDNA 合成、DNA 扩增及检测。为避免气溶胶所致的污染，应当尽量减少在本区内的走动。须注意所有经过检测的反应管不得在此区域打开。

此区应配置的基本仪器设备：核酸扩增仪、微量加样器（覆盖 0.2～1000 μl）、可移动紫外线灯（近工作台面）。常用消耗品：一次性手套、耐高压处理的离心管和加样吸头（带滤芯）、专用工作服和工作鞋、专用办公用品等。

（4）扩增产物分析区：扩增片段的进一步分析测定，如杂交、酶切电泳、变性高效液相分析、测序等。核酸扩增后产物的分析方法多种多样，如膜上或微孔板上或芯片上探针杂交方法（放射性核素标记或非放射性核素标记）、直接或酶切后琼脂糖凝胶电泳、聚丙烯酰胺凝胶电泳、DNA印迹法、核酸测序方法、质谱分析等。本区是最主要的扩增产物污染来源，因此必须注意避免通过本区的物品及工作服将扩增产物带出。在使用聚合酶链-酶联免疫吸附试验（PCR-ELISA）方法检测扩增产物时，须使用洗板机洗板，废液须收集至 1 mol/L HCl 溶液中，不能在实验室内倾倒，应至远离 PCR 实验室的地方弃掉。用过的吸头须放至 1 mol/L HCl 溶液中浸泡后再放到垃圾袋中按程序处理，如焚烧。由于本区可能会用到某些可导致基因突变的物质和有毒物质，如溴化乙锭、丙烯酰胺、甲醛或放射性核素等，故应注意实验人员的安全防护。

此区应配置的基本仪器设备：微量加样器（覆盖 0.2～1000 μl）、可移动紫外线灯（近工作台面）。常用消耗品：一次性手套、加样吸头（带滤芯）、专用工作服和工作鞋、专用办公用品。

知识拓展 2-5　　　　　　　　　生物安全实验室特点

工作人员在实验过程中，需避免通过吸入方式，吸入某些固有或外来物质而引起致命的或严重疾病的实验室区域，称为生物安全实验室。

目前在设计实验室时，必须强调生物安全水平，由于这些物质的潜在危险性，在设计临床实验室时，须有相应的生物安全实验室及处理原则。实验室须在独立的建筑区或隔离区，如在检验科应在一个相对独立区域，并设有自动关门系统。洗手池必须靠近门，而且是非手动式，要求有洗眼处。实验室宜严格分区，即更衣区、准备区、实验区。更衣室须有淋浴，进出实验室的物质必须通过熏蒸室和双层高压灭菌门，实现实验材料的输入和输出。物质通过雾状形式而严重威胁到生命安全的区域，就必须按实验室 BSL-4 要求设计，对这种实验室的设计要比 BSL-3 更严格。

（二）高通量测序实验室

特点：测定项目多，有肿瘤、遗传病和感染性疾病的高通量测序项目，仪器对环境要求高，对人员要求也高，特别是生物信息学人员。

高通量测序（NGS）实验室的总体设计与要求应参考《分子病理诊断实验室建设指南（试行）》《医疗机构临床基因扩增检验实验室工作导则》《个体化医学检测质量保证指南（试行）》《肿瘤个体化治疗检测技术指南（试行）》《个体化医学检测实验室管理办法（试行）》《测序技术的个体化医学检测应用技术指南（试行）》进行。

高通量测序实验室分区要求：样品前处理区、试剂储存和准备区、样品制备区、文库制备区、杂交捕获区/多重 PCR 区域（第一扩增区）、文库扩增区（第二扩增区）、文库检测与质控区、测序区、数据存储区。各工作区空气及人员流向需要严格遵守《医疗机构临床基因扩增检验实验室管理办法》（卫办医政发〔2010〕194 号）。

六、临床输血实验室

特点：要求室内宽敞明亮，分布合理，仪器设备先进，功能分区符合规范要求。

临床输血实验室（医院输血科）应有生活区和工作区，工作区按工作流程分室分区，应有清洁区、半清洁区和污染区，各室或各区域有明显的标识。血液储存、发放处和输血治疗室设在清洁区，血液检验和处置室设在污染区，办公室设在半清洁区或生活区。科室用房面积应能满足其任务和功能的需要，原则上三级医院不少于 80 m²，二级医院不少于 50 m²，储血室不少于 30 m²。

本 章 小 结

　　检验科的建筑设计涉及面广，专业性强，要把检验科设计成规划合理、布局科学、安全舒适、大方美观的实验室，给患者一种信任，给员工归属感和自豪感。这单纯依靠检验科独立完成难以实现，必须从医院领导决策层开始，从思想认识上转变，动员总务科、设备科、感控科等部门共同参与，以法律法规、国家标准和行业标准为依据，在设计中充分体现"以患者为中心"的人文关怀和人与环境的和谐，使环境安全舒适、沟通无阻，使人产生愉快心情。合理的设计，不但使患者投诉量大幅下降，检验质量也明显上升，科内工作人员互动互助增加，凝聚力空前上升，工作效率大幅提高。工作环境的改善使医患关系融洽，最终提高了医疗质量，医院也充分享受到"沟通交流是生产力，环境是生产力，医患关系也是生产力"的益处，这些正是科学合理设计所带来的结果。

（郝晓柯　黄宪章　范维肖）

第三章　临床实验室安全管理

    临床实验室是以诊断、预防、治疗人体疾病或评估人体健康提供信息为目的，对来自人体的材料进行生物学、微生物学、免疫学、化学、血液免疫学、血液学、生物物理学、细胞学、病理学检验或其他检验的实验室。随着实验技术的不断发展，人们已经认识到其造福人类的同时，同样存在一定的危险，其中的物理、化学和生物性等危险因素是实验室安全的主要危害来源。从事临床诊断或研究的实验室会接触到各种已知和未知的病原微生物，工作人员会受到潜在致病微生物感染的威胁。一旦病原微生物从实验室泄漏，可在实验室及其周围，甚至更广的范围内造成疾病传播或流行，因此，加强实验室生物安全建设，防止无意或故意造成公共卫生危害事件尤为重要。

> **案例 3-1：岗前培训与临床实验室安全知识要求**
>
>   临床实验室新招聘了一批员工，按照临床实验室培训计划，均需进行岗前培训和考核，以保证实验室安全管理的有效运行，李主任正审核教学秘书编写的试卷，了解考核内容是否符合培训要求。
>
> **问题：**
> 1. 有关临床实验室生物安全的法律法规有哪些？
> 2. 举例说明生物安全实验室分几级，各级生物安全实验室的适用范围。
> 3. 临床实验室的生物安全防护要求及操作规程的要点有哪些？
> 4. 举例说明实验室应急处理事故的内容及步骤有哪些？

第一节　临床实验室生物安全管理

    实验室生物安全（laboratory biosafety）是指从事病原微生物实验活动的实验室，应采取措施避免病原微生物对工作人员和相关人员造成危害，对环境造成污染和对公众造成伤害，保证实验研究的科学性并保护被实验因子免受污染。

> **案例 3-2：安全管理工作预案**
>
>   某地近期出现多例呼吸道传染病，科室紧急召开生物安全会议。实验室安全主管高老师拟制订针对新发突发传染性疾病的工作预案。
>
> **问题：**
> 1. 制订实验室工作预案时可参考哪些法律法规？
> 2. 生物因子危害程度分为哪几级？

一、国际生物安全主要法律法规和标准

    1. 世界卫生组织（WHO）1983 年出版了《实验室生物安全手册》（第一版），1993 年出版了该手册的第二版。2004 年 WHO 正式发布了《实验室生物安全手册》（第三版）。WHO《实验室生物安全手册》第三版中还包括了 1997 年 WHO 出版的《卫生保健实验室安全》中有关安全的内容。

    2. 欧洲议会和理事会 2000 年出版《关于保护工作人员免受工作中生物因子暴露造成的危害的

理事会指令 2000/54/EC》。

3. 1993 年美国疾病预防控制中心/国立卫生研究院发布了《微生物和生物医学实验室生物安全》（第三版），1999 年发布了第四版。

4. 1977 年 2 月加拿大医学研究委员会出版了《处理重组 DNA 分子和动物病毒及细胞的指南》，而后又参考该指南制定了《实验室生物安全指南》，1996 年出版了第二版，2001 年发布《实验室生物安全指南》第三版。

二、我国生物安全的主要法律法规和标准

1. 我国有关生物安全的法律法规

（1）1989 年 2 月 21 日由第七届全国人民代表大会常务委员会第六次会议通过《中华人民共和国传染病防治法》，同年 9 月 1 日开始施行，2004 年 8 月 28 日修订，2013 年 6 月 29 日再次修正。

（2）2003 年 6 月 4 日国务院第十次常务会议通过《医疗废物管理条例》，2003 年 6 月 16 日发布并实施；2011 年 1 月 8 日修订。

（3）2004 年 11 月 12 日开始施行《病原微生物实验室生物安全管理条例》，根据 2016 年 2 月 6 日《国务院关于修改部分行政法规的决定》第一次修订；根据 2018 年 3 月 19 日《国务院关于修改和废止部分行政法规的决定》第二次修订。

（4）2020 年 10 月 17 日第十三届全国人民代表大会常务委员会第二十二次会议通过《中华人民共和国生物安全法》，自 2021 年 4 月 15 日起施行。

2. 我国有关实验室生物安全的标准和规范

（1）2005 年 6 月 6 日发布中华人民共和国国家标准《医学实验室——安全要求》（GB 19781—2005），同年 12 月 1 日起开始实施。

（2）2005 年 11 月 24 日经卫生部部务会议讨论通过中华人民共和国卫生部令《可感染人类的高致病性病原微生物菌（毒）种或样本运输管理规定》（第 45 号），自 2006 年 2 月 1 日起施行。

（3）2008 年 12 月 26 日重新修订中华人民共和国国家标准《实验室　生物安全通用要求》（GB 19489—2008），2009 年 7 月 1 日实施。

（4）2011 年 12 月 5 日发布新版中华人民共和国国家标准《生物安全实验室建筑技术规范》（GB 50346—2011），2012 年 5 月 1 日实施。

（5）2014 年 7 月 3 日发布中华人民共和国卫生行业标准《临床实验室生物安全指南》（WS/T 442—2014），2014 年 12 月 15 日实施。

（6）2017 年 7 月 24 日发布中华人民共和国卫生行业标准《病原微生物实验室生物安全通用准则》（WS 233—2017），2018 年 2 月 1 日实施。

（7）2023 年 8 月 18 日中华人民共和国国家卫生健康委员会制定《人间传染的病原微生物目录》。

三、生物污染的原因与种类

临床实验室的生物污染可由不同类别的病原造成，包括细菌、病毒、真菌及寄生物等。自 19 世纪中叶人类认识到细菌的致病性以来，发现从事病原微生物的实验室人员感染病原微生物的风险明显高于普通人群，同时，实验室的病原微生物也可能感染非实验室人员。这些由实验室病原微生物引起的实验室人员和非实验室人员感染称为实验室感染。除对人存在危害外，生物污染对象还包括空气、水、物体表面等。

1. 感染的原因

（1）多种实验操作可使含病原微生物的液体形成气溶胶，并随气溶胶而扩散，通过吸入气溶胶引起实验室人员感染。容易产生气溶胶的操作有使用接种环、画线接种琼脂平板、移液、制作

涂片、打开培养物、采集血液标本和离心等。

（2）在实验室内进餐、吸烟、将被污染的物品或手指放入口腔内、用嘴吸移液管及液体意外洒入口腔等，可引起病原微生物消化道途径的传播。

（3）实验室工作人员因粗心或操作错误引起的意外事故的发生，如针尖刺伤、破碎玻璃割伤、动物咬伤等。

（4）处理血液及其他有潜在感染性的材料，以及感染性材料的清除污染和处理不当造成的人员感染。

2. 生物污染的种类　根据生物污染的对象可将临床实验室的生物污染分为人体感染及空气污染、水污染、物体表面污染等。

（1）人体感染：病原微生物可通过呼吸道、消化道和皮肤黏膜进入人体而引起感染。感染原因及途径如下。

1）呼吸道途径：含病原微生物的液体形成气溶胶，并随气溶胶而扩散，通过吸入气溶胶引起实验室人员感染。

2）消化道途径：在实验室内进餐、吸烟、将污染的物品或手指放入口腔内、用嘴吸移液管及液体意外洒入口腔等。

3）直接接触：实验室工作人员因粗心或操作错误引起的意外事故的发生，如针尖刺伤、破碎玻璃割伤、动物咬伤等。

4）皮肤黏膜：有些病原微生物可通过皮肤黏膜进入体内。

（2）空气污染：实验室平面布局及气流方向不合理、实验区内死空间过大等因素可导致实验室内空气污染。在临床实验室的工作中，不可能完全避免气溶胶的产生，当气溶胶不能被安全有效地限定在一定范围内时，便可导致实验室内空气污染。

（3）水污染：在临床试验过程中会产生大量污水，污水中可能不同程度地含有细菌、病毒和寄生物卵等致病微生物。试验过程中产生的污水必须经过严格的消毒灭活处理，达到排污标准后方可排放。如不经处理或处理不彻底而直接排入江河、池塘或直接用于灌溉，可严重污染环境和水源。当人们接触或是食用了含有致病因子的污水污染的水或食物时，就可能使人致病或引起传染病的暴发流行。

（4）物体表面污染：在临床实验室活动中，感染性物质的溢出和溅出处理不当、实验室内及仪器设备清洁或消毒不彻底、穿用污染的工作服和鞋等可造成实验室物体表面的污染，包括墙壁、地面、台面、仪器和其他物体表面的污染。

四、生物因子危害程度分级

《医学实验室安全应用指南》（CNAS-GL14）中根据生物因子对个体和群体的危害程度将其分为4级。

1. 危害等级Ⅰ（低个体危害，低群体危害）　不会导致健康工作者和动物致病的细菌、真菌、病毒及寄生物等生物因子。研究通过日常的程序在公开的实验台面上进行，不需要有特殊需求的安全保护措施。操作人员只需经过基本的实验室实验程序培训并且由科研人员指导即可。

2. 危害等级Ⅱ（中等个体危害，有限群体危害）　能引起人或动物发病，但一般情况下对健康工作者、群体、家畜或环境不会引起严重危险的病原体。实验室感染不导致严重疾病，具备有效治疗和预防措施，并且传播风险有限。

3. 危害等级Ⅲ（高个体危害，低群体危害）　能引起人或动物严重疾病或造成严重经济损失，但通常不能因偶然接触而在个体间传播或使用抗生素、抗寄生物药治疗的病原体。需要保护一切在周围环境中的操作者免于暴露于这些有潜在危险的物质中。

4. 危害等级Ⅳ（高个体危害，高群体危害）　能引起人或动物非常严重的疾病，一般不能治愈，容易直接、间接或因偶然接触在人与人，或动物与人，或人与动物，或动物与动物间传播的病原体。操作者必须经过关于进行这种高危险性物质研究的培训，并熟悉相应的保护措施，同时必须由在此研究领域有经验的科研人员进行指导。

以上所列的生物因子危险程度分级仅考虑了生物因子对个体风险和群体风险的特性，与国家相关主管部门发布的病原微生物危害程度分类不同。为控制特定的生物危害，国家、地区可提高对特定生物因子的防护等级。

五、生物安全实验室分级及适用范围

根据对所操作的生物因子采取的防护措施，将从事体外操作的实验室生物安全防护等级（biological safety level，BSL）分为四级，一级防护水平最低，四级防护水平最高。BSL 分别以 BSL-1、BSL-2、BSL-3、BSL-4 表示。

1. BSL-1 实验室　实验室结构和设施、安全操作规程、安全设备适用于对健康成人已知无致病作用，通常情况下不会引起人类疾病的微生物，如用于教学的普通微生物等。BSL-1 适合于非常熟悉的致病因子，对实验人员和环境潜在危险小。实验室没有必要和建筑物中的一般行走区分开，对外人的进入不特别禁止。一般按照标准的操作规程，在开放的实验台面上开展工作。

2. BSL-2 实验室　按照实验室是否具备机械通风系统，将 BSL-2 实验室分为普通型 BSL-2 实验室和加强型 BSL-2 实验室。BSL-2 实验室结构和设施、安全操作规程、安全设备适用于对人或环境具有中等潜在危害的微生物，适合于对任何环境具有中度潜在危险的致病因子。与 BSL-1 的区别在于：实验人员均接受过致病因子处理方面的特殊培训，并由有资格的工作人员指导；进行实验时，限制其他人员进入实验室；对于污染的锐器，要特别注意；某些可能产生传染性气溶胶或飞溅物的过程，应在生物安全柜中进行。作为临床实验室，其主要工作为接收、处理和检测各种临床标本，临床标本均具有不同程度的潜在传染性。临床上常见感染人体的病原微生物的常规操作过程（如培养、生化分析、血清学检测、免疫学检测等）大多在 BSL-2 实验室中进行，病毒包括肝炎病毒、肠道病毒、EB 病毒等，细菌包括金黄色葡萄球菌、肺炎链球菌、伤寒沙门菌、流感嗜血杆菌等，真菌包括新生隐球菌、黄曲霉菌等。可能发生液体溅洒、溢出的操作及可能产生感染性气溶胶的操作（如结核分枝杆菌），应在生物安全柜中进行。如果涉及化学致癌物质、放射性物质和挥发性溶剂，应在Ⅰ级、Ⅱ级 B 型生物安全柜中进行。此外，BSL-2 实验室还应配置高温消毒灭菌装置。

加强型 BSL-2 实验室是在普通型 BSL-2 实验室的基础上，通过机械通风系统等措施加强实验室生物安全防护的实验室。加强型 BSL-2 实验室应包含缓冲间和核心工作间。缓冲间可兼作防护服更换间。实验室应设置洗手池，水龙头开关为非手动式。实验室采用机械通风系统，排风系统应使用高效空气过滤器。核心工作间内送风口和排风口布置应符合定向气流的原则，利于减少房间内涡流和气流死角。核心工作间气压相对于相邻区域为负压。实验室的排风应与送风连锁，排风先于送风开启，后于送风关闭。实验室应配置压力蒸汽灭菌装置。

3. BSL-3 实验室　实验室结构和设施、安全操作规程、安全设备适用于主要通过呼吸途径使人传染上严重的甚至危害生命的致病微生物及其毒素，通常已有预防传染的疫苗。SARS 冠状病毒、狂犬病毒、脊髓灰质炎病毒、人类免疫缺陷病毒等的培养过程或大量活菌（如炭疽芽孢杆菌、布鲁菌、牛分枝杆菌等）的制备、离心、冻干及其他易产生气溶胶的实验操作需在 BSL-3 实验室中进行。BSL-3 应用于临床、诊断、教学、研究或者生产设施，在该级别中开展有关内源性和外源性致病因子的工作，若因暴露而吸入该致病因子，会引发严重的、可能致死的疾病。实验人员应在处理致病性的和可能致死的致病因子方面受过专业训练，并由对该致病因子工作有经验的、有资格的工作人员监督。实验室由有双重门或气闸室与外部隔离的实验区域组成，非实验室工作人员禁止入内。必须配置生物安全柜、高温灭菌锅等设备。实验室的送风必须经过三级过滤，室内空气也必须经过低、中、高三级过滤后高空排放到室外大气中，禁止使用循环回风。实验室的排风必须独立设置，并采取有效措施保证风系统的平衡，保证各个实验区域之间的负压要求。

4. BSL-4 实验室　实验室结构和设施、安全操作规程、安全设备适用于对人体具有高度的危险性，通过气溶胶途径传播或传播途径不明，目前尚无有效疫苗或治疗方法的致病微生物及其毒素，如埃博拉病毒、天花病毒、亨德拉病毒等病毒的培养操作要在 BSL-4 实验室进行，与上述情况类似的不明微生物，也必须在 BSL-4 实验室中进行。有些危险的外源性致病因子，具备因气溶胶传播而致实验室感染和导致生命危险疾病的高度个体风险，有关工作应在 BSL-4 实验室中开展。和 BSL-4 致病因子有相近或特定抗原关系的致病因子，也应在该级别中开展工作。实验室成员应在处理特别危险的传染源方面受过特殊和全面的训练，应了解标准和特殊操作中生物安全柜的作用、安全设备、实验室设计性能。实验由在有关致病因子方面受过训练并有经验的、有资格的工作人员监督。实验室负责人严格控制人员进入，非实验室工作人员禁止入内。实验室采用独立的建筑物或建筑物内独立的隔离区域，不得设在城市商业区或居民小区内，应远离公共场所。根据相应的隔离等级使室内保持负压，实验操作应在Ⅱ级 B2 型生物安全柜或在Ⅲ级生物安全柜中进行。对于某些实验，工作人员必须穿着特制的正压防护服。

知识拓展 3-1　　　　与风险等级相对应的生物安全水平、操作和设备（表 3-1）

表 3-1　与风险等级相对应的生物安全水平、操作和设备

危害等级	病原微生物	生物安全水平	实验室类型	实验室操作	安全设施
Ⅰ级	第四类病原微生物	BSL-1	基础教学、研究	微生物学操作技术规范（GMT）	不需要；开放实验台
Ⅱ级	第三类病原微生物	BSL-2	初级卫生服务、诊断、研究	微生物学操作技术规范（GMT）、防护服、生物危害标志	开放实验台，此外需要生物安全柜（BSC）用于防护可能生成的气溶胶
Ⅲ级	第二类病原微生物（个别第一类）	BSL-3	特殊的诊断、研究	在 BSL-2 上增加特殊防护服、进入制度、定向气流	BSC 和（或）其他所有实验室工作所需要的基本设备
Ⅳ级	第一类病原微生物	BSL-4	危险病原体研究	在 BSL-3 上增加气锁入口、出口淋浴、污染物品的特殊处理	BSC-3 或 BSC-2 并穿着正压防护服、双开门高压灭菌器（穿过墙体）、经过滤的空气

六、实验室生物安全标识分类与常见标识

（一）实验室生物安全标识分类

1. 安全标识　用以表达特定安全信息的标识，由图形符号、安全色、几何形状（边框）或文字构成。

2. 禁止标识　禁止人们不安全行为的图形标志。

3. 警告标识　提醒人们对周围环境引起注意，以避免可能发生危险的图形标志。

4. 指令标识　强调人们必须做出某种动作或采用防范措施的图形标志。

5. 提示标识　向人们提供某种信息（如表明安全设施或场所等）的图形标志。

6. 说明标识　向人们提供特定指示信息（标明安全分类或防护措施等）的标志，由几何图形边框和文字构成。

7. 专用标识　针对某种特定的事物、产品或者设备所制定的符号或标志物，用以标示，便于识别。

（二）实验室常见生物安全标识

1. 生物危害标识 为国际通用的生物危害警告标识（图 3-1A），其使用如下。

（1）实验室入口：在处理危害等级 II 或更高危害等级的微生物时，在实验室的入口处应贴有生物危害警告标识，不同等级生物安全实验室有相应的标注。

（2）生物安全设备：在生物安全柜、离心机等生物安全设备外面，也应贴有生物危害标识。

2. 感染性物品标识 在保存、运输、处理含有感染性物质的物品外包装上应贴有感染性物品标识（图 3-1B）。

3. 医疗废物标识 在医疗废物产生、转移、储存和处置过程中可能造成危害的物品表面，如医疗废物处置中心、医疗废物暂存间和医疗废物处置设施附近及医疗废物容器表面等应贴有医疗废物标识（图 3-1C）。

4. 其他临床实验室常见生物安全标识 如禁止戴手套触摸、必须戴一次性口罩、必须戴口罩（N95 及以上型号）、禁止乱扔废弃物、禁止用嘴吸液、必须穿防护服、禁止入内、禁止通行等。

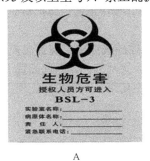

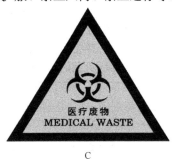

A   B   C

图 3-1 实验室常见生物安全标识

A. 生物危害警告标识；B. 感染性物品标识；C. 医疗废物标识

七、生物安全防护

生物安全防护是指避免发生实验室相关感染及生物因子对环境的污染而采取的防范措施。实验室生物安全防护类型：①一级屏障（primary barrier），也称一级隔离，是对操作对象和操作者之间的隔离，通过安全设备、个体防护装置等防护设施实现；②二级屏障（secondary barrier），也称二级隔离，是对生物安全实验室和外部环境的隔离，通过建筑技术（如建筑结构、平面布局，通风空调和空气净化系统、污染空气及污染物的过滤除菌和消毒灭菌直至无害排放）、严格的管理制度和标准化的操作规程达到防止有害生物微粒从实验室散逸到外部环境的目的。

（一）安全设备

1. 生物安全柜（biosafety cabinet，BSC） 是为操作原代培养物、菌毒株及诊断性标本等具有感染性的实验材料时，通过形成负压保护操作者本人、实验室环境及实验材料，使其避免暴露于上述操作过程中可能产生的感染性气溶胶和溅出物而设计的。根据气流及隔离屏障设计结构将其分为 I、II、III 三个等级。对于直径 0.3 μm 的颗粒，其高效空气过滤器（high efficiency particulate air filter，HEPA）可以截留 99.97%，而对于更大或更小的颗粒则可以截留 99.99%。

2. 超净台

（1）水平流层式超净工作台：空气经过初效空气过滤器，由离心风机压入静压箱，再经过高效空气过滤器过滤后从出风面吹出，形成洁净气流，洁净气流以均匀的断面风速流经需要净化的区域，将该域内的尘埃带走，从而形成高洁净度的工作环境。

（2）垂直流层式超净工作台：垂直流层式超净工作台的原理是在特定的空间内，室内空气经预过滤器初滤；由小型离心风机压入静压箱，再经高效空气过滤器二级过滤，从高效空气过滤器出风面吹出的洁净气流具有一定的和均匀的断面风速；可以排除工作区原来的空气，将尘埃颗粒和生物颗粒带走，以形成无菌的高洁净的工作环境。

3. 其他常用安全设备

（1）高压灭菌器：设计须经批准，具有有效的加热灭菌功能，应确保感染性物质在废弃或重复使用时的安全。

（2）离心机：应在带有防气溶胶的密封盖或在安全罩里使用。

（3）移液器：实验室进行吸取操作时通常使用移液器，采用移液器可以避免操作人员吸入病原体。选择移液器的原则应满足其设计和使用不应该产生其他的感染性危害，同时易于灭菌和清洁。在生物安全柜中操作可以防止吸入气溶胶。

（4）超声清洗器：要求在密闭设备里操作，清洗效率高，噪声小。

（5）匀浆器、摇床、搅拌器和超声处理器：应该使用专为实验室设计的、结构上可以最大限度地减少或避免气溶胶释放的仪器设备。当用匀浆器处理危害等级为Ⅲ的微生物时，通常应该在生物安全柜中进行装样及重新开启。

超声处理器可能释放气溶胶，应该在生物安全柜中进行操作，或者在使用期间用防护罩盖住。在使用后应该清除防护罩和超声处理器的外部污染。

（6）微型加热器、微型接种环、一次性接种环：微型加热器配有硼硅酸玻璃或陶瓷保护罩，从而减少接种环灭菌时感染性物质的飞溅和散布，但由于微型加热器会扰乱气流，因此应置于生物安全柜中靠近工作表面后缘的地方。一次性接种环可在生物安全柜中使用，无须灭菌，使用后应置于消毒剂中，按照医疗废弃物进行处理。

（二）个体防护

个体防护内容应包括防护用品和防护操作程序。所有实验人员必须经过个人防护培训并考核合格后方可进入实验室工作，实验操作应严格遵守个人防护原则。

1. 个人防护装备　个人防护装备是指用于防止人员受到化学和生物等有害因子伤害的器材与用品，是减少操作人员暴露于气溶胶、喷溅物及意外接种等危险的一个屏障。实验室所用任何个人防护装备应符合国家有关标准的要求。在危害评估的基础上，按不同级别的防护要求选择适当的个人防护装备。个人防护装备主要有实验室防护服、护目镜、安全眼镜和面罩、手套、呼吸装置、急救设备、洗眼装置、紧急喷淋装置等。

2. 人员防护要求

（1）在实验室工作时，任何时候都必须穿着连体衣、隔离服或工作服。

（2）在进行可能直接或意外接触到血液、体液及其他具有潜在感染性的材料或感染性动物的操作时，应戴上合适的手套。手套用完后，应先消毒再摘除，随后必须洗手。

（3）在处理完感染性实验材料和动物后，以及在离开实验室工作区域前，都必须洗手。

（4）为了防止眼或面部受到泼溅物、碰撞物或人工紫外线辐射的伤害，可戴安全眼镜、面罩（面具）或其他防护设备。

（5）严禁穿着实验室防护服离开实验室（如去餐厅、咖啡厅、办公室、图书馆、员工休息室和卫生间）。

（6）不得在实验室内穿露脚趾的鞋子。

（7）禁止在实验室工作区域进食、饮水、吸烟、化妆和处理接触镜。

（8）禁止在实验室工作区域储存食品和饮料。

（9）在实验室内用过的防护服不得和日常服装放在同一柜子内。

知识拓展 3-2　　　　临床实验室安全操作规范

临床实验室安全操作规范包括如下内容。

1. 建立并执行临床实验室准入制度。

2. 进入临床实验室应进行洗手、淋浴（适用时）等个人日常清洁和消毒。

3.在临床实验室工作区不得饮食、抽烟、处理接触镜、使用化妆品和存放食品等。

4.正确使用适当个人防护装备进行防护，如手套、护目镜、防护服、口罩、帽子和鞋等。

5.戴手套工作。每当污染、破损或戴一定时间后，更换手套；每当操作危险性材料的工作结束时，除去手套并洗手；离开实验间前，除去手套并洗手。严格遵守洗手的规程。不要清洗或重复使用一次性手套。

6.如果微生物或其他有害物质有可能溅出，佩戴防护眼镜。

7.存在空气传播的风险时需要进行呼吸防护，用于呼吸防护的口罩在使用前要进行适配性试验。

8.工作时穿防护服。在处理生物危险材料时，穿着适用的指定防护服。离开临床实验室前按程序脱下防护服。用完的防护服要消毒后再洗涤。工作用鞋要防水、防滑、耐扎、舒适。

9.安全使用移液管，应使用机械移液装置。

10.配备降低锐器损伤风险的装置和建立操作规程。在使用锐器时注意事项如下。

（1）不应试图弯曲、截断、破坏针头等锐器，不应试图从一次性注射器上取下针头或套上针头护套。必要时，使用专用的工具操作。

（2）使用过的锐器要置于医用利器盒中，不要超过规定的盛放容量。

（3）重复利用的锐器要置于专用的耐扎容器中，采用适当的方式消毒和清洁处理。

（4）不应试图直接用手处理打碎的玻璃器具等，尽量避免使用易碎的器具。

11.按规程小心操作，避免发生溢洒或产生气溶胶，如不正确的离心操作、移液操作等。

12.工作结束或发生危险材料溢洒后，要及时使用适当的消毒剂对工作表面和被污染处进行处理。

13.建立良好的内务规程。

14.实验室内不应放或养与工作无关的动物、植物。

15.所有生物危险废弃物在处置前应可靠地消毒。需要运出临床实验室进行消毒的材料，应置于专用的防漏容器中运送。

16.从实验室中运走的危险材料，应按照国家和地方的有关要求进行包装。

17.在实验室入口处设置生物危险标识。

18.采取有效的防昆虫和啮齿类动物的措施，如防虫纱网、挡鼠板等。

19.员工的上岗培训和能力评估与确认。需要时，员工要接受再培训，如长期未工作、操作规程或有关政策发生变化等。

20.对个人健康状况监督、职业禁忌证、易感人群的政策。必要时，为员工提供免疫计划、医学咨询或指导。

八、消毒与灭菌

消毒和灭菌均是用物理、化学或生物方法杀灭或去除传播媒介上的病原微生物使其达到无害化的处理过程。区别是消毒可杀死微生物但不一定能消灭细菌芽孢，一般的消毒剂即可完成该过程；可分为高程度消毒、中程度消毒、低程度消毒。而灭菌可杀死一切微生物（包括细菌芽孢），通常首选物理方法进行灭菌。消毒灭菌效果可受多种因素的影响，如所选消毒剂的性质和使用方法、微生物种类、敏感性及环境因素（温度、酸碱度和有机物存在与否）等。实验室清除污染应根据实验工作类型及所操作的感染性物质的特性来决定。

九、医疗废物处理

临床实验室废弃物处理应符合国务院颁布的《医疗废物管理条例》及原卫生部颁布的《医疗卫生机构医疗废物管理办法》的相关规定。医疗废物分为感染性废物、病理性废物、损伤性废物、药物性废物和化学性废物。实验室废物管理的目的：一是将操作、收集、运输、处理废物的危险减至最低；二是将其对环境的有害作用减至最小。

第二节　临床实验室化学安全管理

一、危险化学品

除了感染性物质，临床实验室的工作人员还随时可能受到危险化学品的侵害，因此应将这些化学品进行分类并通过标识来了解其危险性，严格执行化学品操作规程，杜绝因使用危险化学品而造成实验室事故。在临床实验室中会遇到的危险化学品（图3-2）主要如下。

图 3-2　危险化学品标识

1. 爆炸品　本类化学品是指在外界作用下（如受热、受压、撞击）能发生剧烈的化学反应，瞬时产生大量的气体和热量，使周围压力急剧上升，发生爆炸，对周围环境造成破坏的物品，也包括无整体爆炸危险，但具有燃烧、抛射及较小爆炸危险的物品，如叠氮钠（NaN_3）等。

2. 压缩气体或液化气体　本类化学品系指压缩、液化或加压溶解的气体，并应符合下述两种情况之一者。

（1）临界温度低于50℃，或在50℃时，其蒸气压力大于294 kPa的压缩或液化气体。

（2）温度在21.1℃时，气体的绝对压力大于275 kPa，或在54.4℃时，气体的绝对压力大于715 kPa的压缩气体；或在37.8℃时，雷德蒸气压力大于275 kPa的液化气体或加压溶解的气体。

3. 易燃液体　是指在常温下遇火容易燃烧的液态物质，凡是闪点在45℃以下的液态物质均属于易燃液体，如乙醛、丙酮、苯、甲醇、环辛烷、氯苯、苯甲醚等。

4. 氧化剂　是指处于高氧化态、具有强氧化性，易分解并放出氧和热量的物质，包括含有过氧基的无机物。其本身不一定可燃，但能导致可燃物的燃烧，与松软的粉末状可燃物能组成爆炸性混合物，对热、震动或摩擦较敏感，如氯酸铵、高锰酸钾等。

5. 腐蚀品　本类化学品系指能烧伤人体组织并对金属等物品造成损坏的固体或液体。腐蚀品包括酸性腐蚀品，如硫酸、硝酸、盐酸等；碱性腐蚀品，如氢氧化钠等。

6. 剧毒品　是指具有非常剧烈毒性危害的化学品，包括人工合成的化学品及其混合物（含农药）和天然毒素，如氰化物等。

7. 其他临床实验室常见化学安全标识　如当心爆炸、当心腐蚀、当心化学烧伤、当心中毒、禁止烟火、禁止明火、禁止触摸、洗眼装置、紧急喷淋等。

二、危害性化学品安全管理

临床实验室工作人员不仅会接触致病微生物，也会接触多种危害性化学品，根据现行中华人民共和国国家标准《化学品分类和危险性公示 通则》（GB 13690—2009），危害性化学品可分为理化危险物质、健康危险物质、环境危险物质三大类。除通过以易于识别的形式标记所有危险化学品外，还应让工作人员充分了解这些化学品的暴露途径、可能危害、储存及操作要求。在使用这些化学品的实验室中，应可方便查阅上述资料，可以将其作为安全手册或操作手册的一部分。实验室应制订适合本实验室的化学卫生计划（chemical hygiene plan，CHP）及化学品材料安全数据清单（material safety data sheet，MSDS），应有针对每种有毒、有害化学品存储、使用、洒溢处理、个体防护的规定及风险评估，并纳入科室的化学卫生计划。

第三节　临床实验室其他安全管理

一、电离辐射安全

电离辐射如果使用不当，会造成人类健康损害（如诱发癌症、损伤生育能力、致畸等）和环境污染。辐射保护能有效降低辐射危害，减少周围环境污染。实验室区域存在电离辐射危险时，应在门上贴有当心电离辐射标识（图3-3）。

图3-3　当心电离辐射标识

二、消防安全

实验室除化学危害以外，还必须考虑火对感染性物质播散的影响。最好在当地消防部门的协助下，对实验室成员进行火灾发生时的应急演练和消防器材使用等方面的培训。

三、用电安全

应建立安全用电档案，对所有电气设备都必须由取得正式资格的维修人员定期进行检查和测试，包括接地系统。在实验室电路中要配置断路器和漏电保护器。断路器不能保护人，只是用来保护线路不发生电流超负荷从而避免火灾。漏电保护器作为末级漏电保护，用于保护人员避免触电。实验室的所有电器均应接地，最好采用三相插头。实验室的所有电气设备和线路均必须符合国家电气安全标准和规范。

四、噪　声

长期暴露于过度噪声对人体是一种隐患。有些类型的实验室仪器（如某些激光系统及饲养动物的设施）能产生显著噪声，造成工作人员的暴露。可以通过噪声检测来确定噪声的危害。在资料显示噪声能控制达标的地方，可以考虑采用工程控制（如在嘈杂仪器周围或在嘈杂区域与其他工作区域之间采用隔音罩或屏障的方法）。在不能控制噪声水平的地方，以及在常规实验室工作人员会有过度噪声暴露的地方，就要制订听力保护方案（包括在噪声危害区域工作时的听力保护）及用于确定噪声对工作人员影响的医学监测方案。

五、高压灭菌器

每次灭菌前应检查灭菌器是否处于良好的工作状态，尤其是安全阀是否良好。消毒后减压不可过猛过快。应等压力表归回"0"位时，才可以打开锅门。如果消毒锅内是瓶装溶液，突然开锅则玻璃骤然遇到冷空气易发生爆裂，必须注意；如果突然把锅门开得太大，冷空气大量进入，易使包布周围蒸汽凝成水点而堵塞包布孔眼，阻碍包布内蒸汽排出，而使物品潮湿。

第四节 临床实验室安全的风险管理

做好风险评估和风险控制，能有效减少工作人员暴露危险、降低环境污染可能、预防生物安全事故等。病原微生物实验活动风险评估是整个病原微生物实验室不可缺少的一项管理活动，是实验室生物安全的重要保证，其对生物安全具有重大的指导价值。

一、风 险 识 别

结合本实验室实际情况，对实验室活动进行全面的、综合的分析评价，识别出各环节中存在的风险，明确风险来源。这是风险评估的第一步，也是关键的一步。如果一个特定的风险没有识别确定，就不可能找出减少该风险的措施。许多事故的发生都可归因于风险识别的失败，而非风险评估和风险管理的失败。

当实验活动涉及致病性生物因子时，应识别但不限于下列危险因素。

1. 实验活动涉及致病性生物因子的已知或未知的特性 ①危害程度分类；②生物学特性；③传播途径和传播力；④感染性和致病性，如易感性、宿主范围、致病所需的量、临床症状、病程等；⑤与其他生物和环境的相互作用、相关实验数据、流行病学资料；⑥在环境中的稳定性；⑦预防、治疗和诊断措施，包括疫苗、治疗药物与感染检测用诊断试剂。

2. 涉及致病性生物因子的实验活动 ①菌（毒）种及感染性物质的领取、转运、保存、销毁等；②分离、培养、鉴定、制备等操作；③易产生气溶胶的操作，如离心、研磨、振荡、匀浆、超声、接种、冷冻干燥等；④锐器的使用，如注射针头、解剖器材、玻璃器皿等。

3. 实验活动涉及的遗传修饰生物体 实验活动涉及遗传修饰生物体（genetically modified organism，GMO）时，应考虑重组体引起的危害。

4. 涉及致病性生物因子的动物饲养与实验活动 ①抓伤、咬伤；②动物毛屑、呼吸产生的气溶胶；③解剖、采样、检测等；④排泄物、分泌物、组织/器官/尸体、垫料、废物处理等；⑤动物笼具、器械、控制系统等可能出现故障。

5. 感染性废物处置过程中的风险 ①废物容器、包装、标识；②收集、消毒、储存、运输等；③感染性废物的泄漏；④灭菌的可靠性；⑤设施外人群可能接触到感染性废物的风险。

6. 实验活动安全管理的风险 ①消除、减少或控制风险的管理措施和技术措施，以及采取措施后残余风险或带来的新风险；②运行经验和风险控制措施，包括与设施、设备有关的管理程序、操作规程、维护保养规程等的潜在风险；③实施应急措施时可能引起的新的风险。

7. 涉及致病性生物因子实验活动的相关人员 ①专业及生物安全知识、操作技能；②对风险的认知；③心理素质；④专业及生物安全培训状况；⑤意外事件/事故的处置能力；⑥健康状况；⑦健康监测、医疗保障及医疗救治；⑧对外来实验人员安全管理及提供的保护措施。

8. 实验室设施、设备 ①生物安全柜、离心机、摇床、培养箱等；②废物、废水处理设施、设备；③个体防护装备。

9. 实验室生物安保制度和安保措施 重点识别所保藏的或使用的致病性生物因子被盗、滥用和恶意释放的风险。

10. 已发生的实验室感染事件的原因分析 略。

二、风 险 评 估

风险因素确定后，就需要对所存在的风险进行评估。这一步骤要解决的问题是在不采取任何措施的情况下，实验室从事某种致病微生物活动的风险有多大，采取一系列风险减少措施后风险有多大。这一阶段最重要的就是科学地、合理地收集所有相关信息和资料，对所存在的风险因素进行评估，找出减少风险的措施，得出风险概率，为决策者提供科学的依据。

1. 风险评估应以国家法律、法规、标准、规范及权威机构发布的指南、数据等为依据。对已识别的风险进行分析，形成风险评估报告。

2. 风险评估应由具有经验的不同领域的专业人员（不限于本机构内部的人员）进行。

3. 当实验室活动涉及致病性生物因子时，实验室应进行生物风险评估。风险评估应至少包括（但不限于）下列内容：①生物因子已知或未知的特性，如生物因子的种类、来源、传染性、传播途径、易感性、潜伏期等；②适用时，实验室本身或相关实验室已发生的事故分析；③实验室常规活动和非常规活动过程中的风险（不限于生物因素），包括所有进入工作场所的人员和可能涉及的人员的活动；④设施、设备等相关的风险；⑤适用时，实验动物相关的风险；⑥人员相关的风险，如身体状况、能力、可能影响工作的压力等；⑦意外事件、事故带来的风险；⑧被误用和恶意使用的风险；⑨风险的范围、性质和时限性；⑩危险发生的概率评估；⑪ 可能产生的危害及后果分析；⑫ 确定可容许的风险；⑬ 适用时，消除、减少或控制风险的管理措施和技术措施，以及采取措施后残余风险或新带来风险的评估；⑭ 适用时，运行经验和所采取的风险控制措施的适应程度评估；⑮ 适用时，应急措施及预期效果评估；⑯ 适用时，为确定设施设备要求、识别培训要求、开展运行控制提供的输入信息；⑰ 适用时，降低风险和控制危害所需资料、资源（包括外部资源）的评估；⑱ 对风险、需求、资源、可行性、实用性等的综合评估。

4. 应记录风险评估过程，风险评估报告应注明时间及编写人员和依据的法规、标准、研究报告、权威资料、数据等。

5. 应定期进行风险评估或对风险评估报告进行复审，评估周期可根据临床实验室活动和风险特征而确定。

6. 开展新的临床实验室活动，或欲改变经过评估的临床实验室活动（包括相关的设施、设备、人员、活动范围和管理等），应事先或重新进行风险评估。

7. 操作超常规量或从事特殊活动时，临床实验室应进行风险评估，以确定其生物安全防护要求，适用时，应经过相关主管部门的批准。

8. 当发生事件、事故等时应重新进行风险评估。

9. 当出现原因未明的突发性、传染性公共卫生事件，必要时，临床实验室应根据临床资料、流行病学资料和其他可获得的有关资料进行紧急风险评估。

10. 当相关政策、法规、标准等发生改变时应重新进行风险评估。

11. 采取风险控制措施时，宜首先考虑消除危险源（如果可行），然后再考虑降低风险（降低潜在危害发生的可能性或严重程度），最后考虑采用个体防护装备。

12. 危险识别、风险评估和风险控制的过程不仅适用于临床实验室、设施设备的常规运行，而且适用于对临床实验室、设施设备进行清洁、维护或关停期间。

13. 除考虑临床实验室自身活动的风险外，还应考虑外部人员活动、使用外部提供的物品或服务带来的风险。

14. 临床实验室应有机制监控其所要求的活动，以确保相关要求得以及时并有效的实施。

15. 临床实验室风险评估和风险控制活动的复杂程度取决于实验室所存在风险的特性，适用时，临床实验室不一定需要复杂的风险评估和风险控制活动。

16. 风险评估报告是临床实验室采取风险控制措施，建立安全管理体系和制订安全操作规程的依据。

17. 风险评估所依据的数据及拟采取的风险控制措施、安全操作规程等应以国家主管部门和世界卫生组织、世界动物卫生组织、国际标准化组织等机构或行业权威机构发布的指南、标准等为依据；任何新技术在使用前应经过充分论证，适用时，应得到相关主管部门的批准。

18. 风险评估报告应得到临床实验室所在机构生物安全主管部门的批准；对未列入国家相关主

管部门发布的病原微生物名录的生物因子的风险评估报告,适用时,应得到相关主管部门的批准。

三、风险评估报告

在识别风险、分析风险后,需要编制相应的实验室风险评估报告,这是实验室采取风险控制措施、建立安全管理体系和制订安全操作规程的依据。应定期对风险评估报告进行复审,评估的周期根据实验室活动和风险特征确定。

1. 风险评估报告的内容至少应包括实验活动(项目计划)简介、评估目的、评估依据、评估方法/程序、评估内容、评估结论。

2. 风险评估报告应注明评估时间及编审人员。

3. 风险评估报告应经实验室设立单位批准。

四、风险控制

1. 依据风险评估结论采取相应的风险控制措施。

2. 采取风险控制措施时宜优先考虑控制风险源,再考虑采取其他措施降低风险。

第五节　临床实验室应急事故处理

由于存在仪器设备或设施出现意外故障或操作人员出现疏忽和错误的可能性,因此临床实验室发生意外事件是难以避免的。每个实验室应结合本单位实际,建立处置意外事件的应急方案并体现在实验室生物安全手册中,使所有工作人员熟知,并不断修订,使之满足实际工作的需要。

案例 3-3:口罩脱落应急事故

实验室人员小李在结核培养实验室开展工作过程中口罩不慎脱落。

问题:

1. 当口罩脱落时应如何处理?

2. 结核培养实验室属于几级防护实验室?防护的要求是什么?

一、生物安全的应急事故处理

1. 刺伤、割伤或擦伤　处理流程如下:①受伤人员一旦被意外刺伤、割伤或擦伤,应立即停止实验;②用清水冲洗伤口;③尽量挤出伤口处血液,取出急救箱,用安尔碘或 75% 乙醇溶液消毒;④用创可贴包扎;⑤填写实验室相关感染事故记录,要记录受伤原因和相关的微生物,并应保留完整适当的医疗记录。

2. 潜在危害性气溶胶的释放　处理流程如下:①所有人员必须立即撤离相关区域,任何暴露人员都应接受医学咨询;②应当立即通知实验室负责人和生物安全员;③为了使气溶胶排出和使较大的粒子沉降,在一定时间内(如 1 h 内)严禁人员入内,并应在适当位置张贴"禁止进入"的标志。如果实验室没有中央通风系统,则应推迟进入实验室(如 24 h);④使用有效浓度为 2000 mg/L 的含氯消毒液,并在处理过程中尽可能减少气溶胶的生成,作用 60 min,用清水擦拭干净;⑤应穿戴适当的防护服和呼吸保护装备。

3. 容器破碎及感染性物质的溢出　处理流程如下:①在适当位置张贴"溢洒处理,禁止入内"标识,其他人员撤离;②戴手套、穿工作服,必要时需进行面部和眼防护;③立即用布或纸巾覆盖受感染性物质污染或受感染性物质溢洒的破碎物品;④将消毒剂从外周向中心倾倒,消毒 30 min;⑤然后将布、纸巾及破碎物品清理掉,玻璃碎片应用镊子清理;⑥用清水擦拭表面,以防腐蚀。如果用簸箕清理破碎物，应当对它们进行高压灭菌或放在有效的消毒液内浸泡。用于清理的布、纸巾和抹布等应当放在盛放污染性废弃物的容器内；⑦如果实验表格或其他打印或手写材料被污染，应将这些信息复制，并将原件置于盛放污染性废弃物的容器内；⑧填写实验室相关感染事故记录表。

4. 离心管发生破裂 处理流程如下：①当没有密闭离心桶的离心机正在运行时离心管发生了破裂或怀疑破裂时，应关闭开关并保持离心机盖子关闭 30 min 使气溶胶沉积。②通知生物安全员，在生物安全员的指导下进行清理。③随后的所有操作都应戴结实的手套（如厚橡胶手套），必要时可在外面戴适当的一次性手套。④清理玻璃碎片时应当使用镊子，或用镊子夹着的棉花进行清理。所有破碎的离心管、玻璃碎片、离心桶、十字轴和转子都应放在无腐蚀性的、已知对相关微生物具有杀灭活性的消毒剂内浸泡消毒或高压处理。未破损的带盖离心管应放在另一个有消毒剂的容器中，然后回收。⑤离心机内腔应用适当浓度的同种消毒剂擦拭两次，然后用水冲洗并干燥。⑥清理时所使用的全部材料都应按感染性废弃物处理。

案例 3-3 分析

当口罩脱落时，应急处理如下。

1. 医务人员发生呼吸道职业暴露时，应即刻采取措施保护呼吸道（用规范实施手卫生后的手捂住口罩或紧急外加一层口罩等），按规定流程撤离污染区。

2. 紧急通过脱卸区，按照规范要求脱卸防护用品。

3. 根据情况可用清水、0.1% 过氧化氢溶液、碘伏等清洁消毒口腔或（和）鼻腔，佩戴医用外科口罩后离开。

4. 及时报告当事科室的负责人和医疗机构的主管部门。

5. 医疗机构应尽快组织专家对其进行风险评估，包括确认是否需要隔离医学观察、预防用药、心理疏导等。

6. 及时填写医护人员职业暴露记录表，尤其是暴露原因，认真总结分析，预防类似事件的发生。

结核培养实验室属于 BSL-2 实验室，须严格按微生物学操作技术规范（GMT）穿防护服、佩戴口罩，此外结核分枝杆菌可能产生感染性气溶胶，应在生物安全柜中进行操作。

二、其他安全的应急事故处理

1. 火灾和自然灾害 处理流程如下：①实验室一旦发现火情，发现人应立即用楼道中间位置的消防器材进行灭火，并迅速报告实验室负责人或消防安全员；②如是初起小火，在实验室负责人的组织及保卫处协助指挥下，协同在场人员进行灭火；如情况紧急可直接拨打火警电话"119"，告知火灾地点、时间、类型、事态、损害情况和报警人身份；③在保证疏散通道畅通的情况下，要"统一组织、镇静有序、避开火源、迅速撤离"火灾现场；④被疏散人员通过楼梯时应靠右侧行走，留出左侧便于抢救伤员和抢险人员通过；⑤在保证人员安全的情况下，应尽快撤出易燃易爆物品、贵重仪器设备和重要资料；⑥离开危险区域的人员不要围观，应迅速到疏散指定集合地点集合以便清点人数及时汇报。

2. 紧急救助联系对象 应在实验室内显著位置张贴以下人员电话号码及地址：①实验室负责人或研究所所长；②生物安全员；③医院/急救机构/医务人员［如果可能，提供各个诊所、科室和（或）医务人员的名称］；④警察；⑤工程技术人员；⑥水、气和电的维修部门；⑦消防队。

3. 急救装备 实验室应配备以下紧急装备以备应急使用：①急救箱，包括常用的和特殊的解毒剂；②合适的灭火器和灭火毯；③全套防护服（连体防护服、手套和头套——用于涉及危害等级Ⅲ和Ⅳ微生物的事故）；④有效防护化学物质和颗粒的滤毒罐的全面罩式防毒面具（full-face respirator）；⑤房间消毒设备，如喷雾器和甲醛熏蒸器；⑥担架；⑦工具，如锤子、斧子、扳手、螺丝刀、梯子和绳子；⑧划分危险区域界线的器材和警告标识。

本 章 小 结

临床实验室管理者及工作人员应按照国家有关法律规定，认真履行职责，严格执行实验室安全管理制度和操作规范，采取有力防护措施，确保临床试验人员、实验标本及环境安全，促进卫生事业及临床实验室健康可持续发展，保证公共卫生安全。

（王雅杰　韩　莹　黄宪章）

第四章　临床实验室信息管理

随着检验医学的基础理论和技术方法的不断发展，临床实验室每时每刻都会产生大量的数据信息，这些信息主要是一些测量分析的数据、图像，甚至影像等，还有许多维持实验室运行的管理数据。海量的数据信息使得原来的人工管理模式越来越难以适应临床实验室的发展需要，因此实验室的网络信息化建设日益重要。实验室信息系统（laboratory information system，LIS）目前已进入一个蓬勃发展的时期，并在临床实验室的医疗、教学、科研和管理等方面发挥着越来越重要的作用。临床实验室的 LIS 自动化、智能化和智慧化是现代化临床实验室的基本特征。覆盖检验前、中、后全过程的全自动设施设备及信息化系统已在临床实验室广泛应用。作为临床实验室数据信息管理的集大成者，LIS 的发展迎来新的机遇和挑战。

案例 4-1：科室工作与 LIS 知识要求

临床实验室的原 LIS 使用多年，其功能已不能满足科室的工作需要，拟引进一套新的 LIS。李主任通知科室秘书，收集科内员工在工作中使用 LIS 的各种意见，如 LIS 的某功能的使用现状和需求，同时了解其他医院或不同品牌 LIS 的特点，思考新的 LIS 应具备的功能特性及应用问题。

问题：

1. 信息系统的功能模块包括哪些？
2. 信息系统在标本流程改造中常见节点问题有哪些？

第一节　实验室信息系统的结构与要素

LIS 是医院信息系统（hospital information system，HIS）的一部分，它不仅是数据信息的管理过程，更是一门现代管理学、临床医学、检验医学、信息学、机械电子学及通信技术等多学科交叉的综合学科。

一、实验室信息系统的概念

1. 数据（data）　指对事实、概念或指令的一种可供加工的特殊表达形式。数据是从客观世界中收集的原始素材，它可以是数字，也可以是声音、图像、文字、动画、影像等任何一种可供加工处理的表达形式，如定量测定时用数值表示的检验结果，定性测定时的阴性、阳性结果，也可以是文字描述的骨髓细胞学检查报告、细菌培养结果等。

2. 信息（information）　其定义多达数百种，不同的人有不同的理解和不同的定义。目前一般认为，临床实验室工作中的信息是对人们有用的数据或数据的解释，它反映事物的客观状态和规律，可能影响人们的行为与决策。根据人们的目的按一定的要求进行加工处理所获得的有用的数据就变成了信息。

知识拓展 4-1　　　　　　　　　　数据和信息的关系

无论是原始数据还是加工整理以后的数据，经人的解释即赋予一定的意义后，才能成为信息。数据与信息既有联系又有区别：信息虽然用数据表现，信息的载体是数据，但并非任何数据都是信息。数据和信息是内容与形式的关系，内容不能脱离形式而存在；而信息也不能脱离

数据而传递。信息是经过解释的数据，即数据经过分类、整理、分析才成为信息。每项实验室活动都可能产生数据，这些数据经加工可成为控制其他活动的信息，这种信息逐级传递的过程即信息不断综合提炼的过程，就是级联系统中数据和信息的递归。

临床实验室工作中的信息特征概括如下：①真实性，反映事物或现象的本质及其内在联系，真实和准确是信息的基本特征；②系统性，信息都是信息源有机整体的一部分；③可存储性，信息必须借助某种载体记载与传递，没有载体不能存在，也无法传递；④转移性，转移即传递，信息只有在传递过程中才能发挥它的价值；⑤可塑造性，信息可以压缩、扩充和叠加，也可以变换形态；⑥可共享性，同一信息资源可以在同一时间被多人共同分享；⑦时效性，人们获取信息的目的在于利用，信息的效用与利用时间有密切的关系；⑧不完全性，由于人的感官及各种测试手段的局限性，对信息资源的开发和识别难以做到十分全面，对信息的收集、转换和利用不可避免地有主观因素存在；⑨贬值与污染，在传播过程中信息有失真的可能性，质量低下的信息对用户还会产生信息污染。

3. 信息管理（information management, IM）　是指人类为了有效地开发和利用信息资源，以现代信息技术为手段，对信息资源进行计划、组织、领导和控制的社会活动。简单地说，信息管理就是人对信息资源和信息活动的管理。

临床实验室信息管理是一个贯穿于临床实验室工作中信息的创建、应用、分享及废弃的过程。引进先进的管理模式，融入管理思想，让计算机网络全面覆盖临床实验室管理，是现代临床实验室发展的方向，对保证临床实验室的准确、高效运营非常重要，它包括日常工作中信息产生及控制的管理、信息资源的管理、信息技术和信息服务。

4. 信息化（informationalization）　是指充分利用信息技术，开发利用信息资源，促进信息交流和知识共享，提高经济增长质量，推动经济社会发展转型的历史过程。临床实验室信息化则是将信息技术引入实验室活动领域的过程。必须注意的是，信息化并不仅仅是计算机化与网络化。信息资源开发、信息活动的主体是人而不是计算机。人的管理水平和素质的提高在信息活动中才是最重要的决定因素。

5. 系统（system）　指相互作用、相互依赖的若干组成部分结合而成的具有特定功能的有机整体，如中枢神经系统、消化系统、信息系统等。系统的各组成部分通称为该系统的子系统，某一特定系统可能是更大系统的子系统。系统不是随意组合的，而是根据所研究或欲解决的问题有机组合起来的，因此对某一个系统来说，哪些是属于该系统内的，哪些是属于该系统外的，即必须明确界定系统的边界，这对于数据的收集、信息的整理，以及得出哪些信息十分重要。

6. 信息系统（information system）　指相互作用、相互依赖的，由信息加工、处理相关的若干组成部分（子系统）结合而成的具有特定功能的信息管理体系。主要用于加工、处理临床实验室所产生信息的信息系统被称为 LIS。

7. LIS　指对患者检验申请、标本识别、结果报告、质量控制和标本分析等各个方面相关的数据进行管理的信息系统。它是以临床实验室科学管理理论和方法为基础，借助计算机技术、网络技术、现代通信技术、数字化和智能化技术等现代化手段，对实验室标本处理、实验数据（采集、传输、存储、处理、发布）、人力资源、仪器试剂购置与使用等各种实验室信息进行综合管理，从而从整体上提高实验室综合效能的复杂的人机系统。因此，LIS 是现代管理学、临床医学、检验医学、信息学、机械电子学及通信技术等多学科交叉的综合学科，是医学信息学的分支学科。

8. HIS　是指利用计算机硬件技术、网络通信技术等现代化手段，对医院及其所属各部门的人流、物流、资金流进行综合管理，对在医疗活动各个阶段产生的数据进行采集、存储、处理、提取、传输、汇总、加工生成各种信息，从而为医院的整体运行提供全面的、自动化的管理及各种服务的信息系统。换言之，HIS 就是以支持医院日常医疗、服务、经营管理、决策为目标的用于信息收集、处理、存储、传播的医院内部各相关部门的集合。医院信息系统是现代化医院建设中重要的基础设施之一。

知识拓展 4-2　　　　　　　　　　　**LIS 的形成与发展**

1. 第一代临床实验室 LIS　1970 年美国的医院逐渐引入计算机处理医院的有关记录，而 LIS 计算机化几乎为零，LIS 和 HIS 的发展十分缓慢。医生未习惯使用 LIS 和 HIS 得到信息、报告或接收计算机指导和命令。

2. 第二代临床实验室 LIS　得益于计算机技术的发展突飞猛进。通信技术的发展尤其是数据库技术的发展也推动了 LIS 和 HIS 的发展，促使了第二代 LIS 和 HIS 在 1976 年的产生，逐渐实现：①信息输入自动化，大大减少人工抄写的工作量而且避免了人为误差的产生，提高了质控水平；②扩大了系统的分布范围，使得 LIS 和 HIS 都有了改进，实现了实验室与 LIS 之间的自动化信息传递和 HIS 与各部门的信息交换数据可以储存在实验室的计算机中，也可以储存在中心计算机里，当需要时，可以在医院的任何一台计算机上方便地检索到所需的检验结果；③数据库程序设计，计算机语言的发展使数据库管理程序的设计更加简单。第二代临床实验室 LIS 推动了 LIS 和 HIS 这两个信息系统的应用。

3. 第三代临床实验室 LIS　20 世纪 90 年代中后期以来，依托 Windows 系列平台，Client/Server 结构（C/S 结构）体系，可视化编程语言，SQL Server、Oracle、DB2 等大型数据库，采用 Windows NT Server 服务器，以 Windows NT 或 Windows2000、UNIX、NOVELL 等作为网络运行环境而发展起来的第三代 LIS 有以下特点：①建立分布范围更广泛的医学信息系统（medical information system，MIS）于各实验室之间、实验室和医院其他部门之间及医院和医院之间，可以实现大于一个医院范围的信息收集-存储传递-分析-检索运用；②实现临床实验室自动化，检验申请电子化调度和检验结果网上及时反馈，完善系统自动计费功能，杜绝漏费、错费，支持功能更加强大的统计、分析功能，仪器实现双向控制，自动接收仪器检测结果，审核后生成报告单，并将检验结果通过电子报告单送回临床；③实现多种形式的信息收集-存储-传递-分析；④具备高人工智能的专家决策系统，近年来人工智能从理论到实践都有了很大发展，可基于对收集信息的归纳、分析、判断得出新知识，即新的公式、新的原理、新的判别模式，并根据这些来分析处理信息，可以为临床提供诊断和治疗决策方案；⑤实验室自动化，又称全程自动化（front to end automation），是指将临床实验室中有关的甚至互不相关的自动化仪器用轨道连接起来，并且与控制软件和数据管理软件及 LIS 有机地结合起来，形成一个类似工业生产流水线的自动化系统，覆盖从标本接收到报告发出及标本储存的整个检验过程，从而实现大规模的全检验过程的自动化分析。全实验室自动化主要由标本前处理系统、标本传输系统、标本分析系统、实验数据管理系统和 LIS 及标本储存系统等部分组成。

二、实验室信息系统的结构与组成

（一）实验室信息系统的结构

1. 计算机网络结构　计算机网络是由计算机和通信系统组成的，通俗地讲就是由多台计算机（或其他计算机网络设备）通过传输介质和软件物理（或逻辑）连接在一起组成的。总的来说，计算机网络的组成基本上包括计算机、网络操作系统、传输介质（可以是有形的，也可以是无形的，如无线网络的传输介质就是电磁波）及相应的应用软件四部分。

2. 数据库系统结构　数据库系统为我们提供了一种把与我们的工作和生活紧密相关的信息集合在一起的方法，它还提供了在某个集中的地方存储和维护这些信息的方法。数据库系统由两部分组成：一部分是"数据库管理系统"（DBMS），它专门负责组织和管理信息表的程序，如 SQL Server、Oracle、Access；另一部分为"数据库应用程序"，是使我们能够获取、显示和更新由 DBMS 存储的数据。数据库无处不在，HIS 和 LIS 均为数据库应用程序。

（二）实验室信息系统的组成

LIS 是由计算机、通信设备和网络的硬件、软件及通信协议标准组成的。

1. LIS 的硬件组成　构成 LIS 的网络硬件包括服务器、工作站、终端、网络适配器、集线器、中继器、网桥、网关、传输介质、条形码设备等。

2. LIS 的软件组成　网络软件包括网络操作系统软件、数据库软件、通信软件、应用软件等。

3. LIS 的技术标准及设计依据　LIS 同其他管理信息系统一样，其建设必须要有一个系统的信息编码标准化体系。通过建立该体系，可以保证系统中各种信息资源符合标准和规范，不论产生于何地、由何部门处理，计算机均可以很容易地对信息进行识别、分类排列、检索和统一分析等；同时各医院之间、医院与行政部门之间也才能够相互交换信息，使信息系统为公共卫生、行政管理、医疗服务提供可靠的支持。LIS 的标准化还有利于规范检验操作流程，提供行业健康发展的环境，保护用户和开发商的利益。但 LIS 的标准制订是一个复杂的系统工程，包括数据集标准（如临床检验项目分类与代码）、数据交换标准（如 LIS 系统间交换的 HL7 标准）、基本功能规范等方面。其中标本检验过程中的数据管理是 LIS 的核心功能，所以标本检测过程中的基本功能需求标准化，是目前最迫切需要的标准。

4. LIS 设计的主要标准与规范　①美国卫生信息传输标准（health level seven，HL7）是由美国国家标准研究所（ANSI）批准颁布实施的医疗卫生机构及医用仪器、设备数据信息传输标准。HL7 作为标准的 HIS 和医用仪器、设备，可以完全做到无障碍互联和医学数据信息的无障碍交换，为医疗服务机构内部各部门之间的数据交换和区域医疗服务机构之间的资源共享奠定了基础；②欧洲标准化委员会（CEN）成立医学信息学技术委员会（TC251），通过 ANSI HISPP 与美国医疗标准发展建立了合作关系，在研究、发展和标准化三方面相互促进，制定了健康信息与通信技术（ICT）领域的标准，以实现独立系统之间的兼容性和互操作性，并实现模块化；③我国原卫生部的《医院信息系统基本功能规范》，规定了 LIS 是协助检验科完成日常检验工作的计算机应用程序。其主要任务是协助检验师对检验申请单及标本进行预处理，检验数据的自动采集或直接录入，检验数据处理，检验报告的审核，检验报告的查询、打印等。

5. 互联网在临床实验室的应用　互联网（internet）是一个由各种不同类型和规模的独立运行与管理的计算机网络组成的全球范围的计算机网络。组成互联网的计算机网络包括局域网（LAN）、城域网（MAN）及大规模的广域网（WAN）等。这些网络通过普通电话、高速率专用线路、卫星、微波和电缆等通信线路把不同国家的大学、公司、科研机构及军事和政治等组织的网络连接起来。

三、实验室信息系统的基本要素

不同的发展时期、信息背景、实验室规模和工作量、不同的工作模式等均可能对 LIS 有不同的要求。LIS 的基本结构见图 4-1。

1. 提供实验室信息管理的解决方案　LIS 必须能够提供一整套针对临床实验室的系统解决方案，包括对定义功能的设置、实验室改造、实验室管理模式转换与实施、专用软件的配套等。

2. 实验室管理自动化　LIS 为实验室的各种操作和管理职能提供了智能化、行之有效的自动化脚本，从而最大限度地提高了实验室自动化管理水平。从样品登录、检测、结果录入、数据计算和判定、结果审核、发布检验报告、"危急值"报警，到向临床科室发送传真或电子邮件、进行统计分析等，通过 LIS 均可自动进行。

3. 数据采集自动化　LIS 应具备多种仪器分析数据的自动采集功能，为各种常见分析仪器与 LIS 间的直接连接提供自动化脚本。当仪器本身带 PC 工作站或能够连接互联网时，则可以采用开放式的数据接口技术与 LIS 之间进行数据通信。

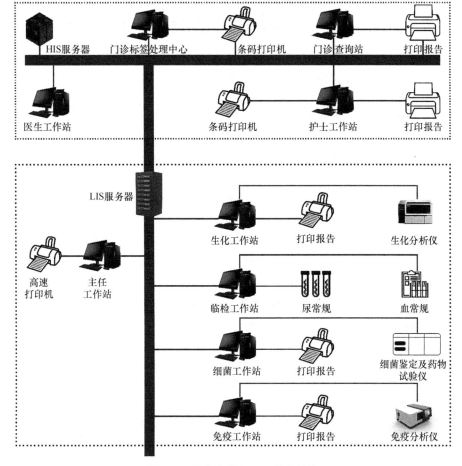

图 4-1 临床实验室 LIS 基本结构

4. 数据处理自动化 LIS 可根据用户要求进行自动化数据处理,包括对采集数据按照实验室的设定进行系列计算、自动转换计量单位、采用各种数字格式以适应实验室对某些图表及有关数据的要求、处理多谱图、进行图像分析处理等。

5. 满足实验室质量管理的相关认证/认可体系 LIS 方案设计必须遵循实验室质量管理相关认可/认证体系的有关规定要求和标准,如术语代码标准(standard code sets,又称数据结构标准)、数据交换标准(transactions,又称信息结构标准)、工作流程标准(系统结构标准)。

6. 开放式的操作平台 LIS 应该可以在各种操作系统平台运行,如 Windows XP、UNIX、LINUX 等;可以使用任何遵守开放数据库互连(ODBC)标准的数据库,如 Oracle、SQL Server 等;应能和各种第三方设备、软件相连接,使其成为各种信息系统集成,成为各级管理信息系统的一个组成部分。

7. 友好人性化的操作界面 对于我国用户来说,汉化的 LIS 用户操作界面必不可少;在操作上,没有计算机背景的实验室工作人员,也可以进行系统的日常操作、管理等工作。

8. 可扩充及可修改性 由于每个临床实验室的发展背景差异,信息系统的规模及内容不尽相同。随着实验室工作量、信息量的改变及增加,信息系统的建设要充分考虑其可扩充性及可修改性。另外,随着互联网的普及,LIS 应具备仪器的远程测量和远程控制、虚拟实验室方面的功能潜力。

9. 信息系统的安全性 LIS 要能够预防存储资料的丢失、篡改和窃取,防止计算机病毒的入侵,同时注意对患者检验结果隐私权的保护,以及内部管理资料的保密性等。

第二节　实验室信息系统的功能

　　LIS 给临床实验室管理带来了全面、深远、革命性的影响，给临床实验室管理的方法、组织、决策带来了全新的概念。LIS 的功能并非固定不变的。

一、实验室信息系统在实验室标本监控中的作用

　　如果说现代医院体现的是以患者为中心的服务模式，那么，临床实验室就应该是以患者标本为中心的、以检验结果的准确性和及时性为目标的管理服务模式。现代化的 LIS 在不断完善检验前、检验中和检验后流程的基础上，进一步改造和优化检验流程。临床实验室传统的检验流程中，有许多标本管理流程的瓶颈部位，即流程节点，影响着检验质量和检验效率。

　　1. 标本检验前流程　包括医嘱申请、患者信息、患者的唯一标识、标本管的正确选取、标本管的唯一性标识、标本的传递等环节。标本质量对于检测的准确性和可靠性至关重要，但是，检验前标本流程又并非临床实验室内部可以控制的，因此，需要医疗机构管理层的统筹、协调和监督管理。

案例 4-1 分析：检验前检验标本流程改造常见节点问题

　　1. LIS 与 HIS 进行无缝隙连接　为医师工作站编写检验申请模块，使临床医师可以利用 HIS 开展网上检验项目的申请。

　　2. 建立条形码标识系统　临床医师在 HIS 上形成的检验申请可以通过网络和条形码传递到 LIS 系统，避免了实验室重复输入患者信息的操作，节省了上机时间。

　　3. 标本运输系统　为了解决标本运输滞后的问题，有条件的大型综合性医院，可以设置标本气道运输系统，或成立标本运送中心，建立标本定期运送的物流体系，由专人负责标本的运输。

---

　　2. 实验室内标本前处理流程　包括标本的签收、标本的分类整理及编号、核对标本及医嘱申请、患者信息登录、标本离心及血清分离等环节。

　　3. 标本检验流程　包括各类分析仪器的检测能力、各类分析检测的特殊情况处理能力、各类分析检测的备份能力及人员的培训等环节。

　　4. 标本检验后处理流程　包括检验结果审核、报告打印、签名确认、报告分发、派发等环节。标本检验后处理流程再造包括建立检验结果定期向医院信息网络上传送制度、建立各工作站检验结果自主打印系统及急诊工作站的共享打印系统，向临床提供最快、最直接的服务。为了提高结果回报的效率，可以使用电子签名，实现检验全流程的无纸化。

二、实验室信息系统与自动化仪器的双向通信

　　数据通信既包括计算机与计算机之间的信息交换，也包括计算机与外部设备之间的信息交换。LIS 的数据通信除了系统工作站与服务器及各工作站之间的数据共享外，主要涉及计算机与外部设备即各种检验仪器设备之间的信息交换，单向通信时主要是工作站采集接收仪器发送出来的检测数据，双向通信时 LIS 除接收数据外还要向实验仪器设备发送测试指令。

三、实验室信息系统在实验室数据管理中的作用

　　1. 信息的收集　就是收集原始数据，这是信息管理的基础工作。信息管理工作质量的好坏，很大程度上取决于原始资料是否全面和可靠。因此，必须建立一套完善的信息采集制度。

　　（1）临床实验室质量方针、程序文件、作业指导书等制订时的信息收集：制订总方针和管理

手册需要进行大量的工作，这些工作将产生大量的文件，文件中包含着丰富的内容，临床实验室管理者应当了解和掌握这些内容。

（2）日常工作中信息的收集：日常工作会出现各种各样的情况，相应地包含着各种信息，需要及时收集和处理。因此，日常工作可以说是大量的信息发生、传递和处理的阶段，临床实验室管理者的信息管理工作，也主要集中在此阶段。①收集患者的信息，这有助于我们分析数据、提高质量、改善流程；②收集医院相关科室特别是临床对临床实验室的反馈信息；③收集日常工作中的质量信息，如失控记录和质控小结等。

2. 信息的加工整理和储存　临床实验室必须对收集来的资料进行加工整理，并对工作中出现的各种问题进行处理。按其加工整理的深浅可分为如下几个类别：第一类是对资料和数据进行简单整理与过滤；第二类是对信息进行分析，概括综合能辅助决策的信息；第三类是通过应用数学模型统计推断可以产生决策的信息。

临床实验室管理者在工作过程中，依据当时收集到的信息所做的决策或决定有如下几个方面。

（1）依据工作量控制信息对工作量进行评估：临床实验室管理者每月、每季度都要对工作量进行分析对比并做出综合评价，包括当月各方面实际完成量，实际完成数量与计划数量之间的比较。如果某一部分拖后，应分析其原因、存在的主要困难和问题，提出解决的意见。

（2）依据质量控制信息，对质量状况进行分析：临床实验室管理者应当系统地将当月工作中的各种质量情况，包括日常检查临床实验室中发现的各种问题，工作中出现的重大事故，对各种情况、问题、事故的处理等情况，除在月报、季报中进行阶段性的归纳和评价外，如有必要可进行专门的质量定期情况报告。

知识拓展 4-3　　　　临床实验室 LIS 与实验室质量控制

质量控制是临床实验室最重要的工作之一，特别是室内质量控制，是决定实验室检测结果是否准确的最关键因素之一。理想的室内质量控制方法，涉及复杂的计算及统计学专业知识，LIS 的软件算法、程序相关功能设计等极为重要。室内质控方法中，传统方法是通过检测质控品进行质量控制，是对检测系统的精密度及稳定性进行评价的重要手段，但存在一定的局限性。质控品通常在预定时间进行测试，源于试剂、校准品、检测系统、人员、环境、水质等的质量误差只能在下次的质控品测量中出现失控报警方可发现。基于患者数据的实时质量控制（patient based real time quality control，PBRTQC）是一种使用患者临床标本检测结果以实时、连续监测检测过程分析性能的质量控制方法，与传统的质控品质量控制方法相比具有较多优势，是基于患者风险的质控策略及质控品室内质量控制方法的有效补充方法。

3. 信息的检索和传递　无论是存入档案库还是存入计算机存储器的信息、资料，为了方便查找，在入库前都要拟定一套快速有效的查找方法和手段，做好编目分类工作。理想的检索系统可以使报表、文件、资料、人事和技术档案既保存完好，又查找方便。信息的传递是指信息借助于一定的载体（如纸张、计算机存储器、网络等）在管理工作的各部门之间的传递。通过传递，形成各种信息流。畅通的信息流，将利用报表、图表、文字、记录、电讯、各种收发、会议及计算机等传递手段，不断地将管理信息输送到应用者或管理者手中。

4. 信息的使用　信息管理的目的是更好地使用信息。处理好的信息，要按照需要和要求编排成各类报表和文件，以供管理工作使用。信息的使用效率和使用质量随着计算机的普及而提高。存储于计算机数据库中的数据，已成为信息资源，可为各个部门所共享。因此，利用计算机做好信息的加工储存工作，是更好地使用信息的前提。

知识拓展 4-4　　　　检验结果的自动选择和报告——自动审核

自动审核（autoverification）是指在遵循操作规程的前提下，计算机系统按照临床实验室设置的已通过验证的规则、标准和逻辑，自动对检测结果进行审核并发布检验报告使之成为医疗记录的行为。建立完善的、具备人工智能功能的自动审核系统不仅可以减少人工审核环节的工作量，缩短标本周转时间（TAT），还可以将报告审核工作做到规范化、标准化，提高实验室信息化、智能化管理水平。国家卫生健康委员会于 2018 年 8 月颁布了《临床实验室定量检验结果的自动审核》卫生行业标准试运行版，对自动审核的规则设计、管理及算法验证方面提出了具体要求，同时强调数据的完整性、算法及软件的及时更新，并要求对自动审核结果定期进行再验证，为实验室自动审核系统的建立和应用提供了理论和实践依据。

5. 临床实验室信息在"医疗事故处理"中的举证 《医疗事故处理条例》规定实行举证倒置，检验报告作为"医疗纠纷"的证据资料，日益受到医患双方的重视。因此，临床实验室必须做好检验数据的记录、报告、保存和查询工作，加强质控管理，做好临床实验室的自我保护工作，为今后可能出现的举证工作做好准备。检验报告是临床实验室的最终"产品"，而检验报告所关联的标本采集、室内质控、室间质评、仪器维护保养、试剂使用等信息均是举证的证据，临床实验室应注意完整地保留各项记录。

| **知识拓展 4-5** | **临床实验室 LIS 与 CNAS-CL02：2023 中信息系统管理要求** |

《医学实验室质量和能力认可准则》（CNAS-CL02：2023）过程要求（7.6 数据控制和信息管理）规定了信息系统相关管理要求，将计算机化和非计算机化系统中的数据和信息管理都涵盖在内。对 LIS 的要求在不断地增加，已经从最基本的保证信息完整性的要求上升到了对信息安全、风险和保密性等的要求。文件还规定了信息管理的职责和权限，信息系统收集、处理、记录、报告、储存、检索检验数据和信息的要求，及对宕机预案和异地管理的要求。

四、实验室信息系统在试剂、耗材管理中的作用

对实验室试剂管理，目前许多医院仍然靠人工方式，每年都要投入大量的人力物力。现在很多 LIS 都实现了试剂耗材管理功能，可以进行入库登记、出库登记、报损、停用、在用试剂等统计（图 4-2）。实验者或管理者根据需要，只要在键盘上输入功能代号即可检索到所需信息。例如，生化技师要了解生化室试剂的配备情况，以往为查询一支试剂翻箱倒柜，花费很长的时间，有了试剂管理模块，只要进行相关检索，可立即按输入典型数据的统一格式形式在屏幕上显示出或打印出结果，便可随时阅览生化室范围内使用的全部试剂或某一试剂情况。管理者可通过它及时了

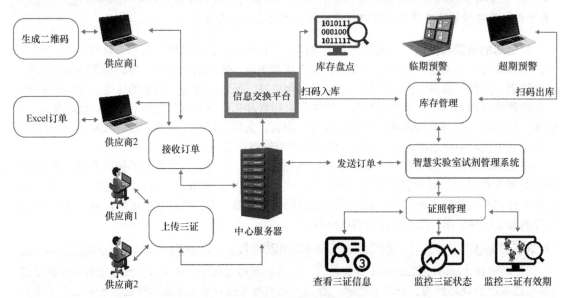

图 4-2 试剂耗材管理模块架构

解试剂库存量、单位时间消耗量等。计算机可根据本实验室以往试剂消耗量自动地推算出今后每一段时间的补充量，以免盲目补充而积压浪费，或出现不能及时准确预测今后补充量而未能及时补充试剂影响工作的现象。目前许多医院实验室实行了成本经济核算，管理者可从此项功能中及时地了解任何一段时间的资金消耗情况，以便及时调整、计划经济。

充分利用 LIS 的试剂耗材管理功能，能发挥现代技术的优势，以机代人，使管理混乱现象得以解决。不仅使实验室试剂管理有条有理、省时省力，而且有利于节约开支，提高检验质量。

五、实验室信息系统在文档管理中的作用

文件是医学实验室质量管理体系的基础，规范的文档管理是体系文件传达、执行、持续改进、保证结果可溯源性的关键。规范的文档管理是质量管理体系有效运行的保障，所以实验室文档的信息化管理，是非常有必要的。文档管理系统可使员工在线完成修订、审批、浏览文件，且可实时形成记录，实现质量管理体系文件的信息化管理。在实现文件的电子化管理过程中应选择合适的信息技术，全方位实现文件的有效控制。可以由更为严格的管理流程来确保每一份文件的有效性、唯一性、溯源性和真实性，有更加便捷的使用方式来方便员工查阅所需文件。文件控制记录可自动形成，保证内部文件的修改内容、修改人、修改日期及审批过程可追溯。系统同步上线手机端与计算机端，方便员工随时随地在线使用（图 4-3）。

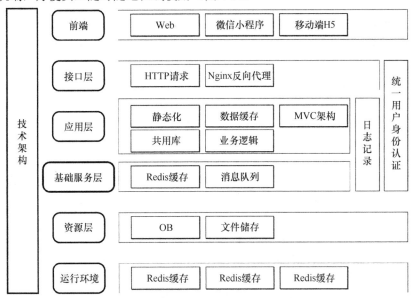

图 4-3　电子化文档管理系统技术架构

HTTP. 超文本传输协议（hypertext transfer protocol）；Nginx. 引擎 x（engine x）；MVC. 模型-视图-控制器模式（model-view-controller）；

Redis. 远程字典服务（remote dictionary server）；OB. 开放数据库（open database）

六、实验室信息系统在行政管理、卫生经济管理中的作用

LIS 给临床实验室管理带来全面、深远、革命性的影响，给临床实验室管理的方法、组织、决策都带来全新的概念。

1. LIS 相当于给临床实验室配备了大脑和神经　LIS 的运用，使管理者可以实时掌握不断变化的信息，沟通各环节、各阶段；参与临床实验室各项管理工作，防止人为因素的干扰；更重要的是管理信息系统通过对大量数据的处理，可产生各级管理所需要决策的信息，让决策建立在可靠的数据基础上，减少了决策的失误。同时，它也提供了必要的科学决策及预测的手段。

知识拓展4-6 人工智能

人工智能（artificial intelligence，AI）是一门利用计算机模拟人类智能行为科学的统称，它涵盖了训练计算机使其能够完成自主学习、逻辑思维、逻辑分析、逻辑判断、智能决策等人类行为的范畴，其应用包括语音识别、智能分析、智能搜索、智能验证、深度学习等基础能力。自2013年德国政府在《德国2020高技术战略》中正式提出"工业4.0"（Industry4.0）概念起，人工智能及智能化成为引领第四代工业革命的主题和最大驱动力。工业4.0是以智能化技术为核心驱动力，与其密切相关联的关键词是"大数据、AI、云计算、互联网+"，着重在制造业等领域利用互联网、人工智能技术，将人与机器、机器与机器连接起来，实现智能化操作和智能化生产，其目的旨在提升制造业的智能化水平，工业4.0时代，网络化、信息化与智能化深度融合，传统制造业已经大跨步迈进了一个智能化的新时代。

2. LIS帮助管理者提高管理质量 它可使管理者变事后管理为事前管理，及时、全面、准确的信息一方面提高了实验室管理的质量，使临床实验室管理工作由被动变为主动；另一方面又提供了事前分析及预测的可能性，改变过去单纯从编制计划到调整计划的管理方式。传统方式因信息滞后、实验室实际工作的千变万化，迫使管理者忙于处理实际工作中不断出现的各类问题，采用LIS一方面可以以计划为中心，发生偏离及时调整；做到实时处理，工作变被动为主动；另一方面，即使发生问题，借助于计算机的帮助，也可做出迅速的反应，能得到及时准确的处理。

3. LIS可帮助管理者极大地提高管理效率 它可使管理者从事务性工作中脱身，不必再花很多的精力去收集数据、处理数据、编制报表，可花更多的精力去考虑如何提高临床实验室管理工作的科学含量，提高决策水平，更多地完成创造性的工作。

4. LIS使临床实验数据规范化、标准化 它能使数据收集更及时、更完整、更准确、更统一。可事先规定数据收集的时间，以保证数据的时效性；可事先规定数据提供的数量、规格，以保证数据的标准化；可事先设定数据提供的范围，以保证数据能及时准确供给需要的部门；可事先规定数据存储要求，以保证临床工作资料的完整、系统且不至于重复，还可为定量分析处理问题提供全面的资料。

5. LIS的运用建立了临床实验室与其他科室联系沟通的有效渠道 可以通过LIS与HIS的融合，了解患者信息、对急危重患者的检测结果进行及时通报、不合格标本网上回退、发布新技术新业务信息等；也可及时收集临床需求、倾听临床呼声。

6. LIS的运用可提高管理者的决策水平 LIS在数据库、知识库、模型库的支持下，可提供必要的决策支持。一方面，提供各级决策所需要的内部、外部信息；另一方面，提出处理问题所需要的专业知识及决策模型，提出可供选择的多个可行方案及各方案的优点、缺点，提出影响决策的约束条件及建议采用的最佳方案，帮助进行决策，避免决策中较多的人为因素，从而提高决策的科学水平。

利用数据库、计算机和网络技术，LIS与HIS互联，抓取实验室业务数据，就可以实时监控当日工作量、危急值、实验室内TAT等关键指标，极大地提高信息的共享性、时效性，使业务量统计出错概率降低，工作效率显著提高，为医院管理和决策层提供强有力的决策保障，为相关工作管理人员实施质量控制提供有效的工具，提升实验室精细化管理水平。

第三节　临床实验室信息系统的质量管理、维护与安全

随着技术的进步，LIS的设计不可能一步到位。所以，LIS的安全、不断更新与维护就显得尤为重要。

一、实验室信息系统的质量管理

LIS 的质量管理和系统安全是确保 LIS 正常运行的关键。

（一）实验室信息系统的质量问题

1. 软件质量问题　相对仪器硬件而言，软件的开发还比较落后。理论和实践都表明，目前的软件编程技术无法使软件产品达到"零缺陷"，而只能尽量减少缺陷，LIS 也不例外。

2. 数据质量问题　信息系统产生的故障有时是由错误地输入数据所造成的。不准确、过时、不完整的数据都可能发生错误，使人误以为是软件质量问题。有时数据不准确造成的损失会很大。

（二）保证信息系统质量的措施

1. 保证信息系统软件质量的措施　要使用优良的软件开发方法，这是获得高质量软件的首要条件。另外，在信息系统的软件开发过程中，要有一个开发方与临床实验室共同认可的度量质量的标准，标准可由一些度量加以定量化。最后，在软件投入运行前，要进行软件测试，尽可能发现那些实际运行过程当中会发生的软件缺陷，以免造成严重后果，并因修改错误而付出高昂代价。

2. 保证信息系统数据质量的措施

（1）应用 DBMS：DBMS 把数据和数据处理程序分开存放，实现了数据的集中存放、集中管理的目的，可以自动检测输入的数据类型，不满足类型的数据会得到系统提示，并拒绝接收，从而更容易发现输入的错误，确保数据准确。

（2）建立数据质量审查制度：定期审查新近输入的数据、尽早发现有问题的数据，对于提高数据质量非常重要。数据审查有多种手段，如通过访问客户了解他们对问题数据的敏感程度、由人工检查数据或数据标本、由审查软件自动检查数据标本等。保证数据的质量对于利用数据进行辅助决策的信息系统是非常重要的。

二、实验室信息系统的安全管理

不论对一线操作者还是科室管理层，信息系统的作用越来越重要：首先，实验室建立计算机网络和临床数据库，并通过与 HIS 联网甚至与互联网互通，必然导致数据库的存储量和数据访问量急剧增加。访问量的增加将对记录中个人隐私数据构成威胁，对存放敏感的实验室数据的信息系统尤其如此。其次，一旦出现系统瘫痪，将会给临床工作造成重大影响；而数据和软件的出错可能带来数据丢失和损坏的风险。另外，LIS 与 HIS 的无缝连接大大拓展了 LIS 的应用范围，越来越多的实验室和临床科室均需依赖 LIS 的可靠运行。因此，必须采取保护措施防止数据被非法访问、减少服务中断。

（一）实验室信息系统的安全隐患

1. 机密性的隐患　入侵系统的最常见方法是非法获取（通过复制口令或不断尝试各种口令直到正确为止）其他授权用户的口令（即允许该用户访问系统的密码）。此外，有授权用户试图非法超越其权限，也可能通过将终端或计算机连接到其他计算机上的方法侦听数据通信线路等。非法发送还可能发生于操作失误或权限管理上的疏忽。自动化信息系统使用的增多，相应增加了数据传输失控的危险。

2. 数据完整性隐患　数据完整性的隐患是数据内部可能存在不一致性或内容被破坏，这可能是有意或无意所造成的。数据不一致的起因很多，如软件错误、设备故障或操作失误。

3. 数据的可利用性隐患　信息系统功能的可利用性可能受到设备或网络设施故障的威胁，而软件功能的可利用性则可能受到系统误操作或环境配置不足的威胁。实验室数据的可利用性可能涉及设备、软件和操作过程，它们之间必须相互配合，保持均衡。但百分之百的保护是不可能的，可以通过努力减少风险或控制可能因误用或滥用而造成的损坏。

（二）数据安全的政策

每个使用信息系统的实验室都应建立有关数据安全的政策，并制订出"为人们所能接受的"（因为百分之百的数据安全是不可能的）的规章制度。必须意识到，这种规章制度的执行不会是自动的，它需要强有力的意志和决策过程。这一过程可分为如下步骤或要素。

1. 提高实验室管理层的认识 必须使管理层认识到数据安全的重要性。管理层认识的提高可通过自上而下的方法实现，如通过行政措施。当然，管理层也可能自觉认识到数据安全的重要性。

2. 提高实验室员工的认识 提高实验室员工对数据保护重要性的认识也是一个重要方面。为此有必要进行教育，提高员工对各种现存风险的认识，增强对相关措施的接受性，强化这些措施的实施效果。这些努力应持之以恒，因为一方面有新成员不断加入；另一方面长期处理数据的人对数据安全的重视也可能会随着时间而日趋淡漠。

3. 制订数据安全规则 将安全的目标明确写进数据保护规则是非常重要的一步。目标制订通常取决于所应用的信息系统的类型和具体的机构，对于一个 LIS 而言，数据可访问性合理要求应该是一天 24 h、一周 7 天中，至少 99.7% 的时间该系统的数据可被访问。

4. 保护数据机密性 必须规定用户访问权限以保护数据的机密性。访问权限的制订应结合现行法规、公众意见、机构内部的政策、行业协会的意见等，也应结合访问者的实验室职位、数据类型、数据的提供者和数据的使用期限等，还应包括限制用户对数据所进行的操作类型，如读、写、编辑或删除。

5. 隐私保护规定 应当以规章制度的形式建立隐私保护规定，但各实验室的隐私规定往往各不相同，因此，最好建立一个规定模型以避免各机构隐私规定各不相同，从而更好地保护患者隐私。

（三）实验室信息系统的安全防护措施

一般来说，可以从两个方面采取措施改善数据保护：一方面尽量减少意外或错误发生的可能性（如防火设施、计算机机房的出入制度或口令的使用）；另一方面应减少错误发生时的损坏程度（如数据文件备份、备用设备及健全和演习灾难处理程序）。

1. 系统安全 为保护 LIS 的安全，应该做到以下几点。

（1）LIS 所使用的软件必须具有合法授权使用证书，不应使用非法盗版软件，从而保证系统的安全性和稳定性。

（2）软件的系统化设计。应预先考虑软件测试功能，同时具有关于数据的正确性和一致性的测试功能，既要进行动态测试，也要进行静态测试，采用经周密测试的 DBMS 以改善数据安全性。

（3）建立一套完整的计算机程序使用手册，它可以是电子版本，供所有经授权的使用者使用。由实验室主任或经授权的人员对实验室的计算机程序手册进行复核批准。

（4）制订火灾或硬件/软件出现故障时，保护数据和（或）计算机设备所采取措施的应急方案。

（5）对计算机程序进行充分保护，以防止无关的或未授权的用户进行修改或破坏。

（6）对计算机系统的使用者进行足够的培训，并对相应使用人员进行严格的授权，明确授权哪些人可以接触患者资料，哪些人可以输入患者结果、更改结果、更改账单或改变计算机程序。采取一些预防措施避免用户使用简短的口令，并要求其定期更换口令。

2. 网络安全 实验室的工作时间长，数据量大，更改频繁，一旦网络瘫痪，会给医务人员和患者带来许多麻烦，网络可靠性是网络正常运行的重要保证。其可靠性可采用以下方法来保障。

（1）为重要设备（如系统服务器、路由器等）提供 UPS 电源，保障系统安全用电。

（2）在互联网络的骨干中增加冗余链路，使骨干形成网状结构，以增加主干网的抗毁性。

（3）设立路由器以增加网络的安全性。通过对工作站和网上文件进行用户验证、访问授权、访问时间限制、站点限制、路由过滤等增加网络安全性。

（4）LIS 使用人员登录入网时，严格按照本人的登录号及操作权限工作，各工作站不准使用外来的软盘、U 盘，网络设备和工作站应安装病毒防火墙，网络控制中心定期用杀毒软件进行检测。

（5）重视网络布线。网络布线对网络运行速度和网络正常运行意义重大，且布线是永久性工程，一旦完成，很难进行改动；若重新布线则会造成极大浪费。因此布线必须有预见性，必须请有经验与技术实力的网络公司来设计和实施，不能在此处节省投资。另外，实验室布局变化性较大，布线时要做好登记，建立详细档案，以利于后期维护和管理。

3. 数据安全　LIS 中存储了大量的患者和管理数据信息，这些数据大部分自动接收自实验室自动化检测设备，一部分由人工录入。故应定期检查系统、回顾历史资料，以便及时发现问题。主要措施包括如下。

（1）网络配置数据有完整记录，网络参数、系统配置调整符合网络整体管理要求，重要的调整应有批准程序。

（2）各种数据字典、系统代码有完整的记录，符合规程，对字典、代码的维护更新必须按照上级有关规定进行，属于自我维护的应由专人负责；临时数据字典、代码要建立文档并有详细的说明。

（3）定期将报告中的患者数据与原始数据相比较，保证数据传输的完整性，并检查在数据传输、存储、处理过程中出现的错误。无效数据应及时清除。

（4）实验室主管应对实验室报告的内容和格式进行审核、批准，以便符合临床需要并与医务人员进行有效的沟通。

（5）手工或自动输入 LIS 的数据必须保证准确可靠，并通过相应的审核程序；在由计算机发出报告之前，应该按照某项检验预先确定的数值范围对所有输入的结果进行检查，以发现不合理或不可能的结果。

（6）建立监管机制，使实验室可以识别接触或修改患者数据、控制文件或计算机程序的人员。对某些事务（如在文件中输入或更改数据）进行登记并与日志中的记载进行比较。如果经过 LIS 可以接触到其他计算机系统的数据，应制订相应的计算机安全措施，防止未经授权的人员通过 LIS 接触这些数据，LIS 不应危害其他系统内数据的安全。

（7）为防自然损坏应安装备份服务器（条件许可，最好安装服务器的异地备份），并做好主服务器向备份服务器每日数据的备份和恢复。定期采用其他存储媒介（如磁带、磁盘、光盘等）对历史数据进行备份并应异地长期保存，以便进行数据挖掘。存储媒介应正确标识、妥善保存并避免损坏或被没有授权者使用。

（8）对计算机报警系统进行监督，并定期测试，以确保正常运行。

三、实验室信息系统的更新与维护

在 LIS 的使用过程中，最常碰到的问题是系统不能百分之百按用户的期望运行。一方面是设计阶段的问题所致；另一方面是随着临床工作的开展，不断产生新的系统需求。发展到一定阶段，LIS 功能的不健全必定影响实验室工作，因此，需要对 LIS 进行更新和维护，LIS 维护甚至比开发更为重要。

1. 定期进行数据库系统的维护与管理，减少冗余数据，才能提高系统的服务能力，才能使 LIS 长期、安全、稳定地运转，发挥其应有的作用。

2. LIS 的更新应先做好使用人员和工程人员之间的沟通工作。系统整体设计不能过于抽象，要方便用户理解；用户要详细研究整体和细节的设计，了解设计的结果，要及早发现方案中的问题和缺点。

3. 结合实际需求，确定适当的目标。LIS 项目建设是一个长期的过程，切忌贪大求全，追求"一步到位"，实际上永远都不存在"完全解决方案"。比较好的方法是"整体规划，分步实施"，强调整体规划是为了 LIS 与 HIS 的整合及与互联网等的互通，以及满足不断增长的用户需求；强调分步实施是为了减少投资，解决实际的问题并减少风险。

4. 新增加的扩展功能只能对原数据库结构进行扩展，不得改变数据库原结构，基础数据的完整性必须得到有效保证。对原数据库结构进行提取处理并扩展系统功能，要符合数据管理、系统管理、操作管理等规程要求。

5. 应用功能的扩展最好使用和原系统同样的开发平台，进行"嵌入式"开发融合，以保证系统的整体性能不受应用扩展的影响。

6. 新增加的功能模块，在系统管理具体要求上应符合管理规范；在应用之前，应经过必要的系统测试并形成完整的测试报告和用户使用报告；要提供系统需求、代码编写、系统维护和进一步开发、应用所需要的资料文档。

7. 应对停机维护的时间进行合理安排以尽量减少对患者医疗护理服务的影响，通常选在周末或晚上临床工作的低谷时段。所有非程序性停机、故障原因和所采取的纠正措施都应记入维护记录并长期保留，以备操作人员追踪在计算机系统进行的任何工作。

四、实验室信息系统的应急预案

当各种原因导致检验科整体或局部信息系统不能运行，各终端完全不能访问数据库，或不能处理任何医疗工作等故障时，要能保证临床检验工作有序进行，确保患者医疗安全，将因网络系统故障对医护的影响降至最低。

1. LIS 故障风险评估

（1）根据 LIS 故障发生的原因和对业务的影响，信息系统故障的高风险情形主要分为两种情况：① HIS 与 LIS 连接中断；② LIS 崩溃或 HIS 崩溃。

（2）信息系统的故障原因：①终端与服务器之间交换机故障或停电；②施工导致网络通路故障；③系统本身硬件损坏；④遭遇停电、火灾、地震、雷击、被盗等灾害。

（3）信息系统故障造成的影响：检验信息双向传输中断，患者信息及项目无法获取，自动检测不能进行，检验报告不能网上发出。在 LIS 或 HIS 崩溃时，可严重影响临床检验工作，自动化检测无法进行。

2. LIS 故障的处理流程

（1）LIS 一般故障的处理：科室专业技术人员发现 LIS 故障后，在第一时间向科室 LIS 管理员汇报，科室 LIS 管理员须在最短时间内赶至现场，立即进行信息系统故障排查，若故障为低风险情形的一般故障，按照以下方案进行处理：①如果由于路由器与光纤传送障碍导致客户端不能正常访问，应立即通知信息科值班人员，由其查找故障节点并采取排除措施；②如果是由于客户端使用不熟练或超负荷使用导致系统运行不稳或速度缓慢，应由管理员指导用户终止或退出相应的运行程序，重启客户端后按正常程序使用；③如果故障不能在 15 min 内排除时，立即向科主任汇报，由其决定后续处理措施。

（2）LIS 严重故障的处理：科室 LIS 管理员迅速排查原因后如果发现信息系统出现了高风险情形下的严重故障，立即报告科室主任。若故障在 1 h 内不能排除，科主任下达启动应急方案的命令并通知科室应急处理小组人员。同时迅速通知医务处医疗值班员，由其通知各临床科室。①检验科预先制订"应急检验申请单"电子文档并通过医务处审批，交信息科分发至各医师工作站；同时，检验科将预先制作的"检验科应急报告单"电子文档分发至各 LIS 工作站。②信息系统高风险故障的应急处理。应急小组成员评估各专业组的业务影响情况，各自加派人员维持检验低效运转，为临床提供急诊检验服务。各医师工作站的检验申请转入手工模式，医师打开"应急检验申请单"电子文档，填写患者相关信息后勾选所需的急诊检验项目，打印出纸质申请单。门诊申请交给患者作为计费、采样、送检依据；住院患者交给护士进行采样、送检。检验人员接收标本后，手工将申请项目输入相应的分析仪进行检测。对急需发出的门诊和急诊报告，可以将结果数据填入"检验科应急报告单"电子模板或以电话发出临时报告。待系统恢复正常后，再发出正式电子报告。住院患者一般检验暂停。③各专业组在故障期间应仔细留取、整理"应急检验申请单"底联，确保标本及其结果信息正确。工作人员应及时向患者说明信息系统的故障情况，做好患者的解释工作。与信息科、医务处、护理部等相关科室保持沟通，做好协调工作。④遭遇停电、火灾、地震、雷击、被盗等灾害时，优先抢救数据，主服务器机房无法进入的情况下，远程拷贝数据；主服务器机房数据无法抢救时，及时抢救异地备份的数据。

3. 信息系统恢复后的处理措施

（1）每日进行患者资料及检验结果备份；建立服务器异机备份，加强主、备份服务器环境、设施管理，确保系统安全。

（2）LIS 管理员协助恢复仪器接口通信，确定检验科 LIS 与 HIS 正常对接，确保整个系统正常运行。

（3）各专业组恢复计算机操作，按原来正常检验流程进行标本检测。

（4）各专业组需将临时报告的化验单及之前记录的相关信息补录入 LIS 中，并进行核对，对有问题的标本或信息进行处理。

（5）各专业组在网络恢复后根据检查单底联登记，通过手工计价补录患者费用；对科室有出院倾向的患者，应及时与出院处沟通费用情况。

（6）信息系统故障报告人和处理工作人员填写"实验室信息故障记录表"。

（7）协助医院其他科室补录其他系统的电子资料。

（8）检验科应急处理小组总结经验教训，制订整改措施。

检验科的自动化、系统化极大地促进了越来越多的全自动检验仪器进入信息管理网络，形成现代化的临床医学检验的新局面，大大提高了整个检验科的效率，缩短了检测时间，降低了检验人员被感染的风险，减轻了人员的劳动强度，提高了实验的精密度，减小了实验误差，也有利于临床检验标准化的实现。

本 章 小 结

检验科的自动化、系统化极大地促进了越来越多的全自动检验仪器进入信息管理网络，形成现代化的临床医学检验的新局面，大大提高了整个检验科的效率，缩短了检测时间，降低了检验人员被感染的风险，减轻了人员的劳动强度，提高了实验的精密度，减小了实验误差，也有利于临床检验标准化的实现。

LIS 的设计还要使实验室管理符合国家的相关法规，要符合国家或国际上的实验室认可标准。LIS 的主要功能包括以下几个方面：LIS 在实验室标本监控中的作用；LIS 与自动化仪器的双向通信；LIS 在实验室数据管理、实际耗材管理、行政管理、卫生经济管理中发挥着重要作用；利用条形码来代替实验室内涉及手工操作的许多繁杂的标本处理步骤。结果和信息是医学实验室的产品。计算机系统可被各种方式损坏或破坏，因而，制订制度以保证 LIS 安全以及不断更新与维护就显得尤为重要。

总之，一套功能完善的而且与 HIS 高度集成的 LIS，是协调、组织、监控、管理实验室自动化的不可替代的主要角色。

（亓　涛　林海标）

第五章 仪器与试剂耗材的质量管理

随着各种高新技术的大量应用，临床检验仪器设备正朝着灵敏度高、所需标本量少、检测速度快、操作简便等方向发展。因此，如何规范仪器设备等的购置、维护、保养、检定、校准等过程，保证仪器设备、试剂及材料的正常使用，确保测量数据和检测结果具有良好的溯源性、准确性和可靠性，是检验人员必须面对的问题。

> **案例 5-1：实验室认可与仪器、试剂耗材管理**
>
> 由中国合格评定国家认可委员会（CNAS）委派，从事临床检验专业的 5 位评审专家赴某医院开展医学实验室认可评审工作。在第一天的现场走访中，评审专家在临床血液室查见 1 台全自动血细胞分析仪无仪器标识卡，现场询问工作人员得知：该仪器故障 1 周未使用。经现场评审专家仔细核查，最终认定该仪器为不符合项。
>
> **问题：**
>
> 1. 如何进行临床实验室仪器设备的维护和质量管理？如何进行化学试剂、生物试剂、耗材的质量管理？
>
> 2. 举例说明临床实验室外部服务和供应管理相关流程，自配试剂、实验室用水的管理。
>
> 3. 简述临床实验室仪器设备、试剂的论证、采购，以及临床实验室材料的质量管理。

第一节 临床实验室外部服务和供应管理

临床实验室外部服务和供应品是指包括医院外部提供给临床实验室的全部服务和物资（量具、容器、商品化试剂、化学试剂等），以及医院内部其他科室为临床实验室提供的服务和供应品等。为保证获得符合要求的外部服务和供应品，实验室应对所有影响检验工作质量的服务和材料的采购进行控制，规范外部服务和供应商的选择及评价，确保所购买的仪器设备、试剂和消耗材料符合有关检测方法的要求，以保证检验工作顺畅、检测结果可靠。

一、制订内部管理文件

对于临床实验室的外部服务和供应品的选择与使用，实验室负责人应建立质量手册及程序文件，记录归档。质量手册是指宗旨、方向，如保证所使用外部服务和供应品的质量等；程序文件是指行动方案，如采用何种形式选择、评价、验证、监控、再评价外部服务和供应品等。

实验室所购买的各项材料应符合实验室质量的要求。对采用外部服务和供应品的全过程所采取的措施，包括选择、评价、验证、监控、再评价等形成记录并保存。例如，在采购大型设备时，其招标过程应按国家规定在一定时期内保存记录。对于一般消耗品，临床实验室需制订检查、接收、拒收和存放的标准操作规程。

二、性能验证

验证供应品的质量，可通过检验质控标本并验证结果的可接受性来做出决定。这里指的"可接受性"，可依据权威部门的数据和本实验室的具体情况而定。验证过程中还可利用供应商对其质量管理体系的符合性声明（如供应商通过的质量认证情况和其提供的质量标准）作为依据。

三、建立供货清单控制系统

它是对外部服务和供应的质量记录，该记录应在一定的时间内保存。记录的内容至少应包括全部相关试剂、质控材料的批号、接收日期、投入使用日期、开封后的有效期和开封人等信息。实验室管理评审要对所有质量记录进行评审。

四、评价和选择

1. 评价　应包括三个方面：①供应单位情况，包括资质、信誉、质量状况等；②临床实验室供应品的质量，包括检验过程中所需的检验仪器、辅助设备、标准物质、化学试剂、玻璃仪器及其他消耗材料等；③服务情况，包括计量器具的检定/校准，人员的培训，环境设施的改造，仪器设备的搬运、安装、维修、保养和售后服务等。对外部服务和供应的评价需有记录并保存；对核准的可采用的供方及其服务、产品清单等需形成记录并保存。

2. 选择　对于已招标的供应品，可直接从医院的合格供应商目录中选择。对长期使用的供应品应定期进行质量或性能评价，以保证所选择的供应品持续满足检测质量的要求，或作为更换供应品和（或）供应商的依据。新的供应品选择原则：①从同行或专家、国内外权威机构或书籍推荐的产品和供应商中选择。②确保供应商资格符合相关法律法规要求。③新的供应品在首次用于临床标本检测之前，应有适当的性能验证（如通过质控样品结果可接受性等证实），其性能验证指标包括精密度、准确度、线性范围、最大稀释倍数、参考区间范围等。供应商提供的符合质量体系的文件也可用作证据之一。④当有多种外部服务和供应品（质控品、试剂等）满足以上性能验证要求时，医学实验室可根据其市场占有率、成本、服务等指标综合考虑。

第二节　临床实验室仪器设备的质量管理

实验室设备指各类检测仪器及配套的各种设施，如全自动生化分析仪及其配套所需的离心机和制水机等。临床实验室的设备管理对于实验室正常运转及检验质量的提高至关重要。

一、相关概念

1. 校准　是指在规定条件下给测量仪器的特性赋值并确定示值误差，将测量仪器所指示或代表的量值，按照比较链或校准链，溯源到测量标准所复现的量值上而进行的操作。简单地说，校准是把被测仪器或测量系统与已知参考标准进行比较的过程，并报告比较的结果。

2. 检定　是指查明和确认计量器具是否符合法定要求的程序，它包括检查、加标记和（或）出具检定证书。检定通常是进行量值传递、保证量值准确一致的重要措施。校准是在规定条件下，为确定测量仪器（或测量系统）所指示的量值，或实物量具（或参考物质）所代表的量值，与对应的由标准所复现的量值之间关系的一组操作。

检定属于法制计量范畴，除与校准一样的比较过程外，检定还要对照技术规范——通常是计量器具厂家给定的技术指标，给出合格与否的结论。校准与检定的对象都是测量仪器、测量系统或计量器具。

3. 内部校准　是指在实验室或其所在组织内部实施的、使用自有的设施和测量标准，校准结果仅用于内部需要，为获得实验室认可的检测活动相关的测量设备的量值溯源而实施的校准。

4. 自校准　一般是利用测量设备自带的校准程序或功能（比如智能仪器的开机自校准程序）或设备厂商提供的没有溯源证书的标准样品进行的校准活动。通常情况下，其不是有效的量值溯源活动，但特殊领域除外。

5. 校准期间核查　是指设备在使用过程中或在相邻两次校准之间，按照规定程序验证其功能或计量特性能否持续满足方法要求或规定而进行的操作。

二、仪器设备的论证与购置

（一）仪器设备的论证

临床实验室的检测能力在一定程度上代表医院的整体水平。临床实验室仪器设备在购置前均需进行论证，主要涵盖医院建设规模、购置用途、临床价值、成本效益等，尽可能选用价格合理、用途广泛、效益明显、实用性强的设备。

（二）仪器设备的采购

我国现有的医疗卫生机构大部分属于公共事业单位，医疗设备和器材的购买需纳入《中华人民共和国招标投标法》规定的范围。主要由医院设备管理部门组织开展招投标工作。

（三）合同的签订及注意事项

1. 合同　系指供需双方签署的、按合同中阐明的条款，供需双方所达成的协议，包括附件、附录和构成合同的所有文件。合同在供需双方授权代表签字和加盖公章（或合同专用章）后即开始生效。如申请公证的合同需经公证机构公证后生效。

2. 注意事项

（1）签订合同时应明确进口或国产品牌。

（2）应避免模糊字眼，要用能确切表达购买方的意图的词汇，如对仪器性能的要求。合同中避免使用"相当""类似"等措辞。

（3）对保修的规定应具体化，临床实验室购买设备和器材应有保修条款，保修条款的内容应包括保修时间、保修范围、保修期满后的维修方式、出现故障的响应时间等。

（4）确认供货方供货能力，原则上优先选择信誉好、服务佳的供货方作为合作伙伴。

（5）明确规定违约责任，对不可抗力事故的解释应明确，如战争、洪水和地震等。

三、仪器设备维护和管理

（一）管理责任分工

1. 实验室主任　负责仪器设备申购、报废等的批准签署。

2. 技术负责人　即临床实验室设备管理负责人，负责指导和监督仪器设备管理员的工作，负责指定重要设备负责人和重要设备操作人员的合格准入。

3. 仪器管理员　负责设备使用、维护和校准状态的监督；协助设备负责人和使用人员的培训及能力监督；负责全科仪器档案的建立（包括项目配置表），与文档管理员共同进行仪器档案管理。

4. 实验室组长　负责本组设备的选择、验收、使用、维护、维修、校准等的全面管理，以及制订与实施本组仪器的维护、保养、维修和使用人员培训的程序。

5. 设备使用人　负责设备的日常维护和使用情况记录，当仪器故障时上报实验室组长。

（二）管理制度和档案资料

1. 实验室仪器管理制度

（1）各种检测仪器按医疗器械进行登记，实行专人保管，定期维护保养。

（2）小型精密仪器应设专柜存放，实行专人使用、保养、保管责任制。

（3）各种精密仪器设备，须经校准合格后方可使用，计量仪器应按所在市/地区技术监督局规定每年实行强制检定。

（4）新购仪器设备，检验人员须经系统培训、授权、考核后才能上岗。

（5）挥发性、腐蚀性化学危险品应单独存放、领取，且双人双锁管理。

（6）按规定办理仪器设备报销、报废手续。

2. 档案资料 仪器设备档案是确保各种仪器设备正常使用、维护及进行技术性能开发的重要材料。临床实验室应建立仪器设备资料库存放各种专业仪器的资料，健全档案，统一保管，实行岗位责任制；或建立仪器设备管理数据库，实现计算机网络信息化管理。仪器设备档案的管理应做到系统、完整和及时。

（三）仪器设备管理的主要环节

1. 仪器的验收 对新购进设备、维修后设备、大型维护后的设备、搬迁后的设备或长时间未使用的设备，在使用前必须确认其（主要包括安装、调试与验收）是否符合预期的使用要求，以保证设备的准确性、精密性、稳定性和安全性符合要求。

2. 设备的标识 仪器设备应建立唯一性标签标识卡，内容包括编号、名称、型号、责任人、校准/检定周期等。对处于正常、维修、停用、报废等状态的仪器应进行明确标识。计量器具应有定期校准/检定合格标识（图5-1）。

仪器状态标识卡		
		编号：JYK-SH-001
正常	名称	全自动免疫分析仪
	型号	C-6000
	仪器编号	SH-101
	启用日期	2020年3月
	校准周期	一年
	责任人	李**
	校准日期	2022年3月15日
	下次校准日期	2023年3月14日
	校准单位	***省计量科学研究院

图 5-1 仪器状态标识卡

3. 设备的校准

（1）设备在投入使用前应进行校准或核查，以确保其能够满足科室的规范性要求和相应的标准（溯源性和其他技术性能的要求）。

（2）停用后经过修复的设备再次使用前，应进行重新校准以确保其能正常工作。

（3）实验室应制订年度校准计划，并校准涵盖对结果有重要影响的仪器的关键参数或量值。

（4）对大型分析仪器（如生化分析仪、化学发光仪等），由各实验室组长配合仪器管理员联系仪器工程师，在进行校正和（或）校准前，对仪器进行全面的、系统的保养。由工程师出具仪器检修报告，以明确仪器运转良好。

（5）仪器校准完成出具的校准报告由实验室组长签字确认后，提交实验室主任或其委托签字人认可。

（6）使用校准品对检测仪器进行的校准（或称为定标），可由医学实验室与仪器工程师共同进行，或由一方单独执行。在校准后，应当出具校准报告或说明。

（7）设备按要求开展校准工作（可根据国家行业规定、厂家要求和实验室需要策划校准时间与要求），校准后得到的修正因子应有记录和备份，并保证校准因子得到正确的更新。

（8）仪器校准后的验证可采用的验证方法包括室内质控在控、室间质评获得良好的结果或室间比对合格、检测项目的CV%达到仪器要求的允许范围。

（9）在进行年度校正和（或）校准时，需出具一份完整的报告以表明仪器处于良好的性能状态。报告的内容包括仪器名称、仪器型号、仪器编号或序列号、工作环境状态（温度、湿度、电源是否符合要求）、系统保养、光路校正及机械检查的内容、校准品名称、厂家、批号、校准的项目、对校准曲线的评价、室内质控、精密度测定、附页（原始数据或其他材料）。

（10）校准合格的设备和检测仪器应当标明该仪器已校准的日期、下次校准的日期及校准人。

知识拓展 5-1	仪器设备校准的内容

1. 查阅仪器光路、加样、检测等系统的使用条件和制造商提供的使用说明。
2. 记录校准标准的计量学溯源性和设备的可溯源性校准。
3. 定期验证要求的测量准确度和测量系统功能。
4. 记录校准状态和再校准日期。
5. 当校准给出一组修正因子时，应确保之前的校准因子得到正确更新。

4. 设备的使用　制订设备标准操作规程（SOP），并组织操作人员培训、考核及授权。严格执行标准操作规程并做好使用记录。

5. 设备的检定　医学实验室使用的计量设备均应经过检定或校准合格。主要涵盖以下方面。

（1）医学实验室设备管理员收集需要检定的计量设备（如分析天平、温度计、加样器、移液管、分光光度计等），分类整理，报质量负责人审核，实验室主任审批。

（2）医院设备管理部门负责联系法定计量检定所来检或送检。

（3）对小型计量设备（如温度计、加样器、移液管等）送当地计量检测机构；对较大设备（如分析天平、冰箱等）一般由检测机构人员就地进行检定。

（4）医学实验室应制订程序，用计量检定所检定合格的计量设备（如温度计）来校准其他相应的计量设备。用来校准其他计量设备的校准设备的精确度不能低于被校准的计量设备。

6. 设备的维护　仪器维护（包括每日维护、每周维护、每月维护、每季度维护和必要时维护等）由专人负责，做到制度化和责任制，以确保仪器设备处于完好状态。①每日维护：指每天仪器外部的清洁、开机前的检测与管道冲洗、工作结束后的清洗、断开电源、清理废液等。②每周维护：包括对仪器管路的清洗、接触血样部件的擦洗、仪器机械部件运行情况的检查等。③每月维护：对机械部件的润滑、试剂残留物及灰尘清洗、通风滤网清洗等。④每季度维护：主要是对检测结果起关键作用部件的特殊维护，如血气分析仪电极膜更换等。⑤必要时维护：指仪器在任何时候出现检验结果不准确或不能运行时，有必要对某一部件进行保养。每台设备均需配备维护维修日志，将故障维修记录于其中，每个事件都需要按照发生的顺序识别和记录。

7. 仪器的转移与报废

（1）仪器的转移：一般来说，临床实验室的仪器设备不外借，也尽量少移动。若仪器需要在实验室内部进行位置转移或外借给其他单位时，一定要征得临床实验室负责人的同意，方可转移或外借使用。

（2）仪器的报废：对故障率高、维护费用高且技术落后的仪器可申请报废处理。报废处理由临床实验室申报到有关部门，由有关部门组织专家鉴定符合报废标准后方可报废。报废的仪器应经过消毒处理才能移出临床实验室，并做好报废及转移记录，包括仪器报废的审批文件、报废仪器的去向，报废后的处理方式、经手人姓名等记录。

第三节　临床实验室试剂的质量管理

当前，临床实验室所使用的大部分试剂均为商品化试剂盒，少数为自配试剂。通过建立严格规范的管理制度，确保所购买或配制的试剂符合国家相关法律法规要求，适应实验室对检测方法的要求，以保证临床检验工作有序开展、检测结果准确可靠。

一、试剂的采购

（一）申购计划

　　各临床实验室需根据盘点后的库存量、每月试剂用量等综合分析，提出次月申购计划。如实验室已安装试剂管理系统，则可以通过设置每种试剂的有效期及最小库存量警示功能，从而协助试剂的自动化管理。

（二）选购合法性原则

　　经销商需备有国家主管机构颁发的注册证、生产许可证及经营许可证等，并确保其在有效期内。

二、化学试剂的管理

　　溶液配制需要使用各种化学试剂，化学试剂的分类、性质、规格及使用是临床实验室工作人员应当掌握的基本知识。

（一）化学试剂的分类与品级

　　化学试剂品种繁多，目前没有统一的分类方法，一般按用途或品级分类。

　　1.按用途 分为一般试剂、基准试剂、分析用试剂、色谱试剂、生物试剂、指示剂及试纸条等。

　　2.按品级 主要根据化学试剂的纯净程度而定（表 5-1）。

表 5-1　化学试剂等级

名称（符号）	等级	标签颜色	试剂纯度	主要用途
优级纯（GR）	一级品	绿色	保证试剂，纯度高，杂质含量低	精密科研和配制标准液
分析纯（AR）	二级品	红色	纯度略低于优级纯，杂质含量略高	科研和临床定量与定性分析
化学纯（CP）	三级品	蓝色	质量略低于二级试剂，高于实验试剂	教学和一般化学分析定性分析
实验试剂（LR）	四级品	黄色	杂质含量较高，比工业品纯度高	一般定性试验

　　此外还有生物试剂和专用试剂（如光谱纯、闪烁纯、色谱纯等）。化学试剂中，指示剂标签不明确，只写"化学试剂"、"企业标准"或"生物染料"等。一些常用的有机试剂、掩蔽剂等级别不明确，可作为"化学纯"试剂使用，必要时可进行提纯。

（二）化学试剂的管理要点

　　化学试剂大多数具有一定的毒性及危险性，加强实验室化学试剂的管理，不仅是质量控制的需要，也是确保人员及实验室安全的一项重要工作。

　　1.环境 化学试剂的保存环境：保持空气流通、湿度为 40%～70%、避免阳光直射、温度控制在 28℃以下，照明应为防爆型。

　　2.容器 见光分解的试剂应装入棕色瓶内，碱类及盐类试剂不能装在磨口试剂瓶内，应使用胶塞或木塞。

　　3.存放 按固体、液体和气体分开存放，归类存放。特别是化学危险品应按其特性单独存放，实行双人双锁管理。

4. 安全 性质不同或灭火方法相抵触的化学试剂不能同室存放,化学试剂储存室内应有消防器材。

5. 保管 专人保管,建立严格的账目和管理制度。

(三)易制毒化学试剂管理

易制毒化学试剂是指可用于非法生产、制造或合成毒品的原料、试剂等化学物品,包括用以制造毒品的原料前体、试剂、溶剂及稀释剂、添加剂等。易制毒化学品分为三类:①可以用于制毒的主要原料,如胡椒醛、邻氨基苯甲酸、黄樟素等;②乙酸酐、乙醚、苯乙酸、哌啶、三氯甲烷;③盐酸、高锰酸钾、硫酸、甲苯、甲基乙基酮、丙酮等。

根据《易制毒化学品管理条例》《危险化学品安全管理条例》和实验室质量体系的要求,建立易制毒化学试剂管理制度,明确职责,对所涉试剂的购买、存放、使用等环节,采取多项措施,防患于未然,保障试剂的安全使用。

1. 实验室应指派专人管理易制毒试剂,并填写申购单,由实验室负责人复核确认、审核后方可购买。

2. 易制毒试剂购回后,管理员应注意核对实物与购买计划的一致性。

3. 管理员验收后,登记易制毒化学试剂领用记录,内容包括名称、批号、规格、毛重、购回日期、保管人等。

4. 易制毒试剂存放于专用库房或专柜内,实行双人双锁管理。

5. 易制毒试剂实行专账管理,每次开启和存放时,均至少有两人在场,称取、领用并完成登记,记录内容应包括品名、批号、取用日期、重量、使用量、剩余量、用途、取用人和复核人签字。

6. 过期报废的易制毒试剂或检验剩余的少量毒性试剂应按要求处理。例如,强酸试剂先用碱中和后,再用大量水稀释方可冲入下水道中;易溶于水且无毒的试剂用大量水稀释后再冲入下水道中;三氯甲烷应与稀的氢氧化钠或氢氧化钾反应生成甲酸钠或甲酸钾后方可处理。

7. 易制毒试剂的报废销毁处理由实验室负责人批准后,由管理员按批准方法销毁,并详细记录,记录至少保存 10 年。

(四)自配试剂的管理内容

1. 配制好的试剂瓶标签应写明:名称、浓度(效价、滴度)、配制日期和失效日期、储存条件、配制人姓名等。有毒试剂按使用量进行配制,如剩余少量试剂应送由专人、专柜保管。

2. 自配试剂使用前需进行性能验证,符合要求方能使用。性能验证报告应保存以备查阅。应及时检查自配试剂的剩余量,以免影响临床工作。

3. 废弃的试剂不能直接倒入下水道,特别是易挥发、有毒的化学试剂,应倒入专用的废液瓶内妥善处理。

4. 带有放射性的试剂应存放于专用安全场所,远离生活区。

三、生物试剂的管理

(一)生物试剂的特点

生物试剂是指与生命科学研究有关的生物材料或有机化合物,以及临床诊断、医学研究用的试剂。临床实验室常用的生物试剂主要有电泳试剂、生化试剂、免疫试剂、组织化学试剂、核酸提取及检测试剂等。

(二)试剂盒

商品化试剂盒可在临床实验室中使用,为实验室工作带来了极大的方便。选择符合实验室分析要求的试剂盒是保障检测结果质量的关键,应符合国家卫生健康委员会(原卫生部)颁布的《临床化学体外诊断试剂盒质量检验总则》的要求。

1. 主要性能指标

（1）准确度：通常以回收率、定值血清的靶值范围、对照试验及干扰试验的结果来分析判断。回收率越接近 100%，准确率越高，一般以 100%±5% 为合格。对于某些无法准确加入标准物的试剂盒，可用低、中、高浓度的定值血清替代，测得值符合定值血清的靶值范围（$\bar{x}\pm2s$）视为合格。

（2）精密度：试剂的瓶间差异、批内和批间差异三组测定值，通过求平均值、标准差，变异系数等计算精密度。

（3）线性范围：指该试剂盒按其说明使用时可准确测量的范围。试剂盒的测定线性范围是衡量试剂盒质量的重要指标。原则上应覆盖临床的参考区间和常见疾病的医学决定水平。

（4）灵敏度：在定量分析中，灵敏度一般指测定方法和检测仪器能检测出物质的最低量或最低浓度。试剂盒的质量与灵敏度密切相关，灵敏度达不到要求的试剂盒不宜使用。

（5）稳定性：是指试剂盒在规定条件下储存仍保持其性能指标的期限，该期限应符合规定的储存期。评价时必须保证储存条件并要求严防污染。

（6）均一性：试剂的均一性问题主要表现在三个方面即试剂盒在原料干粉生产过程中每一组分的均一性，分装过程中由于加样误差引起的均一性，以及使用过程中复溶水的加入误差造成瓶与瓶间同一组分浓度不尽一致引起的均一性问题。

2. 选购要求和注意事项

（1）选购试剂盒的要求：①所采用的试剂盒特异性、灵敏度、准确度、精密度均符合国家相关法律法规；②尽量选用储存期较长的试剂盒；③水溶性好、无腐蚀、无毒害、不爆炸、不易燃、不污染环境。

（2）选购试剂的注意事项：①仔细阅读试剂盒的说明书，对试剂盒选用方法有所了解。此外，对试剂盒的组成、方法性能指标加以分析，检查其实验参数是否与本单位自动分析仪的实验参数相符。②对试剂盒的包装、理学性能、方法学性能指标进行考察和检测，符合说明书规定及本室实验要求者方可选购。③根据本单位的日工作量、分析仪器试剂用量、试剂复溶后4℃稳定期等因素综合分析，选购具有合适包装、近期出厂的产品。④注意季节对试剂质量的影响。

（三）生物试剂的保存

大部分生物试剂需要冷藏保存，要严格按照试剂说明书的要求保存，保证其稳定性。例如，血液分析仪的试剂和尿液分析仪的试纸条一般均在室温（15～30℃）保存，切勿冷冻或冷藏。试剂不宜长时间存放，各专业组可按其用途分开放置，便于查找。生物试剂有效期长短不一，未开启的试剂有效期长，开启后有效期缩短。对虽在有效期内但已变质的试剂盒，应及时按实验室相关管理流程申请停用。

四、试剂管理的相关程序

规范实验室试剂管理是保证实验室开展日常工作，提高检验质量的基本要求。加强试剂管理是控制实验室运行成本的最有效途径。

（一）建立健全管理制度

建立"试剂供应控制程序""试剂管理程序""供应商评价程序"等程序文件，从文件层面规范试剂的管理；根据程序文件制订"试剂管理制度"和"试剂管理流程"。实验室试剂严格遵照上述文件和制度进行日常管理，使用各个环节均如实记录在案。临床实验室试剂应有专门的仓库和冷库，由专人负责。试剂和耗材应分开放置，由不同的管理人员负责保管，其购买、签收、入库、出库等应有严格的管理制度。

（二）试剂预算和购买

由临床实验室根据库存量、有效期、日消耗量等统一预算购买。采购任务由职能科室专人负责，实验室通常不能擅自与生产厂家或经销商联系购买。

（三）建立健全明细账目

明细账目应分门别类造册进行统一管理。明细账目包括试剂或材料的名称、种类、库存量、生产厂家、有效期、放置位置、保存方式、入库量、入库时间、出库量和时间、经手人等。

（四）入库登记

试剂购买或领取后，由保管员签收、保存、登记。

（五）试剂领用

领用试剂时，须经实验室主任或委托专人签字同意后，由保管人员核定发出，并做好登记。登记的内容包括领用物品名称、数量、领用人和领用日期等。

（六）月报表

每月月底保管人员应彻底清查试剂的库存量、本月消耗情况、即将失效的试剂、急需购入或补充的试剂并呈报给临床实验室主管领导。

（七）计算机软件管理

当前，临床实验室广泛使用 LIS 的试剂管理模块或其他检验试剂管理系统软件进行试剂管理。所需信息检索查询快捷，包括入库时间、入库单号、品名、数量、规格型号、产品序列号、单价、发票号、生产厂家、供货方、生产批号、失效日期等查询管理，且具有库存自动预警功能，包括试剂效期警告和库存量极限警告，并且记录库存盘点时间，动态了解试剂使用情况，避免订购过量或不足，方便管理人员直观准确地掌握试剂的使用情况。

第四节　临床实验室材料的质量管理

临床实验室常用的材料品种繁多，主要有玻璃器材和一次性塑料制品。材料的管理影响检验质量、成本消耗，还直接关系到生物安全防范，是临床实验室管理的重要内容之一。

一、实验室消耗品的种类与用途

（一）玻璃器材

1. 分类　常用玻璃器材分为容器类和量器类。容器类玻璃器材为常温或加热条件下物质的反应容器和储存容器，包括试管、烧杯、锥形瓶、滴瓶、漏斗等。量器类玻璃器材用于计量溶液体积，包括量筒、移液管、吸量管、容量瓶、滴定管等。

2. 清洗　玻璃器材的清洗分为一般清洗和特殊清洗。

3. 存储　应有专门的仓储场所，玻璃试管按不同规格放置，同一规格的试管按一定的数量用纸包好后再放置。吸管应每根用纸包好，特别要注意管尖的保护。量杯、量筒应设置专门的放置架，烧杯、试剂瓶、平皿、容量瓶等玻璃器材放置时，箱内要有柔软物质把玻璃器材彼此隔开，如牛皮纸、海绵等，或把上述玻璃器材放入专用橱柜。

（二）一次性塑料制品

临床实验室使用的一次性塑料制品主要有真空采血管、一次性注射器、一次性塑料试管、离心管、标本杯、培养皿、吸样头等。

1. 一次性注射器　一般由聚丙烯塑料制成，经环氧乙烷或 γ 射线消毒灭菌，无毒、无菌、无热原。临床实验室主要用来抽取血液标本，常用规格有 2 ml、5 ml 和 10 ml 等。

2. 真空采血管　真空采血系统在我国临床实验室广泛应用，其中真空采血管有关质量管理见本书第十章"检验前质量管理"第三节相关内容。

3. 一次性塑料试管　大多由聚丙乙烯塑料制成，临床实验室常用来盛装血液标本，也可以用作某些试验（放射免疫等）的反应管。由于使用方便、规格多、价格低，在临床实验室得到广泛应用。

4. 吸样头 指与加样器配套使用的一次性吸头。吸样头虽小，但对检验结果的影响很大，主要是与加样器之间的匹配程度。如果是定性试验，一般与吸样器匹配的吸头能满足试验的质量要求；如果是定量试验，除了加样器本身需要计量准确以外，对吸头要求也较高，二者不但要严密匹配，加样后的残留量还要小。

5. 离心管 广泛应用于临床实验室的标本采集、离心分离、标本保存和运送。

6. 标本杯 临床实验室的许多自动化仪器需用一次性塑料标本杯，如自动生化分析仪、发光免疫分析仪等。

7. 培养皿 指用于细菌培养的塑料平皿，常用规格有直径 7 cm、9 cm 和 12 cm。它具有轻便、一次性使用、易灭菌、免清洗的优点，部分取代了玻璃培养皿。但它也有缺点，除成本增加以外，塑料的透明度不如玻璃，观察菌落时必须打开。

二、一次性实验用品的质量保证

一次性实验用品涉及的种类越来越多，在临床实验室的用途也越来越广，应制订相应的文件对其进行管理。

1. 材料验收 向持有三证（注册证、生产许可证、卫生许可证）的商家购买，严格认定生产批文文号、合格证、使用有效期等。每购置一批一次性实验用品，都要由相关人员进行质量验收和登记，并定期对购置的一次性无菌物品进行抽查监测。

2. 材料保存 一次性实验用品应有严格的保管制度，物品应存放于阴凉干燥、通风良好的物架上，无菌器材如发现包装破损，须禁止使用。

3. 材料的无害化处理 指加强一次性实验用品使用后的无害化处理。实验室将使用后的吸管、试管、采血针、注射器针头等分类后进行消毒、毁形处理，医院统一回收，集中处理。

三、无害化处理

临床实验室的一次性实验用品较多，用完后常带有传染性病原体，应严格按《医疗卫生机构医疗废物管理办法》要求，分步进行无害化处理，以免造成环境污染。

1. 第一次消毒 一次性塑料制品（如试管、吸头、注射器等）使用完后立即浸泡于 2000 mg/L 含氯的消毒液中；金属一次性用品（如采血针、注射器针头等）用 1000 g/L 含氯消毒液浸泡 24 h。

2. 第二次消毒 第二天清晨对第一次消毒过的一次性用品可进行第二次消毒，为达到彻底消毒的目的，应尽可能进行高压灭菌。

3. 毁形处理 对经两次消毒的一次性用品要进行毁形处理，金属一次性用品可用钳子夹弯，一次性塑料制品可用刀具毁形，有条件的医疗机构可使用专用毁形机粉碎，然后把金属和一次性塑料制品分开盛装好，由专人负责处理。

4. 无害化处理 经消毒毁形的一次性实验用品定时交给一次性实验用品集中处理单位进行无害化处理或回收，集中处理单位应具有当地卫生主管部门颁发的卫生许可证。不得将使用后的一次性实验用品出售给未经卫生主管部门许可的单位和个人，或者以其他方式流入社会。严禁将未经无害化处置的一次性实验用品向环境排放或混入生活垃圾。

第五节 临床实验室用水的质量管理

水是实验室最常用的溶剂，仪器和玻璃器皿的洗涤、冻干品的复溶、标本的稀释、试剂的配制等都需要用水处理，水影响实验的全过程，应将实验室分析用水作为一种特殊的试剂对待。加强临床实验室用水管理，应建立水质监测制度，以确保实验室用水的安全与质量。

案例5-3：实验室用水质量

某医院急诊检验实验室值班老师查见，当日19:30～20:00检测的近40份待测标本的钾、钠、氯、钙、镁和磷等电解质水平均明显偏高。经排查，原因为临床实验室纯水系统故障，致使纯水质量等级未达到实验室用水要求。

问题：

1. 实验室用水等级如何划分？
2. 如何检查实验室用水纯度？
3. 如何管理好临床实验室用水？

一、实验室用水的等级

2008年我国发布标准《分析实验室用水规格和试验方法》（GB/T 6682—2008），该标准对我国分析实验室用水进行了规范，并将分析实验室用水分为三个等级（表5-2）。

1. 一级水 用于有严格要求的分析试验，包括对颗粒有要求的试验，如高效液相色谱分析用水。一级水可由二级水经过石英设备蒸馏或离子交换混合床处理后，再经0.2 μm微孔膜过滤制备。

2. 二级水 用于无机痕量分析等试验，如原子吸收光谱分析用水。二级水可用多次蒸馏或离子交换等方法制备。

3. 三级水 用于一般化学分析试验。三级水可用蒸馏或离子交换等方法制备。

表5-2 分析实验室用水规格

名称	一级水	二级水	三级水
外观	无色透明	无色透明	无色透明
pH范围（25℃）	—	—	5.0～8.0
电导率（25℃）（mS/m）	≤0.01	≤0.10	≤0.50
可氧化物（以O计）（mg/L）	—	≤0.08	≤0.40
吸光度（254 nm，1 cm光程）	≤0.001	≤0.010	—
蒸发残渣[（105±2）℃]含量（mg/L）	—	≤1.0	≤2.0
可溶性硅（以SiO_2计）含量（mg/L）	≤0.01	≤0.02	—

注：一代表无

分析实验室用水标准对微生物等的污染并没有规定，而临床实验室经常出现有机物、微生物的污染，严重干扰临床标本的测试。因此分析实验室的用水标准不能完全适用临床实验室。美国临床实验室标准化协会（CLSI）把临床实验室用水分为三级（表5-3）。在此基础上，美国国家临床实验室标准化委员会（NCCLS）还为一些特殊的或高灵敏度的分析提出了特殊实验用水的要求，如高效液相色谱（HPLC）和染色体分析、细胞培养及微生物直接荧光检测等。

表5-3 CLSI实验用水的规格

名称	一级水	二级水	三级水
微生物含量[菌落（ml）]≤	10	10^3	—
pH	—	—	5.0～8.0
电阻率（MΩ/cm，25℃）≥	10	2.0	0.1
硅（以SiO_2计）（mg/L）≤	0.05	0.1	1
微粒	0.2 μm微孔膜过滤	—	—
有机物质	活性炭过滤	—	—

二、实验室用水的纯度检查

临床实验室需建立实验用水检查制度，明确规定水质检测的标准及频度。水质检测应有完整的记录，检测记录应能体现水质达到每个使用目的所需的规格；当水质不符合要求时，实验室应有纠正措施。

1. 电导率 水导电能力的强弱程度称为电导率，电导率单位为毫·西门子/米（mS/m）。电阻率（ρ）是电导率的倒数（$1/\rho$），单位为 $M\Omega \cdot cm$，即 $1\,S = 1\,\Omega^{-1}$，每厘米长的电导为电导率（S/cm）。电导率用电导仪测定，可与电阻率进行换算。电导仪需按照仪器说明进行校准；电导率值受温度的影响而改变，故须进行温度补偿，一般将温度补偿到25℃作衡量标准；如电导仪不具有温度补偿功能，可使用精确到0.1℃的已校准温度计。一级水、二级水的电导率需用新制备的水"在线"测定，要求每天测定并记录。

2. pH 纯水呈中性，不含任何离子。如暴露在空气中，CO_2 会与水反应生成碳酸致 pH 下降。纯水 pH 检测采用电位法，按照《化学试剂 pH 值测定通则》（GB/T 9724—2007）进行测定。由于纯水是一种优良的绝缘体，在一、二级水的 pH 纯度下，难以测定其真实的 pH，所以各水质标准对一级水、二级水的 pH 范围均不做要求。

3. 细菌菌落计数 被细菌污染的水可通过酶的作用使试剂失活、基质或代谢物改变，使水中总有机物含量增加，改变水的光学特性，引起背景吸光度增加，并可产生热原或内毒素。常见水中的细菌污染为革兰氏阴性杆菌，通过总菌落计数进行测定。细菌菌落计数推荐采用平皿法、过滤法和细菌采样法。

4. 可溶性硅酸盐 硅能影响酶和微量元素的测定及电解质分析。在某些地区，水中可溶性硅酸盐是影响分析准确性的主要原因。如硅浓度大于 0.05 mg/L（以 SiO_2 计）可能会干扰某些分析。要选择合适的水纯化系统，以免需要对水进行硅酸盐的日常检测。

5. 有机物 水中有机物污染的评估有多种方法，可以使用紫外分光光度计或高效液相色谱仪，但不适用于临床实验室日常使用。因此，实验室纯水系统应能有效除去或降低可溶性有机物。

6. 内毒素 指由革兰氏阴性菌细胞壁产生的热稳定代谢物。实验用水中内毒素的存在对实验结果有影响。可用鲎试剂（LAI）测定水中内毒素的含量。

三、实验室用水的管理

1. 盛水容器 实验室用水在储存期间，污染的主要来源是容器内金属和有机物、空气中 CO_2 和其他杂质。因此，一级水不可储存，需在使用前制备。二级水、三级水可预先制备，储存于预先经同级水清洗过的相应容器中。选择容器应注意：①容器不能引起新的污染，玻璃在储存水样时可溶出钠、钙、镁、硅、硼等元素；②容器壁不应吸收或吸附某些待测组分，一般的玻璃容器吸附金属，聚乙烯等塑料吸附有机物质、磷酸盐和油类；③容器不应与某些待测组分发生反应，如测氟时玻璃可与氟化物发生反应；④深色玻璃能降低光敏作用。容器和运输管道应选用不锈钢、低溶出的聚乙烯、聚偏氟乙烯等材料。

2. 使用时间 实验室用水应该标明启用时间。对用水量较大的自动化仪器冲洗用水，可把20 L左右的塑料桶直接接入仪器管道，但瓶盖不能敞开，只能从塑料桶盖钻一个正好可通过仪器管道的小孔，以防灰尘进入储水桶内。

3. 纯水系统的维护 纯水系统容易污染的部分是活性炭过滤器、储水罐和输送管道。定期消毒 RO 膜、定期清洗水箱、更换耗材可避免菌膜的产生并保持纯水器的良好状态。紫外线氧化法在线灭菌后用 0.2 μm 的微孔过滤器过滤，可进一步保证水质。应对设备的使用、维护及每日水质监控记录进行严格管理。

总而言之，临床实验室用水质量关系到检验结果的准确性，正确地选择和使用实验用水是保证检验质量的基础。

本 章 小 结

　　做好仪器设备与试剂的质量管理，充分发挥仪器设备的使用效能，也是临床实验室质量管理的重要部分。临床实验室在仪器设备采购前必须进行评估，使之符合质量管理要求。为保证检验结果的准确性，延长仪器的使用寿命和提高使用效率，需制订仪器使用程序，建立完善设备的维护和管理制度，保证仪器设备的正常使用和检验结果的准确性。实验室需要建立仪器校准和计量学溯源程序，实验室的所有仪器设备必须通过计量鉴定合格才可使用。试剂及实验耗材的使用和管理是影响检验质量的主要因素之一，直接关系临床实验室的成本效益。因此要制订严格规范的管理制度，建立临床实验室用水管理及监测制度，以确保实验室用水的质量。

（闵　迅）

第六章 临床检验方法检测性能评价

《医学实验室质量和能力认可准则》（CNAS-CL02：2023）过程要求（7.3 检验过程）明确规定，实验室应选择预期用途经过确认的检验方法及程序，且每一检验方法及程序的规定要求（性能特征）应与该检验的预期用途相关。检验方法（test）指为识别某一物质的某种属性，测量其属性值（如浓度），而采取的途径和操作，如血清葡萄糖检测方法。其文件说明书内容包括预期用途、检测原理、试剂器材、操作步骤、结果及解释、方法性能及注意事项等。完成一个项目检测所涉及的仪器、试剂、校准品、操作程序、质量控制、保养计划等的组合称为检测系统（measuring system）。若是手工操作还包括具体操作人员。有的将真空标本采集管、配套离心机等也纳入了检测系统。本章临床检验方法检测性能评价也可解释为检测系统的性能验证与确认。

案例 6-1：新检测系统使用与检测性能评价知识要求

急诊生化室新引进了一套全自动生化分析仪，按照科室质量管理体系文件要求，该仪器在投入临床使用前必须进行检测性能评价。高老师计划让实习生小李参与该项工作。小李按要求先草拟了一份检测系统检测性能评价的方案，然后查阅实习大纲内容，拟进一步学习巩固相关知识。

问题：

1. 如何熟悉临床检验方法的选择、验证和确认、质量规范、可报告范围、量值溯源、测量不确定度等概念？

2. 举例说明定量检验方法性能验证与确认的方法。

3. 简述定性检验方法性能验证与确认的方法。

第一节 临床检验质量规范及其设定与应用

一、质量规范与分析性能目标

1. 质量规范（quality specification） 或称质量目标（quality goal）、质量标准（quality standard）、适当的标准（desirable standard），是指衡量某一事物或某项工作应该达到的水平、尺度和必须遵守的规定。

2. 分析性能目标 实验室试验具有多种不同特征，它们可分为两大类。

（1）实用性特征（practicability characteristics）：是关于执行程序的详细描述，包括要求的技术熟练程度、分析速度、要求的标本量、分析标本的类型等许多方面。

（2）可靠性特征（reliability characteristics）：是关于方法的科学性方面的描述，如精密度、偏倚、检出限和测量范围。

在理想情况下，实验室程序的每一性能特征都应有质量规范。在实验室质量管理体系中，检验质量规范通常以允许不精密度（以 CV% 表示）、允许偏倚（bias）及允许总误差（TEa）等质量指标表示，用于检测项目可在临床做出决策需要的性能水平。其中，以 TEa 要求最为重要，它反映了从临床实用角度所能接受的分析误差大小。故实验室质量规范又称为分析质量规范（analytical quality specification）、分析目标（analytical goals）和分析性能目标（analytical performance goals）。

二、质量规范的地位

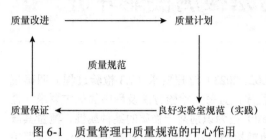

图 6-1 质量管理中质量规范的中心作用

现代质量管理（quality management）内容广泛，除日常工作中执行的简单统计质量控制外，还包括良好实验室规范（实践）（quality laboratory practice，GLP）、质量保证（quality assurance，QA）、质量改进（quality improvement，QI）和质量计划（quality planning，QP）。它们是检验医学领域全面质量管理的基本要素，其工作开展均以质量规范为中心（图6-1）。

三、质量规范的层次模式

国际理论和应用化学联合会（IUPAC）、国际临床化学和检验医学联合会（IFCC）和WHO于1999年4月在瑞典斯德哥尔摩召开了相关会议，讨论在检验医学设定质量规范的全球策略。协商一致声明中将可获得的模式以分等级结构方式进行表示（表6-1）。

表 6-1 设定质量规范策略的分等级结构

等级	策略	条款
1	评价分析性能对特定临床决策的影响	特定临床情况下的质量规范
2	评价分析性能对一般临床决策的影响	（1）基于生物变异的一般质量规范 （2）基于医疗观点的一般质量规范
3	专业建议	（1）国家或国际专家小组指南 （2）个别或学会工作组专家指南
4	由法规机构或室间质量评价组织者制订的质量规范	（1）由法规机构制订的质量规范 （2）由室间质量评价组织者制订的质量规范
5	已发表的当前技术水平数据	（1）已发表的能力验证和室间质量评价的数据 （2）已发表的特定的方法学

分层依据是根据《临床化学》杂志早期社论的建议。层次中较高的模式优于层次中较低的模式，一般建议是适当的模式用于特定的临床目的。然而，这些建议并不是一成不变的，因为有可能获得新的和更好的模式以用于特定的专业。

设定质量规范策略的分等级结构也可分为以下3个层次：①基于分析性能对临床结果的影响设定性能规范；②基于被测量的生物变异设定性能规范；③基于当前技术水平设定性能规范。

以上①层次实施有困难，③层次最广泛，易接受，也最常用。以上3个层次平行并列，根据需要选择具体的层次。

四、质量规范的应用范围

质量规范可应用于将任何新的分析系统、仪器或方法引入临床实验室服务过程的许多方面，包括：①文件化要求；②评价可用的系统；③准备规范；④建立简单评价目录；⑤执行方法评价或确认及评估评价数据；⑥制订有计划的室内质量控制系统；⑦参加适当的能力验证或室间质量评价计划。

第二节 临床检验方法的选择与评价要求

一、检验方法的选择

实验室应选择预期用途经过确认的检验方法及程序，应记录检验过程中从事操作活动的人员身份。每一检验方法及程序的规定要求（性能特征）应与该检验的预期用途相关。首选方法及程序可以是体外诊断医疗器械使用说明中规定的方法及程序，公认/权威教科书、经同行审议过的文章或杂志发表的、国际公认标准或指南中的或国家、地区法规中的方法及程序。实际工作中，临床检验方法的选择还要考虑其经济性、实用性、效期、自动化程度等重要因素。

二、检验方法的评价

检验方法根据实验的要求和目的分为验证与确认。

1. 检验方法的验证 验证（verification）指通过检查和提供客观证据表明某一规定项目能够满足特定要求的过程。定义中的"规定项目"可以是过程、测量程序、物质、化合物或测量系统。"特定要求"可以指达到厂家的技术性能。在化学测量中，涉及实体的本质或性能的验证，要求描述该实体的结构或特性并能达到测量系统的工作性能或法规要求。在常规应用前，应由实验室对未加修改而使用的已确认的检验方法及程序进行独立验证。实验室应从制造商或方法开发者处获得相关信息，以确定检验方法及程序的性能特征。实验室进行的独立验证，应通过获取客观证据（以性能特征形式）证实检验方法及程序的性能与其声明相符。验证过程证实的检验方法及程序的性能指标，应与检验结果的预期用途相关。实验室应将验证程序文件化，并记录验证结果。验证结果应由适当的授权人员审核并记录审核过程。

2. 检验方法的确认 确认（validation）指通过检查和提供客观证据，表明能够满足预期应用的特定要求的验证过程。预期应用或用户需要是在测量系统以外并与其无关，但是工作性能是测量系统或测量程序的一部分，也就是它在测量系统之内（验证）。实验室应对以下来源的检验方法及程序进行确认：①非标准方法；②实验室设计或制订的方法；③超出预定范围使用的标准方法；④修改过的确认方法。

方法确认应尽可能全面，并通过客观证据（以性能特征形式）证实满足检验预期用途的特定要求。检验方法及程序的性能特征应包括测量正确度、测量准确度、测量精密度（含测量重复性和测量中间精密度）、测量不确定度、分析特异性（含干扰物）、分析灵敏度、检出限和定量限、测量区间、诊断特异性和诊断灵敏度。

实验室应将确认程序文件化，并记录确认结果。确认结果应由授权人员审核并记录审核过程。当对确认过的检验方法及程序进行变更时，应将由改变引起的影响文件化。适当时，应重新进行确认。

第三节 定量检验方法性能评价

定量检验方法性能主要包括精密度、正确度、分析测量范围与临床可报告范围、检测限、分析干扰等指标。本节主要参考 CLSI 及其他相关文件，并结合具体工作实际，介绍定量检验性能确认与验证方法。

一、精密度试验

（一）概述

1. 精密度与不精密度 精密度（precision）指在规定条件下，对同一或类似被测对象重复测量所得示值或测量得值间的一致程度。它是检测系统的基本分析性能之一，也是其他性能评价的基础。但检测方法的精密度或再现性（reproducibility）是定性概念，只能评价好坏，不能评价大小，故临床中通常用不精密度（imprecision）进行评价。不精密度指特定条件下各独立测量结果的分散程度，它表示测定过程中随机误差大小的程度，也表示同一标本在一定条件下多次重复测定所得到的一系列单次测定值之间的符合程度，常用标准差（standard deviation，SD 或 s）或变异系数（coefficient of variation，CV）表示。

2. 精密度评价实验

（1）指导性文件：主要包括国家卫生行业标准《临床检验定量测定项目精密度与正确度性能验证》（WS/T 492—2016）、《临床实验室对商品定量试剂盒分析性能的验证》（WS/T 420—2013）、中国合格评定国家认可委员会指南文件《临床化学定量检验程序性能验证指南》（CNAS-GL037：2019）、美国临床实验室标准化协会（Clinical and Laboratory Standard Institute，CLSI）颁布的《定量测量方法的精密度性能评价——批准指南》（第 3 版）（EP5-A3）、《用户对精密度和正确度性能的验证方案》（第 3 版）（EP15-A3）、《测量方法与结果的准确度（正确度与精密度）第 2 部分：确定标准测量方法重复性与再现性的基本方法》（ISO5725-2）、《测量方法与结果的准确度（正确度与精密度）第 3 部分：标准测量方法精密度的中间度量》（ISO5725-3）及《测量方法与结果的准确度（正确度与精密度）第 4 部分：确定标准测量方法正确度的基本方法》（ISO5725-4）文件等。

（2）文件适用性：EP5-A3 文件中的评价方法主要适用于厂商对新开发的检测方法或仪器精密度评定方法的建立和确认，以及用户对测量方法进行重要改进后对精密度的重新严格评价。EP15-A3 文件中的评价方法主要适用于用户对厂商所声明的精密度进行验证。WS/T 492—2016 文件和 CNAS-GL037：2019 文件为目前国内实验室验证精密度性能的常用文件。

知识拓展 6-1　　　　　　　精密度相关概念

1. 重复性测量条件（repeatability condition of measurement）　独立的检测结果是在较短时间内，在同一实验室由同一操作人员于相同的仪器上运用同一方法对同一检测物质进行检测所获得。测量重复性在相同检测条件下对同一待测物进行连续测量所得结果的接近程度，以前称作批内精密度。

2. 重现性测量条件（reproducibility condition of measurement）　检测结果由不同操作人员在不同的仪器上运用同一方法对相同检测项目进行测定所获得。测量重现性在变化的检测条件下对同一待测物进行检测所获得结果的接近程度。

3. 中间精密度（intermediate precision）　中间精密度条件下的精密度。中间精密度条件（intermediate precision condition）测量结果是在不同操作条件下，于同一仪器上运用相同的检测方法对同一检测项目进行测量所获得。

（二）常用的试验方案

1. 稳定样品多次测量法　为精密度评价试验经典方案。

（1）实验设计要点：实验中所用的被测量标本，其适宜浓度一般与厂家声明的浓度水平或医学决定水平相关，通常选择低、中、高三个水平的标本。对批内或日内的精密度进行评价，一般在一批内或一天内重复测量 20～30 次；对批间或日间的精密度进行评价，一般进行 20～30 批次测量或 20～30 日测量（每日进行一次测量）。

（2）直接计算标准差和变异系数即可获得精密度评价数据：如果连续测定数天、一天内（或一批内）重复测定数次，可同时计算批内精密度和批间精密度。有学者将批内和批间精密度的总和称为实验室的总精密度，或简称为室内精密度。标准差和变异系数的计算公式如下：

$$s = \sqrt{\frac{\sum (x_i - \bar{x})^2}{n-1}}$$

$$CV = \frac{s}{\bar{x}} \times 100\%$$

式中，s 为标准差；$\bar{x}$ 为标本均数；n 为独立检测标本的次数；x_i 为标本中各变量值，即每次测量结果。本方案可用于精密度性能验证试验。

2. CLSI EP15-A2 方案

（1）实验步骤：①每天分析 1 个批次、2 个浓度，每个浓度重复测量 3 次，连续测量 5 日；②每天进行常规的质量控制工作；③如果某一批测量结果因为质量控制失败或操作困难而被拒绝，在找到原因并纠正后重新进行一批测量；④一般不在实验进行过程中校准检测系统；⑤记录实验数据。

（2）计算批内不精密度和室内不精密度。

（3）与厂家声明的精密度比较。

3. CLSI EP15-A3 方案　该方案要求重复检测至少 2 个不同浓度的标本。基本的 5×5 设计，即检测 5 日，每天 1 批，每批重复 5 次，每个标本总共得到 25 个结果。为了获得更加严格的精密度评价数据，增加每天检测的批数及检测的天数的方案也是可以接受的。其具体的实验步骤流程图如下（图 6-2）。

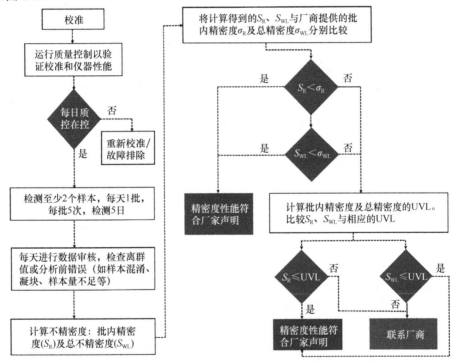

图 6-2　EP15-A3 用户对厂商声明精密度的验证流程

S_R：用户计算批内不精密度；S_{WL}：用户计算总不精密度；σ_R：厂商声明不精密度；σ_{WL}：厂商声明总不精密度；UVL：验证上限

4. CLSI EP5-A2 方案　该方案采用 2×2×20 的实验方案，即每天检测 2 批，每批检测 2 次，共进行 20 日获得 80 个有效数据。方案同时提供了较直观实用的实验记录表格，实验者将获得的数据通过简单计算就能得到批内、批间、日间及总不精密度。另外，实验者得到了不精密度数据后，如果大于厂家声明的要求，仍可通过 χ^2 检验来判断是否具有显著性差异，如无显著性差异则判断为可以接受，这与我们通常做法不同。

5. CLSI EP5-A3 方案　该方案缩小了使用的范围，主要提供给制造商和开发商作为性能确认试验方案，如果用户建立新方法或更改厂家的检验程序，也可参考该文件。对于最终的实验室用户验证重复性和实验室内精密度，建议参阅 EP15 文件。

我们熟悉的单点的方案 EP5-A2 方案，要求对给定的标本和试剂批号每天检测 2 批、每批重复 2 次，一共获得 20 日的测量结果，即"2×2×20"的设计仍然保留在 A3 版本。

对于 EP5-A3 方案新的内容是第二个标准化的实验：一个多点方案的要求，最低限度在 3 个点测量 5 日。3（点）×5（日）×5（每天重复次数）和 3（点）×5（日）×2（每天批次）×3（每批重复数）。这个方案评估了实验点之间的变异和再现性的估计。

6. CNAS-GL037 方案 《临床化学定量检验程序性能验证指南》（CNAS-GL037）中对精密度的验证包括重复性和中间精密度验证。进行精密度评价的标本采用新鲜或冻存标本。至少评估 2 个水平标本的不精密度，所选标本的被测物水平应在测量区间内，至少有 1 个标本的被测物水平在医学决定水平附近。参考 EP15-A3 中精密度评价方案验证方法每天检测 1 批，每批检测 2 个水平的标本，每个标本重复检测 3～5 次，连续检测 5 日。验证重复性和中间精密度。

（三）结果判断标准

1. 与厂家声明的批内不精密度和室内不精密度比较 如果根据实验数据得到的不精密度小于厂家声明的不精密度，则表明厂家声明的不精密度通过验证。由实验数据所得到的不精密度与厂家声明的不精密度不符时，依据所选择的评价方案中统计学方法进行判别。

2. 与推荐的 TEa 比较 将计算得到的标准差或变异系数与推荐的 TEa 进行比较，判断其不精密度是否可接受。

（1）批内不精密度：变异系数或标准差应小于或等于 TEa 的 1/4。

（2）批间不精密度：变异系数或标准差应小于或等于 TEa 的 1/3。

3. 与国家标准比较 中华人民共和国卫生行业标准 WS/T 403—2012 规定了临床生物化学检验常规项目分析质量标准，实验室测量方法的变异系数应小于推荐变异系数。

4. 实验室自定标准 一些实验室根据自身的技术水平制订出适合自己的精密度要求，也有部分省临床检验中心根据本省的技术发展水平和经验自定变异系数标准，各省临床检验中心或各实验室自定的精密度要求应高于国家要求。

二、正确度试验

（一）概述

1. 正确度与偏倚 正确度（trueness）完整的表述为测量正确度，是大批检测结果的均值与真值的一致程度。同样，其也是定性概念，也只能以程度来描述。其通常用与正确度相反的统计量"偏倚"（bias）来表示。如果有偏倚则说明具有系统误差。正确度性能是检测系统或方法重要的分析性能之一。在方法学性能评价实验中的重要性仅次于精密度评价实验，它是后面的分析测量范围、分析灵敏度及生物参考区间评价等实验的基础。偏倚全称测量偏倚（measurement bias），指系统测量误差的估计值，常通过将测量结果的平均值减去参考值（如有证参考物质的值）获得。偏倚可为正数或负数，可计算绝对偏倚，也可计算相对偏倚。

知识拓展 6-2　　　　　　　　　　　**准确度与不准确度**

1. 准确度（accuracy） 完整的表述应是测量准确度，是单次检测结果与被测量真值之间的一致程度。其与测量正确度和精密度有关。准确度为一种定性的概念而非定量的，只能描述为好或不好。从反面衡量准确度的估计是"偏离"（deviation）。

2. 不准确度（inaccuracy） 检测值与真值数量上的差异，通常用来衡量准确度的好坏。

2. 正确度性能评价方案

（1）指导性文件：主要包括国内由中国合格评定国家认可委员会 2019 年发布的《临床化学定量检验程序性能验证指南》（CNAS-GL037）及 2021 年发布的《医学实验室定量检验程序结果可比性验证指南》（CNAS-GL047）；国外由 ISO 于 2020 年 3 月发布的《测量方法与结果的准确度（正

确度与精密度）第 4 部分：确定标准测量方法正确度的基本方法》（ISO5725-4:2020），CLSI 颁布的 EP9-A2、EP9-A3、EP9-C 文件（即《用患者标本进行方法学比对及偏倚评估》）和 2014 年出版的《用户对精密度和正确度性能的验证方案》（第 3 版）（EP15-A3）。

　　（2）文件的适用性：《临床化学定量检验程序性能验证指南》（CNAS-GL037）介绍了实验室可采用偏倚评估、回收试验、与参考方法比对等方式进行正确度的验证。同时文件中指出当实验室无法开展正确度验证时，可通过参加能力验证、比对试验等途径，证明其测量结果与同类实验室结果的一致性。正规的方法学比较试验是将常规测量程序与参考测量程序（RMP）比较。建立 RMP 对于临床实验室来说，是一件十分困难的事，因此大多数情况下不能直接与 RMP 比较，而只能与较好的方法或原有的方法进行比较。《医学实验室定量检验程序结果可比性验证指南》（CNAS-GL047），CLSI EP9-A2、EP9-A3、EP9-C《用患者标本进行方法比较试验及偏倚评估》和《精密度和正确度性能的用户验证》（EP15-A2）都介绍了用方法学比较试验进行正确度评价。其主要差别是，EP9 文件要求的实验次数较多，对数据进行严格的统计处理；另外两个文件要求的实验次数少且计算较为简便。因此，EP9 文件更适用于方法学的正确度确认，而其余两个文件仅适用于方法学验证。《用户对精密度和正确度性能的验证方案》（第 3 版）（EP15-A3）有较大改动，不再介绍 EP15-A2 文件使用 20 份样品结果比对的试验方案，以偏倚评估实验评价方法的可接受性。国外由 ISO 于 2020 年 3 月发布的《测量方法与结果的准确度（正确度与精密度）第 4 部分：确定标准测量方法正确度的基本方法》（ISO5725-4:2020）取代了 ISO5725-4:1994，指出了评估测量方法和实验室偏倚的基本方法。《临床化学定量检验程序性能验证指南》（CNAS-GL037）和《临床实验室定量检测方法的初步评价》（CLSI EP10-A3）是同时评价精密度、正确度、线性、携带污染率等的方法，为如何进行性能验证试验提供了依据，介绍了更简易评价正确度的方法。

（二）常用的试验方案

　　正确度评价实际上就是进行实验设计并计算偏倚的过程。可通过与一个参考值比较计算偏倚，该参考值可来自参考物质、室间质量评价（EQA/PT）的靶值、方法学比较试验、回收试验等。

　　1. 回收试验　用于评估实验方法正确测定在常规标本中加入的被测量的（质量、浓度、活性）能力，通过测定比例系统误差，对实验方法的准确度进行评价。

　　（1）试验步骤：见图 6-3。

　　（2）试验要求

　　1）加量体积：加入的标准液体积要尽可能少，使回收样品的基质成分与原始样品接近，一般要求在总体积的 10% 以内。

　　2）吸量准确：因加入分析物的浓度值是根据加入标准液体积及原标本体积计算而得到的，吸量是否准确直接影响回收结果的准确性，应选择经校准的吸样器并按规范要求进行吸量。

　　3）加入待测物的浓度：保证总浓度在方法分析测量范围内，最好使加标准液后实验标本的被测定浓度达到医学决定水平。

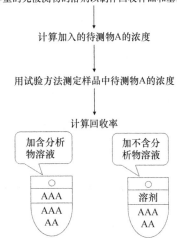

图 6-3　回收试验流程

　　4）标准液浓度：因加量体积占总体积的 10% 以内，即标准液将被稀释约 10 倍，配制的标准液浓度应为回收浓度的 10 倍。

　　5）重复测定：为了减少随机误差的干扰，每一个标本通常重复测定 2～3 次；一般需做高、中、低不同浓度的回收试验，分别计算各浓度的平均回收率。

（3）结果计算：回收试验一般用回收率表示，计算方法如下：

$$回收率\% = \frac{回收浓度}{加入浓度} \times 100\%$$

$$加入浓度 = \frac{标准液浓度 \times 标准液体积}{（基础样本体积 + 标准液体积）}$$

$$回收浓度 = 标本最终测定浓度 - 基础标本浓度$$

对加入不同浓度水平的样品在完成回收试验后，计算平均回收率。

$$比例系统误差 = 100\% - 平均回收率\%$$

（4）可接受性判断：将比例系统误差的大小与 CLIA'88 规定的总允许误差标准进行比较，若小于总允许误差即可接受。

2. CLSI EP9-A2 方案

（1）实验方案：两种方法每日测定 8 个样品，每个样品重复测定 2 次，共测定 5 日。在样品的重复测定中，指定第一次测定顺序，按反向顺序检测第二次。例如，样品可以按下述顺序进行：1、2、3、4、5、6、7、8 和 8、7、6、5、4、3、2、1。顺序中的浓度应尽可能随机排列。第二次样品的反向顺序可以减少交叉污染及漂移对重复测定样品平均值的影响。每天的样品应在 2 h 内测定完毕，以确保分析物的稳定。

（2）实验要求

1）样品准备：分为以下几个方面。①来源：按照操作规程收集和处理的新鲜患者标本。②储存：如果可能的话，避免储存标本，当天收集当天测定；否则按照待测成分的稳定性来选择储存条件和时间。③标本数：至少分析 40 个标本。每个标本必须有足够量以备两种方法做双份测定。如果从一个患者得不到所需的标本量，可以将两个（不超过两个）病史相同，被测物浓度也大致相近的患者标本混合使用。④浓度：应在有临床意义的范围内，即医学决定水平范围内评价实验方法。通常情况下，分析物浓度最低值应低于该分析物正常参考范围的下限值，而最高值应尽可能地高，在分析测量范围内均匀分布。

2）比较方法的选择：实验室当前使用的方法、厂家声明的方法和公认的参考方法都可作为比较方法。比较方法相对于实验方法应具有以下特点：具有比实验方法更好的精密度，不受已知干扰物质的干扰，使用与实验方法相同的单位，其结果具有溯源性。另外，比较方法的分析测量范围至少与实验方法相同，才可用于比较。

3）仪器熟悉阶段：为避免在实际的仪器性能评价过程中出现问题，操作者应熟练掌握仪器的操作程序、保养程序、标本准备方法、校准及检测程序等。

4）质量控制：在正式实验前应建立常规质量控制程序。任一方法出现失控时应重新测定，直到达到要求的标本数为止。

（3）数据的收集、处理与统计分析

1）实验数据记录：为了便于数据的管理及统计学处理，可将每批可接收数据填于比对实验数据记录表内，记录表格可根据用户情况更改，只要使用方便即可。

2）统计分析：包括方法内离群值检验、数据作图、线性关系的目测检查、方法间离群值检验、X 值合适范围的检验、线性回归分析和预期偏倚及可信区间计算。

（4）预期结果与可接受标准的比较：用上述方法计算出预期偏倚后，就应该与厂家声明或实验室内部性能标准来比较是否可以接受。

目前国内通常都与室间质评或行业标准的性能要求比较，一般以其允许误差的 1/2 作为评价标准，也可以以生物学变异来作为可接受标准。如果预期偏倚的可信区间包含了规定的可接受偏倚，则说明实验方法的偏倚小于可接受偏倚，其性能得到验证。但是如预期偏倚的可信区间不包含规定的可接受偏倚时，则有两种可能：一是可接受偏倚小于预期偏倚可信区间的下限，则预期偏倚大于可接受偏倚候选方法性能与比较方法不相当，不能被接受；二是可接受偏倚大于预期偏倚可信区间的上限，则预期偏倚小于可接受偏倚，因此实验方法性能与比较方法相当，可以接受。当然，如果两种方法不相当，而我们仍相信实验方法更特异，则不要拒绝新方法，在常规应用前重新收集新的临床数据（如建立新的参考区间等）。

3. CLSI EP9-A3 方案　EP9-A3 方法比对应用范围更广，用户可使用差异图进行目测并分析数据，利用加权选择法、Deming 和 Passing-Bablok 法进行回归分析，通过差异图或临床医学决定水平浓度点计算偏倚及其可信区间等。

EP9-A3 主要有 3 个用途：厂家新建立的测量方法与参比方法相关性研究；厂家对新建立的测量方法比对声明标准确认；临床实验室新引进测量方法与参比方法比对。EP9 文件可作为性能确认试验参考。

4. CLSI EP15-A2 方案　该方案提供了两种程序来核实正确度：一种是用患者标本进行方法学比对，类似于 EP9-A2 文件，但实验时间、标本数量、重复次数及统计学处理等较前者简单；另一种是通过检测定值的参考物质来计算回收率，判断是否与厂家声明或其他规定的性能要求一致。

5. CLSI EP15-A3 方案　EP15-A3 文件偏倚评估实验方案不再介绍 EP15-A2 文件中不同检测方法间使用患者标本结果比较的实验方案。EP15-A3 文件偏倚评估实验方案，用已知浓度的标本（如参考物质、能力验证/室间质评样品或同类 QC 材料、加入已知浓度材料的回收试验样品、参照 EP9 进行方法学比较的患者血清标本等。

偏倚评估实验必须检测参考物质等样品 5 日或更多天（不必连续检测），每天检测 1 批，每批重复检测 5 次。如果没有缺失值，也没有统计学上的离群值，每个样品共得到 25 个结果。计算检测结果的均值和标准差（s），计算靶值（TV）和均值的标准误，计算 TV 的自由度，计算 TV 的验证区间，确认均值是否在验证区间范围内，如果均值在验证区间内则用户可证明候选方法的偏倚可接受，如果均值不在验证区间内则计算均值和 TV 之间的偏倚，如果偏倚小于用户定义的可允许偏倚则用户也可证明候选方法的偏倚可接受，如果偏倚大于用户定义的可允许偏倚需联系厂家解决问题。

6. CLSI EP10-A3 方案　该方案最初用于评价自动生化分析仪的性能，也可用于试剂盒、测量程序的方法学评价，主要关注新使用的试剂盒是否为临床所接受，是一种初步的评价方法，其评价的精确度不如 EP9 和 EP15，但方法比较简便，并可同时评价线性、偏倚、线性漂移、样品携带污染和精密度等。一般取高、中、低 3 个浓度的标本，每天进行一个批次，重复测量 3 次，连续测量 5 天，然后进行数据分析。如厂商应用该方案进行确认试验时，可适当增加测量批次和测量天数。

（三）结果判断标准

正确度的性能是通过偏倚来进行判断的，对正确度性能进行评价也是通过实验确定偏倚的大小，再根据相关原则进行判断。测量程序的正确度是否可接受主要依据以下几种方法进行判断。

（1）与实验室自定标准比较：实验室可根据自身水平发展，制订适合本实验室的标准；但自定标准原则上只能高于国家标准和省标准。有些参考实验室规定，只要证明参考物质的测量结果在规定的参考值±扩展不确定度范围内即可。

（2）利用效能函数判断

（3）与国家标准比较：2012 年中华人民共和国卫生行业标准《临床生物化学检验常规检查项目分析质量指标》（WS/T 403—2012）规定了允许偏倚的标准。

（4）与推荐的允许总误差比较：一般偏倚<1/2 TEa 时，被认为属于可接受水平。

（5）与厂家声明的偏倚比较：如实验室得到的偏倚小于厂家声明的，表明该方法可在临床应用；如大于厂家声明的，则需进行统计学处理后再进行比较，如 EP15-A2 评价方案。

（6）通过方法性能决定图判断：精密度和正确度是方法性能中最重要的指标。应用韦斯特加德（Westgard）方法决定图，根据试验方法的偏倚和不精密度找出其在方法决定图上的位置，用以判别方法性能。

三、分析测量范围与临床可报告范围试验

（一）概述

1. 分析测量范围（analytical measurement range，AMR） 指患者标本未经任何处理（稀释、浓缩或其他预处理），由检测系统直接测量得到的可靠结果范围。在此范围内一系列不同标本分析物的测量值与其实际浓度（真值）呈线性比例关系，即定量检测项目的线性检测范围；它是整个检测系统（包括仪器、校准品、试剂、质控品、操作程序及检验人员等）对应于系列分析物浓度（或活力）的仪器最终输出的信号间是否呈恒定比例的性能，是反映分析方法性能的重要指标，也是保证临床检测结果准确性的重要砝码。分析测量范围的评价有助于发现方法学原理、仪器、校准品、试剂、操作程序、质量控制计划等很多方面的误差来源。当厂商未提供商品化的线性验证品时，实验室可通过选择高浓度的患者标本，经过不同程度的稀释或配制后，将预期值与实测值进行比较，确定该方法的分析测量范围。

2. 临床可报告范围（clinical reportable range，CRR） 指定量检测项目向临床能报告的检测范围。患者标本可经稀释、浓缩或其他预处理。对于 CRR 大于 AMR 的检验项目，需进行最大稀释度验证试验，并结合临床决定水平和功能灵敏度来共同确定该项目的 CRR。如定量检测项目的CRR 比 AMR 窄，可通过最大浓缩度验证试验来确定 CRR。

知识拓展 6-3 **线性相关概念**

1. 线性（linearity） 检测标本时，在一定范围内可以直接按比例关系得出分析物含量的能力。

2. 线性范围（linear range） 指覆盖检测系统的可接受线性关系的范围，非线性误差小于设定标准。

3. 偏离线性度（deviation from linearity，DL） 也称非线性程度，当某组数据被评价为非线性时，在某一浓度处最适二次（或三次）多项式与一次多项式（线性）拟合模型的差值。

---

3. 分析测量范围试验方案及适用性 在检验医学领域，经过多年的发展和改进，已经建立了多种评价分析测量范围的方法。常用的线性评价方法：①目测法，是线性评价最直观的方法，但受非客观、人为因素影响较大；②回归分析，受离群点的影响很大；③ CLSI EP6-A 方案，是线性评价科学客观的方案，但该方案无法对临床可接受的非线性进行分析和评价；④近年来由美国病理学家协会（College of American Pathologists，CAP）推荐的多项式线性评价方案，能够对可报告范围内的非线性进行能否接受的评估，因此在实际应用中更有意义。

（二）常用的试验方案

1. 线性试验方案 线性试验是指用试验方法对一系列浓度标本进行分析，对检测结果进行直线回归，评价该分析方法能准确报告的最低浓度、最高浓度或能检测到的范围。该方案可作为性能验证试验。

（1）基本步骤

1）试验样品：常用的样品有如下几种。①混合患者血清：该标本与真实标本具有相同的基质状态。对于易获得病理高分析物浓度的标本，选择混合患者血清是最方便的。②在混合患者血清中加入一定量的待测物：可通过在混合患者血清中加入一定量的待测物，以得到高浓度的线性试验样品，并有适当的样品基质。此方法常用于制备难以获得病理高分析物浓度的样品。③经过特殊处理的混合人血清：可利用透析、热处理、层析等处理方法，用于制备低分析物浓度的样品。④标准品、商品化质控品或能力验证（PT）材料：此类样品使用方便，但由于不是正常的生理标本，其基质效应可能会与实际线性结果有偏倚。

2）样品数量：一般采用浓度从低到高的 5～6 份样品。可将低浓度和高浓度样品按比例混合，即按 4∶0、3∶1、2∶2、1∶3、0∶4 的比例混合，可得到 5 份线性试验样品；若按 5∶0、4∶1、3∶2、2∶3、1∶4、0∶5 的比例混合，则可以得到 6 份线性试验样品。

3）样品测定：全部试验在同一工作日内完成，分析序列应为随机排列，有显著携带污染时，应用空白隔开样品。每份样品测定 3～4 次，计算其平均值。

（2）统计学处理

1）观察结果有无明显的数据错误，若有明显异常时，应判断是否为离群点。全部数据中的离群点如果有 2 点或以上，则应放弃全部数据或重新进行实验。

2）以分析物浓度（已知）为 X 轴，测定均值为 Y 轴，绘制 X-Y 线性图，目测分析测量范围。

3）若所有实验点在坐标纸上呈明显直线趋势，用直线回归统计方法对数据进行处理，得直线回归方程 $Y=bX+a$。理想状态下，预期值和实测值间呈通过原点、斜率为 1 的回归线，即 b 为 1，a 为 0。实际工作中，若 b 在 0.97～1.03，a 接近于 0，则可直接判断测定方法可报告范围在实验所设计的浓度。

4）若 b 不在 0.97～1.03，a 较大，试着舍去某组数据，另做回归统计。若缩小分析范围后，回归式有明显改善，b 接近于 1，a 趋于 0，此时，缩小的分析范围可作为真实的可报告范围。

2. 分析测量范围试验评价方案　CLSI 于 2004 年形成 EP6-A 批准文件"定量测量方法的线性评价统计方法"。EP6-A 指南采用多项式回归作为分析线性的评价方法。该文件采用了二元一次直线回归、二次与三次的曲线回归统计处理，以统计估计值与实际检测值的差异（统计误差）来判断，统计误差最小的，为最适直线或曲线。而且在分析过程中与临床应用紧密结合，设定临床允许偏差。当线性评价的结果从统计学上认为非线性时，若采用线性方式处理患者结果，引入的误差不超过临床允许误差，可以接受作为线性处理，称为临床可接受线性，这些做法与以前的线性评价方案相比，有了很多的改善。收集数据时要求有 5～11 个不同浓度的样品，重复多次测量，不同的浓度样品之间稀释关系已知，不强求各浓度之间成等距关系。该方案可作为性能确认试验。

3. 临床可报告范围验证试验　该试验选择高值样品进行稀释回收试验，稀释回收率=(实测值/预期值)×100%。回收率在 90%～110% 结果为可接受。试验得到最大稀释度，结合线性范围上限来确定临床可报告范围。

四、检测限试验

（一）概述

1. 分析灵敏度和检测限　IUPAC 将方法的分析灵敏度定义为校准曲线的斜率及对于规定量的变化分析程序所产生信号的变化。IUPAC 将检测限定义为给定分析程序具有适当的确定检出分析物的最小浓度或量。实际上，理想的方法应具有高的分析灵敏度水平和低的检测限。

但"灵敏度"也常使用在其他几个方面，如诊断试验性能评价等，为避免混淆，此时以"敏感度"表述更确切。

对低浓度特别有意义的项目，确定其检测限对疾病的诊断或治疗监测有重要意义，如心肌肌钙蛋白升高是诊断急性心肌梗死的重要依据，在国内外发表的《心脏标志物应用指南》中明确要求实验室必须确定其检测低限和在低浓度时的变异情况。核酸检测报告的阴性、阳性也要求说明，能检出的最小拷贝的核酸量可相当于多少病毒。因此确定检测系统或方法的检测限是实验室的重要任务之一。

2. 几种类型的检测限的含义

（1）检测低限和空白限：检测低限（lower limit of detection，LLD）是指样品单次检测可以达到的非空白检测响应量对应的分析物量。以样品响应量与样品内分析物量呈正比例关系为例，通常的做法是对空白样品进行至少 10 次重复测量，以空白样品检测信号 $\bar{x}+2s$（95% 的可信限）或 $\bar{x}+3s$（99.7% 的可信限）所对应的分析物含量即为检测低限。

在 EP17-A 文件中以"空白限"(LoB)替代了检测低限。LoB 是指在规定的可能性条件下,空白样品被观察到的最大检测结果。在《实验室分析仪器测试方法 检出限和定量限的有效性确认评估》中也称为"临界值"(critical value)。LoB 以空白样品 $\bar{x}+1.65s$(单侧 95% 的可信限)表示其大小,而不是检测低限中空白样品均数加 2 倍或 3 倍的标准差。检测低限和 LoB 的含义和实验过程基本相同,但实验所需要的样品数和统计方法明显不同。

在《实验室分析仪器测试方法 检出限和定量限的有效性确定评估》中,"临界值"是指空白样品(分析物浓度为 0 或接近于 0)预期的最高值。它是仪器(方法)的响应,高于该值的样品被认为具有被测量的阳性值。在 EP17-A 文件里,这个响应的阈值被称为 LoB。

(2)生物检测限和检出限:生物检测限(BLD)是指某样品单次检测可能具有的最小响应量刚大于空白检测低限响应量时,该样品内含有的分析物浓度。以样品响应量与样品内分析物量呈正比例关系为例,通常的做法是制备几个浓度略高于检测低限的低浓度样品批间至少重复测定 10 次,低浓度样品检测信号 $\bar{x}-2s$(95% 的可信限)或 $\bar{x}-3s$(99.7% 的可信限)刚大于检测低限时,样品中所具有的分析物含量即为 BLD。

在 EP-17A 文件中以"检出限"(LoD)代替了 BLD。检出限是指样品中分析物的最小量,可以在规定的可能性条件下予以检出,但也许还不能量化为一个确切的值,也被称为"检测下限""最小的可检测浓度",有时也用于指示"灵敏度"。低浓度样品的制备和实验过程与 BLD 大致相同,但统计方法不同,用 $1.65s$(单侧 95% 的可信限)代替了 BLD 中的 2 倍或 3 倍标准差。

(3)功能灵敏度和定量检出限:功能灵敏度(functional sensitivity, FS)是指以日间重复变异系数为 20% 时对应检测限样品具有的平均浓度,这是检测系统或方法可定量报告分析物的最低浓度。功能灵敏度的样品制备和实验过程同 BLD,计算每个低浓度样品检测信号的均值、标准差和变异系数,从中选择变异系数最接近 20% 的低浓度样品均值对应的分析物浓度为功能灵敏度。

定量检出限(LoQ)是指在规定的可接受精密度和正确度条件下,能定量测出样品中分析物的最小量,即方法的偏差加 2 倍标准差在满足允许总误差质量目标的条件下样品中分析物的含量。LoQ 的估计更为复杂,因为方法的偏倚很难估计。另外,FDA 也没有要求厂商给出符合质量规定的 LoQ。

(4)测量范围的低限和线性范围的低限:测量范围的低限(LMR)是符合限定条件的最低水平。这些限定条件包括方法所有规定的性能,如偏倚和不精密度、不确定度和其他常见的性能。

线性范围的较低端(LLR)是指该方法响应与真实浓度间具有线性关系的最低浓度。这也要求实验室设定的非线性错误目标,必须与关于线性的所有规定相一致。

(5)LoB"检出限"和"定量检测限"之间的关系:最低的限值是 LoB,是预期看到的不含有分析物样品系列结果的最大值。需要注意的是,LoB 是一个观察到的检测结果,而其他所有的限值是指分析物的实际浓度。第二个最低的限值是"检出限",是指分析物的实际浓度,在该浓度处观察到的检测结果刚刚大于 LoB,因此称为"被检出"。"定量检测限"是分析物的最低实际浓度,在这个浓度下,分析物被可靠地检出,同时,观察到的检测结果的不确定度小于或等于实验室或厂商设置的质量目标。不确定度目标(或偏倚与不精密度)必须与 LoQ 一致,或对实验室是可行的。以上限值具有 LoB<LoD≤LoQ 的关系。

3. 检出限评价试验文件 2004 年 CLSI 出版了《确定检出限和定量检出限的方案》,即 EP 17-A 文件,该文件对如何建立检验方法的检出限,如何验证厂商声明的检出限,如何正确使用和解释各种限值,以及如何基于实验室在低水平浓度处的性能目标确定 LoQ 提出了建议。此方案适用于所有的定量检验项目,尤其是医学决定水平非常低(如接近于 0)的检验项目。此方案不仅适用于临床实验室,同时也适用于体外诊断试剂生产厂商,但该方案复杂,可作为性能确认试验。

(二)检测低限、生物检测限和功能灵敏度试验

1. 实验材料和要求 实验一般需要制备两种不同类型的样品。一种是空白样品,即不含有分析物,分析物浓度为零,用于确定检测低限;另一种是检测限样品,即含有低浓度的分析物。通

常需要制备几份浓度介于检测低限 1～4 倍的检测限样品，用于确定 BLD 和功能灵敏度。空白样品和检测限样品由检测系统做重复检测，计算各自的均值、标准差和变异系数。不同的检测限由空白样品和检测限样品数据做估计。

（1）空白样品：理想的空白样品应具有和检验的患者样品相同的基质。常使用检测系统的系列校准品中的"零浓度"校准品或不含分析物的样品专用稀释液作为空白。对某些项目，可使用术后已无某疾病的患者样品，如前列腺肿瘤术后患者的无前列腺特异性抗原（PSA）血清为空白样品。通常制备若干份空白样品，一份空白样品用作"空白"，其他几份用于制备检测限样品。

（2）检测限样品：证实方法的检测限时，在空白样品中加入分析物配制成检测限样品。加入的分析物量应是厂商说明的检测限浓度。在建立检测限时，需制备几份检测限样品，它们的浓度应介于检测低限浓度 1～4 倍。

（3）重复检测次数：没有硬性规定，但常推荐做 20 次重复测量，符合临床检验对重复检测实验的要求。CLSI 指南也建议实验室在验证厂商声明时做 20 次重复测量，但厂商在建立声明时最少做 60 次重复测量。厂商常推荐 10 次，为降低实验成本，实验室也可采纳做 10 次。

（4）实验需要的时间：如果主要从空白样品的重复性了解检测低限，常常做批内或短期实验。如果主要从"检测限"样品的重复性了解检测低限，推荐作较长时间的实验，代表日间检测性能，通常重复测量 10 次，每日 1 次，连续检测 10 日。

检测限评价样品制备及实验流程如图 6-4。

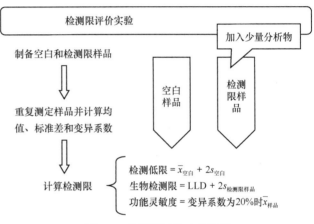

图 6-4 检测限评价实验流程

2. 检测低限评价试验 统计说明如果空白响应量的波动服从正态分布规律：各个单次检测的空白响应量 $x_{空白}$ 有 95% 的可能性为

$$\bar{x}_{空白} - 2s_{空白} \leqslant x_{空白} \leqslant \bar{x}_{空白} + 2s_{空白}，\text{即}\ |x_{空白} - \bar{x}_{空白}| \leqslant 2s_{空白}$$

若某个样品的检测响应量较空白响应量均值大 $2s_{空白}$，则被认为是空白响应量的可能性只有 5%，有 95% 的可能性属于样品内由分析物形成的检测响应量，它与空白均值相差 $2s_{空白}$ 以上。同理，响应量较空白均值相差 $3s_{空白}$ 以上时，还认为是空白响应量的可能性仅为 0.3%；而有 99.7% 的可能性是样品内由分析物形成的响应量。所以，若检测样品的响应量大于空白均值，但和空白均值相差 $2s_{空白}$ 或 $3s_{空白}$ 以下的，只能说这些响应量是空白样品单次检测的响应量，样品内没有分析物存在，或者表示分析物为零。超过 $2s_{空白}$ 或 $3s_{空白}$ 的响应量才认为是样品中真的含有分析物。检测低限示意图见图 6-5。

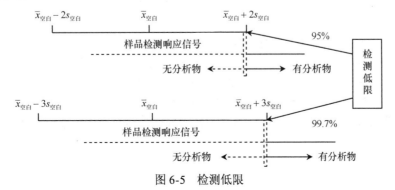

图 6-5 检测低限

图 6-5 中 $\bar{x}_{空白}$ 为空白重复检测响应量的均值，检测低限被定义为样品单次检测可以达到的非空白检测响应量对应的分析物量。检测系统或方法小于或等于检测低限的分析物量只能报告"无分析物检出"。通常估计 95% 或 99.7% 的两种可能性：

置信概率为 95% 时：LLD=$\bar{x}_{空白}$+2$s_{空白}$

置信概率为 99.7% 时：LLD=$\bar{x}_{空白}$+3$s_{空白}$

3. BLD 评价试验 大于检测低限的响应信号说明样品内有分析物，但是方法还不能正确报告定量结果。因为在这样低的浓度或其他量值的范围内，单次检测样品的反应响应量重复性较差。BLD 度量时，以检测低限加 2 倍或 3 倍检测限样品标准差的方式，确定检测系统或方法可定量报告分析物的最低浓度或其他量值的限值。

BLD 的具体度量方式为

95% 的置信概率时：BLD=LLD+2$s_{检测限样品}$

99.7% 的置信概率时：BLD=LLD+3$s_{检测限样品}$

在证实厂商声明的 BLD 时，检测限样品浓度的选择应和厂商的说明相同。BLD 的示意图见图 6-6。

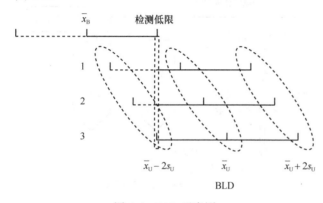

图 6-6 BLD 示意图

图 6-6 中有 3 个检测限的样品。$\bar{x}_U$ 为检测限样品重复检测的均值，$\bar{x}_U-2s_U$ 和 $\bar{x}_U+2s_U$ 分别为 95% 检测响应量的低限和高限。第 1 和第 2 个样品的检测响应量比检测低限的响应量还低，因此无法与单进行 1 次检测的响应量区分出是空白波动还是由分析物形成的响应量。只有第 3 个样品检测响应量都比空白检测响应量大，有 95% 的可能性。所以，第 3 个样品重复检测响应量的均值可以用来计算 BLD，即可定量报告结果的限值。

4. 功能灵敏度试验 功能灵敏度是指以日间重复变异系数为 20% 时对应检测限样品具有的平均浓度，这是检测系统或方法可定量报告分析物的最低浓度或其他量值的限值。为了估计功能灵敏度，须用多个检测限浓度来确定在低浓度处的精密度表现，从中选择具有或最近于 20% 变异系数的对应浓度，为可定量报告的最低浓度或其他量值的限值。在证实厂商声明的功能灵敏度时，使用的检测限样品浓度应和厂商的说明相同。

五、分析干扰试验

(一) 概述

1. 干扰及干扰类型 干扰（interference）是指在临床生化检验中，由于另一成分的影响或者标本的特性，待测的一定浓度的被分析物出现的有临床意义的偏倚。这种效应可能来自检测系统的非特异性、指示剂反应的抑制、被分析物的抑制（酶），或者任何其他的由标本偏倚决定的因素。标本中不同于分析物且能引起测试结果偏倚的组分称为干扰物/干扰物质（interferent/interfering substance）。标本中的一些生理物质（如胆红素、血红蛋白）对另一些物质分析时引起的干扰，称为内源性干扰（endogenous interference）；一种源自体外的物质（如一种药物或者它的代谢物、标本防腐剂，或者标本污染物）对标本中另一物质的分析引起的干扰称为外源性干扰（exogenous interference）。

知识拓展 6-4 　　　　　　　**干扰机制**

干扰物在分析过程中可能从以下几个方面造成干扰。

1.物理效应（physical effects） 干扰物与被分析物相似，如荧光、颜色、光散射、洗脱位置，或者是那些可以被探测或被测量的电极反应。

2.化学效应（chemical effects） 干扰物通过竞争反应物而抑制反应，或者抑制指示剂反应，也可以通过配位络合或沉淀反应而改变被分析物的形式。

3.酶的抑制（enzyme inhibition） 干扰物通过隔离金属激活剂，结合到催化部位，或者氧化关键巯基，而改变酶（分析物或者试剂）的活性。在以酶为基础的反应中，干扰物可能竞争关键的酶作用物。例如，腺苷酸激酶和肌酸激酶竞争腺苷二磷酸（ADP），因此在一些方法中被当成肌酐激酶而被错误地测量。

4.基质效应（matrix effects） 干扰物改变标本基质的物理特性，如黏度、表面张力、浊度或离子强度，引起分析物测量结果明显的改变。

5.交叉反应性（cross reactivity） 在结构上和某抗原相似的干扰物在免疫化学方法中与抗体发生"交叉反应"，这是非特异性的一种形式。例如，在测量茶碱浓度时咖啡因也被测定。交叉反应的程度被看作是免疫化学方法特异性的度量，但它并不是对干扰敏感性的有用估计。

6.水置换（water displacement） 非水溶性物质（蛋白质、脂质）通过取代血浆水的容量而影响以活性测定为基础的测量方法，如果想要测量被分析物在血浆的浓度，这些作用不被考虑为干扰。

7.非特异性（nonspecificity） 干扰物以与被分析物相同的方式发生反应，虽然与分析物有一些差别，但是在实验室内它们的实际效果是相同的，如酮酸干扰碱性苦味酸法试验，吲哚酚硫酸盐干扰重氮胆红素法试验。

2. 分析干扰评价的要求 患者结果与真值间的偏离主要有三个原因，即系统偏差、不精密度和干扰。在某种程度上由一个干扰物引起的未知因素可使临床检验结果具有显著误差。厂商和实验室有必要在医学需要的基础上评价干扰物，告知临床已知有医学意义的误差来源。

（1）分析干扰评价的目的：分析干扰评价试验主要是通过提供科学有效的实验设计，推荐测试的相关物质和浓度，提供适当的数据分析和解释，帮助制造厂商和其他分析方法的研发者确认分析方法对干扰物质的敏感性，评估潜在的风险，并将有意义的干扰声明提供给用户。同时通过制订系统的调查策略，规定数据收集和分析要求，促进实验室用户和厂商之间的更大合作，帮助临床实验室调查由干扰物质引起的不一致结果，判断某测定方法（或试剂）给出的结果是否受非分析物的影响及其影响程度，使新的干扰能被发现并最终被排除。

（2）干扰对临床的重要性：测定结果与真值间的偏离，可由测定方法的系统误差、不精密度、干扰引起，干扰可能是造成误差的一个原因。如果干扰物是恒定的将引起恒定误差，如果干扰物受病理生理因素影响，将引起随机误差，因此，实验室需要了解不同检测方法的干扰情况。由于干扰评价试验一般受标本条件限制，对实验室来说主要是黄疸、脂血、溶血及某些特殊项目的特殊干扰。不管何种情况，一个干扰物引起的未预料作用可导致对实验结果解释的严重误差，实验室应通过以下措施加以克服：①获取资料，确定是否有干扰物存在于标本中；②告诉医生，由于有干扰存在，结果可能不可靠；③使用对干扰物的敏感度不高和分析特异性高的分析方法。

（二）分析干扰评价方案

1. 分析干扰试验方案 由干扰物引起的误差通常是恒定系统误差，与分析物的浓度无关。有两种基本方法评价检测系统或分析方法对干扰的敏感性，但每一种方法都有内在局限性。

方法一：将阳性干扰物加入临床标本的混合液（干扰测定样品）中，与不加干扰物的同一混合液（干扰对照样品）组比较有无偏倚，称为"配对差异"试验。混合液的干扰物浓度应具有临床决定性水平，根据分析物情况应做几个临床决定性水平浓度处的实验。一般最有效的方法是在较高浓度下对系列可能的干扰物做初步筛选。如果不具有临床显著意义，则该物质不是干扰物，没有必要进一步做实验。反之，具临床显著意义的，应进一步做评价以确定干扰物浓度与干扰程度间的关系，这类实验称为"剂量响应"系列。

方法二：从被选择的患者标本组中寻找不准确的结果。选择原则：①疾病（如来自心脏病、肝病或肾病患者的标本）；②药物（如使用过某种想了解的药物的患者标本）；③其他不正常组分（如具不正常胆红素、脂质、血红蛋白或蛋白的标本）。该方法需要参考方法（即具低干扰性的良好特异性的方法），以确定在比较研究中的"真值"。

第一种方法为人为加入干扰物的方法，是目前常用的干扰试验的方法。

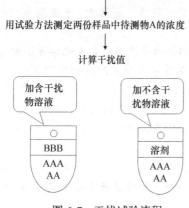

图 6-7　干扰试验流程

（1）试验步骤：见图 6-7。

（2）试验要求

1）试验样品：标准溶液或患者标本均可作为干扰试验的样品，由于患者标本来源方便、基质成分与实际样品相同，常选择患者标本作为试验样品。

2）吸量精确：吸量的精密度要尽可能高，以保证干扰样品和基础样品的体积一致。

3）加入干扰物的体积：加入干扰物的体积要尽可能小，以减少稀释。

4）干扰物的浓度：加入干扰物的浓度须达到有价值的水平，尽可能达到病理标本的最高浓度值。

5）可疑干扰物的选择：可根据方法的反应原理、干扰物数据库、厂家建议和文献提示选择可能的干扰物。一般常见的干扰物包括黄疸、溶血、脂血、防腐剂、抗凝剂、某些药物成分和食物成分等。常采用加入胆红素标准品来制备黄疸样品、机械溶血来制备溶血样品、加入脂肪标准品制备脂血样品或对高脂样品超速离心前后对比等进行干扰试验。

6）重复次数：每个样品通常要重复测定 2～3 次。

7）计算干扰值：干扰值=干扰样品测得值–基础样品测得值。

（3）可接受性判断：将干扰引起系统误差的大小与推荐的标准 TEa 进行比较，若小于 TEa 即可接受。

（4）方法学评价：第一种人为加入干扰物方法的局限性有以下几种。①在临床标本中的真实干扰物可能不是原来的药物而是代谢产物；②实验样品基质并不代表典型的有问题的临床样品；③加入的物质与临床标本中的干扰物不相同，如蛋白结合、沉淀或不均一性（异质性）；④可能实验水平选择太高或太低以致实验误差。

第二种方法的局限性主要是对实验变异缺乏控制对照。本方法并不能确定原因与作用的关系，它只能说明偏倚与估计的干扰物的某水平的相对关系；如果标本不新鲜，将会失去某些易变组分（如乙酰乙酸）；患者通常用多种药物，因此，难以证实何种药物的干扰作用；按疾病和用药对患者分类，不是不可能，但至少对许多实验而言非常困难；实验的成功取决于在检测的患者人群的标本中是否有此干扰存在；很少有公认的参考方法，有的参考方法难以在常规实验室中使用，另外，参考方法可能也同样的被干扰。

以上两种方法评价检测系统或分析方法对干扰的敏感性都有内在局限性，建议一起使用以相互补充。第二种方法是唯一可检出药物代谢物干扰作用的方法，它也是可肯定在真实标本中有干扰的一种方法。第一种方法可作为性能验证试验。

2. CLSI EP7-A2 方案 2005 年 11 月，CLSI 批准了《临床化学干扰试验——批准指南》第 2 版（EP7-A2），该文件是目前分析干扰评价实验最规范的标准。该文件利用 3 种实验方案进行干扰评价试验。第 1 种方案为"干扰筛选"（将潜在的干扰物添加到标本中评价干扰效应）。把一个潜在的干扰物添加到测试组中，然后评价相对于未加干扰物的对照组的偏倚，即"配对差异"（paired-difference）实验。如果引起的偏倚无显著临床意义，则该物质不是干扰物，无须进一步实验。反之，具有显著临床意义的偏倚的物质被认为是干扰物，这些物质需要进一步评价，以确定干扰物浓度和干扰程度两者之间的关系，即第 2 种实验方案——"剂量效应"（dose-response）实验。第 3 种方案为"利用患者标本做偏倚分析"评价干扰效应。为最大限度地减少患者血清标本中可能遇到意想不到的干扰情况的发生，该方法将分析来自患者的真实标本以评价内在的不同血清标本间的变异性。如果某个标本中出现一个可重复的"离群值"，则说明该标本中有潜在的干扰物存在。可重复的与标本相关的高"离散度"偏倚将能很好地证明干扰物的存在。

3. CLSI EP7-A3 方案 EP7-A3 于 2018 年发布，替代 2005 年出版的指南 EP07-A2。该文件所涉及的评价方案与 EP7-A2 相同，文件修订内容主要对干扰物筛查和描述过程进行了简化，并修订了统计学方法（图 6-8）。

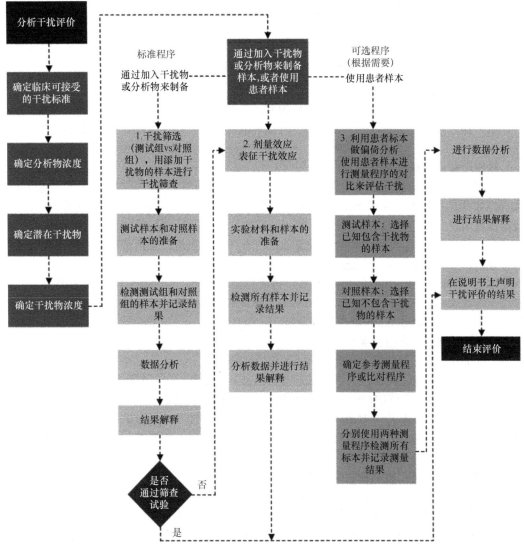

图 6-8　基于 EP7-A3 的分析干扰评价试验流程

第四节　定性检验方法性能评价

定性检验是指基于物质的化学或物理特性将其识别或分类的一组操作，如临床免疫学定性检验。免疫学检验包括①任何利用抗体与某物质作用而检测该物质的实验室方法；②利用特异性抗原或抗体能够绑定到分析物的配体-绑定实验。定性检验指只提供两种反应结果的检测方法（即阳性/阴性或者是/否）。阳性结果只说明分析信号超过了分析阈值（检出限）或临界值（临界值的设定给出简要的敏感性和特异性组合）。

一、精密度试验

（一）概述

1. 精密度的特点　在定性实验中，精密度是一个阳性或阴性标本，重复多次检测得到阳性或阴性结果的比率。临床免疫学定性检验程序若以量值或数值形式表达定性结果（如 ELISA 检测的 S/CO 值），精密度的定义与定量测定的相同，其验证方法可参照第三节"定量检验方法性能评价"。

2. 试验方法选择　如果检测系统或试剂厂家在其试剂盒说明书中给出了该方法或试剂的精密度数据，实验室可选择不同浓度（最好包括阳性、弱阳性及阴性）的患者血清，对该试剂的精密度（包括重复性和中间精密度）进行验证。如果厂家未能提供该试剂的精密度数据，实验室可参照 CLSI EP12-A2（2008）的不精密度曲线对该方法的精密度进行确认。

（二）精密度的验证

批内精密度是指严格的相似条件下，所得到的最佳精密度；批间精密度指在同一实验室，由同一（组）操作员在同一仪器上，使用同一方法和同种、同一批号试剂，在一段时间内（一般为一个月或 20 个工作日）对统一检测标本（常为质控品）测量结果的精密度。

1. 精密度验证的基本原则

（1）用于评估试验的标本一般采用临床实验室收集到的稳定或冷冻储存的血清（浆）标本；当实验室收集的标本不稳定或不易得到时，也可考虑使用稳定的、以蛋白质为基质的商品物质，如校准品或质控品。

（2）评估精密度时，应至少评估两个浓度水平标本的精密度。当两个浓度的精密度有显著差异时，建议增加至 3 个浓度。所选标本浓度应在测量范围内有医学意义，即至少有一个浓度在医学决定水平（medical decision levels）左右，再进行定性测定，即为接近临界水平的浓度。具体可参考试剂说明书中在评价精密度时所用的检测标本的浓度水平，亦宜用 2～4 倍临界值的标本，甚至阴性标本（浓度以在 0.5 倍临界值为宜）。

2. 重复性评估（批内精密度）

（1）试剂和校准品可使用不同批号的试剂和校准物。

（2）评估至少两个不同浓度（参考试剂盒说明书）的标本，在一个测试批内重复进行至少 20 个检测，计算所得 S/CO 值的均值（$\bar{x}$）和标准差（s），计算 CV%。

（3）质量控制检验时应同时至少检测一个质控品。当质控品结果超出规定的失控限，不论实验结果是否满意都应弃去不用，重新进行实验以取得实验数据。要保存所有的质控数据和失控处理记录。

3. 中间精密度验证（批间精密度）　除需在 10 日以上时间内单次（孔或管）重复进行至少 20 批检测外，其余操作与批内精密度验证相同。

4. 判断标准　CV% 和中间精密度变异系数均应小于相关标准的要求，同时应不大于试剂盒说明书给出的批间 CV%。若无可用的厂家标准时，可根据实验室检测方法的预期用途，制订本实验室的可接受标准。

有时以上精密度验证程序也用于精密度的确认。

案例 6-2：精密度的验证

1. 目的 厂家在定性检测乙型肝炎表面抗体（HBsAb）的试剂盒说明书中给出了该试剂的不精密度 CV% 值≤15%，实验室对该厂家提供的精密度进行验证。

2. 方法

（1）准备两份不同浓度的 HBsAb 弱阳性混合血清，分别为样品 A1、B1，两份 HBsAb 浓度阴性的混合血清，分别为样品 A2、B2。

（2）样品 A1、A2 当日检测 10 次，记录结果，计算所得 S/CO 值的均值（$\bar{x}$）和标准差（s），计算 CV%，作为重复性评估（批内精密度）。

（3）样品 B1、B2 每日检测一次，连续检测 10 日，记录结果，计算所得 S/CO 值的均值（$\bar{x}$）和标准差（s），计算 CV%，作为中间精密度验证（批间精密度）。

3. 结果 样品 A1、A2、B1、B2 的检验结果见表 6-2。

表 6-2 HBsAb 试剂盒的精密度验证结果

重复性评估			中间精密度		
一天检测 10 次	每次检测结果（S/CO）		每日检测一次 连续检测 10 日	每次检测结果（S/CO）	
	样品 A1	样品 A2		样品 B1	样品 B2
1	1.30	0.36	2.67	2.67	0.52
2	1.32	0.32	2.56	2.56	0.54
3	1.47	0.32	2.40	2.40	0.53
4	1.51	0.39	2.27	2.27	0.58
5	1.46	0.33	2.64	2.64	0.54
6	1.46	0.31	2.28	2.28	0.52
7	1.41	0.35	2.03	2.03	0.56
8	1.42	0.37	2.58	2.58	0.55
9	1.42	0.36	2.87	2.87	0.52
10	1.51	0.32	2.50	2.50	0.58
$\bar{x}$	1.42	0.34	$\bar{x}$	2.48	0.544
s	0.07	0.02	s	0.24	0.02
CV%	4.99%	7.78%	CV%	9.72%	4.26%

4. 结论 该试剂两个样品浓度的 CV% 为 4.99% 和 7.78%，均小于 10%，同时不大于试剂盒说明书给出的批内 CV%，验证通过。两个浓度的中间变异系数为 9.72% 和 4.26%，均小于 15%，同时不大于试剂盒说明书给出的批间 CV%，验证通过。

（三）精密度的确认

若厂家未能提供定性检测试剂或系统的精密度数据，实验室可参照 CLSI-EP12-A2（2008）文件，利用不精密度曲线来完成精密度的确认。

1. 不精密度曲线 用低-阴性或强-阳性样品来检测定性方法的精密度是不正确的，因为它们通常都远离医学决定水平。因此，评价精密度，需要用浓度接近临界值的分析物作为检验材料。厂家根据实验目的及临床所需敏感度和特异性来建立临界值浓度（C_{50}）。一旦厂家建立了临界值，用户很少改变它。低于临界值为阴性，高于临界值为阳性。如果实验室在最佳条件下用浓度恰好等于临界值的样品进行重复性试验，其 C_{50} 刚好等于厂家建立的临界值。由于最佳条件不易获得，厂家定义的临界值与实验室实际建立的 C_{50} 之间可能存在差异，定性实验中的偏倚将与之有关。CLSI-EP12-A2（2008）文件为定性试验性能评价的实验设计及数据分析提供了一个规范的、概括性的研究方法。

（1）确定 C_{50}：如果厂家说明书提供该检测试剂或系统的 C_{50}，可用该值做 C_{50} 的近似值。如厂家未能提供 C_{50}，可将阳性样品进行系列倍比稀释，然后对其重复检测，以确定能获得 50% 阳性和 50% 阴性结果的那个稀释度的浓度为 C_{50}。

（2）判断 C_{50} 是否正确：由于恰好 50% 阳性和 50% 阴性结果的 C_{50} 不容易获得，因此，样品稀释后进行 40 次重复检测，如果阳性结果百分数落在 35%～65%，都可判断为正确的 C_{50}，判断标准见表 6-3。

（3）对稀释后浓度接近 C_{50} 的样品进行重复检测 40 次或以上，记录每次阳性结果百分数。

（4）以样品稀释度为横坐标，以阳性结果百分数为纵坐标，拟合得到该方法的不精密度曲线。

表 6-3 C_{50} 是否正确的判断标准

序号	结果	40 次测试	C_{50}
1	阳性结果	≤13/40（32.5%）	不正确
		≥27/40（67.5%）	
2	阳性结果	（14～26）/40（35%～65%）	正确

（5）图 6-9 表明，用浓度 $<C_5$ 的样品进行重复检测，结果一致为阴性；用浓度 $>C_{95}$ 的样品进行重复检测，结果一致为阳性；用 C_5～C_{95} 区间内浓度的样品进行重复检测，将获得不一致的检测结果。因此，C_5～C_{95} 区间的宽度表示重复检测结果不一致的浓度范围。C_5～C_{95} 区间越窄，表示方法的精密度越好。

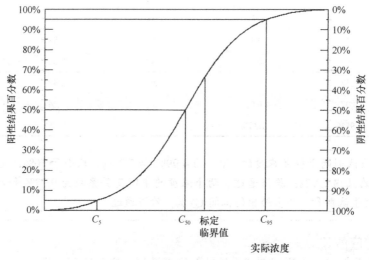

图 6-9   分析物浓度接近临界值的不精密度曲线

（6）两种不同的不精密度曲线比较见图 6-10，它们的 C_{50} 相同，说明两种方法间不存在系统误差。但方法 1 在接近 C_{50} 处的精密度高于方法 2，因为方法 1 在近 C_{50} 处的曲线更陡，任何一个方向，浓度稍有改变，将产生所有都是阳性或所有都是阴性的一致结果。方法 2 在近 C_{50} 处比较平滑，改变相同浓度将产生更多的是阳性和阴性结果的混合。所以，从不精密度曲线的陡峭程度及 C_5～C_{95} 区间的大小，可判断出方法 1 的精密度优于方法 2。

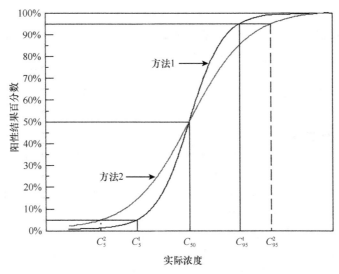

图 6-10　两种不同方法的不精密度曲线

2. 精密度试验方法　实验室需要进一步预设某一特定浓度范围（如 $C_{50}\pm20\%$），看它是否包含了 $C_5\sim C_{95}$ 区间。如果 $C_{50}\pm20\%$ 浓度范围包含了 $C_5\sim C_{95}$ 区间，浓度 $\geqslant(C_{50}+20\%)$ 的样品检测结果将一致，也就是说，在 $C_5\sim C_{95}$ 区间之外的样品检测结果可认为是"重复检测结果一致"的，因为浓度 $>C_{95}$ 的样品，重复检测均会得到阳性结果，浓度 $<C_5$ 的样品，重复检测均会得到阴性结果。$\pm20\%$ 只是用来举例，用户也可选择 $\pm10\%$ 或 $\pm30\%$，取决于实验目的和可接受的精密度。具体方法如下。

（1）以 C_{50}、C_{95}、C_5 和 $C_{50}\pm20\%$ 共 5 个浓度点做样品，重复检测 40 次，记录每次阳性结果百分数。

（2）根据实验数据，观察候选方法的 $C_{50}\pm20\%$ 浓度范围是否包含了 $C_5\sim C_{95}$ 区间（表 6-4），可以得出不同的结论。其中第 2 种情况"$C_{50}\pm20\%$ 包含了 $C_5\sim C_{95}$ 区间"，可以用于说明该方法精密度能够满足预期（$\pm20\%$）用途。

表 6-4　候选方法的 $C_{50}\pm20\%$ 浓度范围与 $C_5\sim C_{95}$ 区间的关系

序号	样品浓度	检测结果	与 $C_5\sim C_{95}$ 区间的关系	结论
1	$C_{50}+20\%$	阳性结果 $\leqslant35/40$（87.5%）	$C_{50}\pm20\%$ 在 $C_5\sim C_{95}$ 区间之内	浓度在 $C_{50}\pm20\%$ 的样品检测结果不一致
	$C_{50}-20\%$	阴性结果 $\leqslant35/40$（87.5%）		
2	$C_{50}+20\%$	阳性结果 $\geqslant36/40$（90%）	$C_{50}\pm20\%$ 包含了 $C_5\sim C_{95}$ 区间	$C_{50}\pm20\%$ 的样品检测结果一致
	$C_{50}-20\%$	阴性结果 $\geqslant36/40$（90%）		
3	$C_{50}+20\%$	阳性结果 $\geqslant36/40$（90%）	$C_{50}\pm20\%$ 部分落在 $C_5\sim C_{95}$ 区间内（$C_{50}+20\%$ 包含了 $C_5\sim C_{95}$ 区间，但 $C_{50}-20\%$ 在 $C_5\sim C_{95}$ 区间内）	$C_{50}+20\%$ 的样品检测结果一致，$C_{50}-20\%$ 的样品检测结果不一致
	$C_{50}-20\%$	阴性结果 $\leqslant35/40$（87.5%）		
4	$C_{50}+20\%$	阳性结果 $\leqslant35/40$（87.5%）	$C_{50}\pm20\%$ 部分落在 $C_5\sim C_{95}$ 区间内（$C_{50}+20\%$ 在 $C_5\sim C_{95}$ 区间内，但 $C_{50}-20\%$ 包含了 $C_5\sim C_{95}$ 区间）	$C_{50}-20\%$ 的样品检测结果一致，$C_{50}+20\%$ 的样品检测结果不一致
	$C_{50}-20\%$	阴性结果 $\geqslant36/40$（90%）		

二、符合率试验

（一）概述

1. 符合率的定义　符合率是指正在使用的方法（候选方法）与比较方法（参比方法或者"金

标准")之间的一致性。

2. 试验方法的选择 定性免疫试验符合率的验证可采取两种方法。①临床诊断符合率：当患者的临床诊断明确时，临床免疫学定性检验程序可用诊断准确度来验证诊断符合率。②分析性能符合率：可采用标准血清盘或与实验室目前使用的或业界公认比较成熟的参比方法进行比对，以实现符合率的验证。符合率确认比验证要求严格，包括不同疾病来源的标本、不同对照组的标本和标本数量等要求。

（二）与标准血清盘比对

标准血清盘多用于免疫学定性检测试剂的质量考核评价，有 WHO 血清盘、国家标准血清盘、厂家自制血清盘等。其中，国家标准血清盘是由国家最高法定检定部门生产的标准品，一般由中国食品药品检定研究院提供。实验室可采用国家标准血清盘对试剂盒进行验证，以有效地控制试剂盒在购进、储存和运输中的质量，保证试剂盒使用前的质量控制。

1. 选择和购买所需验证项目的标准血清盘的标准品 血清盘标准品包括阴性参考品、阳性参考品、灵敏度参考品、精密度参考品。不同检测项目的标准血清盘包含的各种参考品数量不同。

2. 标准品检测 用待评价的试剂盒对相应标准品进行检测，记录结果。

3. 判断标准 根据所购买的项目血清盘判断标准进行判断。

（三）方法符合率

当临床诊断不明确，且不能获得标准血清盘时，可采用评估方法符合率的方式来实现符合率的验证，包括用候选方法评估已知结果的能力验证或室间质评的样品，或不同方法和（或）相同方法在不同实验室之间的比对。此时，不适合用敏感性和特异性来描述比较的结果，但是可以验证候选方法与比较方法的诊断等效性。

1. 参比方法是经过验证，性能符合设定标准，日常室内质控、室间质评/能力验证合格的在用检测方法。

2. 至少选取阴性样品 10 份（包含至少 5 份其他标志物阳性的样品）、阳性样品 10 份（包含至少 5 份灰区弱阳性样品，1 份极高值阳性），共 20 份样品，随机每 4 份分成一组。用两种方法（候选方法、参比方法）每天按照患者样品检测程序平行检测一组样品，得出两种方法比较的 2×2 表（表 6-5）。

表 6-5 两种方法检测相同样品的 2×2 表

候选方法	参比方法	
	+	−
+	a	b
−	c	d
合计	a+c	b+d

3. 计算下列指标：

阳性符合率=(a/a+c)×100%

阴性符合率=(d/b+d)×100%

总符合率=(a+d)/(a+b+c+d)×100%

阳性似然比=阳性符合率/(1−阴性符合率)

阴性似然比=(1−阳性符合率)/阴性符合率

4. 可接受标准：为所用厂家检验方法（候选方法）标准。若无可用的厂家标准时，可根据实验室检测方法的预期用途，制订本实验室的可接受标准。

5. 由于评估标本中疾病的患病率对两种方法一致程度的影响很大，总符合率不一定能完全反映两种方法的一致程度，如果在不清楚疾病患病率的情况下，可计算两种方法一致程度的 95% 可信区间，再计算卡帕（Kappa）值来判断两种方法的一致性。具体计算过程可以按照下面的公式，计算两种方法一致程度精确的可信区间。

（1）计算一致程度的 95% 可信区间：$[100\%(Q_1-Q_2)/Q_3,\ 100\%(Q_1+Q_2)/Q_3]$

Q_1、Q_2、Q_3 按下面的公式计算：

$$Q_1=2(a+d)+1.96^2=2(a+d)+3.84$$

$$Q_2=1.96\sqrt{1.96^2+4(a+d)(b+c)/n}=1.96\sqrt{3.84+4(a+d)(b+c)/n}$$

$$Q_3=2(n+1.96^2)=2n+7.68$$

上述公式中 1.96 是标准正态分布曲线下相对于 95% 可信区间所对应的变量值。

（2）计算卡帕值评价两种方法的一致性。

卡帕值 ≥0.75 两者一致性较好；0.4≤ 卡帕值 <0.75 两者一致性中等；卡帕值 <0.4 两者一致性较差。

$$卡帕值=(P_0-P_e)/(1-P_e)$$

式中，P_0 是实际一致比，P_e 是期望一致比。

三、检出限试验

（一）概述

1. 检出限的分类　检出限可以分为以下三类，即仪器检出限、样品检出限和方法检出限。几种检出限相互关联，但不等同。

（1）仪器检出限相对于背景，是仪器检测的可靠最小信号。通常用信噪比（signal-to-noise ratio，S/N）表示，当（S/N）≥3 时，定义为仪器检出限。仪器检出限一般用于不同仪器的性能比较。

（2）样品检出限指相对于空白可检测的样品的最小含量。它定义为三倍空白标准偏差，即 3σ 空白（或 $3s$ 空白）。

（3）方法检出限是某检验方法可检测的待测物质的最小浓度或含量，方法检出限反映了检验方法的检出灵敏度，也是衡量不同实验室、实验方法和实验人员效能的一个相对标准。

2. 试验方法的选择　如果厂家试剂说明书提供检出限，或该方法能以定量形式表达定性结果时，实验室可对该试剂检出限进行验证。如果厂家试剂使用说明书未能提供该方法的检出限，实验室可参照规范流程建立检出限并进行确认。用于检出限验证或确认的标本可选用定值标准物质。若该检测项目有国家参考品，则可使用国家参考品或经国家参考品标准化的参考品；若无国家参考品，则使用可以溯源或量化的标本，如国际标准物质或可溯源至国际标准物质的样品。

（二）检出限的验证

1. 使用定值标准物质的样品，稀释至厂家声明的检出限浓度，在不同批内对该浓度样品进行测定（如测定 5 日，每日测定 4 份样品），样品总数不得少于 20 个。稀释液可根据具体情况选用厂家提供的稀释液或阴性血清，该阴性血清中，被验证的目标物必须阴性，其对应的相关物质（如抗原或抗体）也必须阴性，且试剂说明书声明的干扰物必须在允许范围之内。如果 ≥95% 的样品检出阳性，则检出限验证通过。

2. 使用标准血清盘的"灵敏度参考品"验证厂家声称的检出限。

有时以上检出限验证程序也用于检出限的确认。

（三）检出限的确认

1. 分析物浓度位于 $C_5\sim C_{95}$ 区间之外（$<C_5$ 或 $>C_{95}$）时，候选方法对同一样品的重复性检测将得到相同结果。因此，C_{95} 代表了某一试剂可以测出的最低被测量浓度。实验室可使用定值标准物质做样品，参照 CLSI EP12-A2（2008）文件建立候选方法的不精密度曲线（详细步骤请参考本节"精密度的确认"），不精密度曲线的 C_{95} 浓度即为候选方法的检出限。该浓度样品重复检测 20 次，应至少有 19 次为阳性反应。

2. 使用标准血清盘的"灵敏度参考品"或血清转化盘来确认检出限。

3. 根据 IUPAC 规定建立检出限：IUPAC 规定，若检出限的分析信号为 X_d，则 $X_d = x_B + k \cdot s_B$，并建议 k（可靠性系数）取 3，x_B、s_B 分别为有限测量次数的空白均值和空白标准差。

4. 亦可参照 CLSI EP17-A2（2012）文件对定性方法的检出限进行确认。

四、分界值的验证

（一）概述

1. 分界值（cut-off value）与 C_{50} 在定性试验中，分界值是指检测反应的某一点，低于此检测反应点的定性检测结果被判定为阴性（无反应性），而高于此点则被判定为阳性（有反应性）。值得注意的是，分界值与 C_{50} 在定义上存在差异。分界值由试剂生产厂家根据检测目的及临床敏感性和特异性建立，某一次测定结果的阴性和阳性对照信号值按一定公式计算出来，每次测定有可能会有所差异。而 C_{50} 指处于或接近临界值的分析物浓度，其一旦确定，是不变的。在理想条件下 C_{50} 浓度等于分界值。

2. 分界值验证的意义 试剂生产厂家一般都会根据检测目的在其试剂盒说明书中明确标注分界值的定义及计算方法，但该临界值不一定适用于实验室所检测的所有人群。因此，实验室有必要对新开展项目的试剂盒或更换试剂品牌时对分界值进行验证。确定合适的分界值，对于检测结果的判断，减少假阳性、假阴性具有重要的意义。

（二）验证方案

有条件的实验室可根据 LIS 数据定期对试剂盒的分界值进行回顾性验证，验证方案可根据具体条件选择以下 3 种方法之一。

1. 当分界值是基于阴性或阴性人群确定时（CLSI EP28-A3C 和 EP12-A2）。实验室可根据以下 3 种方式选择适合自己的做法。

（1）选择 40 例健康人的新鲜血清样品，检测结果用"1/3"原则来排除离群值，即将疑似的离群数据与其相邻数据之差 D 除以数据全距 R，若 $D/R \geqslant 1/3$ 则为离群值，检测过程中将发现的离群值舍弃，并用新的健康体检人群个体代替，最终确保 40 例检测结果都不含有离群值。若 40 例样品检测均小于说明书提供的分界值或仅有不多于 2 例样品超出说明书提供的分界值，则本次验证通过。

（2）选择健康人和其他标志物阳性的患者新鲜血清样品各 30 份，分 3～5 批，每日检测 1 批，在 3～5 日内完成，计算平均值 $\bar{x}$ 和标准差 s。分界值验证值为 $\bar{x}+3s$，若该验证值不大于说明书提供的分界值（或者在说明书提供的分界值 ±20% 内），则验证通过。

（3）选择 60 份健康人新鲜血清和 60 份目标标志物阴性而有其他免疫标志物阳性的患者新鲜血清，共 120 份，每日检测一批，一共测量 3～5 日，计算平均值、标准差，分界验证值为 $\bar{x}+3s$。若该验证值不大于说明书提供的临界值或在说明书提供的临界值 ±20% 内，则验证通过。

2. 当分界值同时基于阴性样品或阴性人群和阳性样品或阳性人群确定时，除上述方案外，还需增加阳性样品的验证。

选择弱阳性（浓度均匀分布在分界值 ±20% 内）的新鲜血清或质控血清样品共 60 例，分 3～5 批，每日检测 1 批，在 3～5 日内完成，计算平均值 $\bar{x}$ 和标准差 s，分界值验证值为 $\bar{x}-3s$。若验证值与说明书提供的分界值接近（或者在说明书提供的分界值 ±20% 内），则验证通过。

3. 基于 CLSI EP12-A2（2008）方案：制备足够 40 次重复检测的 C_{50} 浓度的样品，重复检测样品 40 次，确定每一份样品结果为阳性和阴性的百分比。若 C_{50} 的阳性结果的百分数处于

（14～26）/40（35%～65%），C_{50} 验证通过。

若验证不通过，实验室需在根据验证的结果评估本实验室条件下，该方法的假阴性、假阳性的可能性，并结合预期用途（筛查、诊断或确认试验等），制订本实验室的复检规则。

（三）分界值验证注意事项

（1）不一定要进行试验，可以通过查询既往检测样品的信息（如人群来源、临床诊断等）进行样品结果的回顾性验证。

（2）实验室可根据实际情况选择分界值的验证方法，如人类免疫缺陷病毒（HIV）试剂盒的验证，由于地方性法规的原因，实验室不能保存阳性患者血清，此时我们可选择使用阴性来源的样品来验证试剂盒的分界值。

（3）若选择用阴性样品进行验证，必须考虑其他阳性标志物的干扰。

（4）化学发光方法学的试剂盒进行分界值验证时，若使用阴性样品进行验证的话，可以通过统计发光反应数来进行分界值的验证。

（5）验证试验的原始数据要保存下来，以防日后查阅之用。

案例 6-3：HIV 抗体试剂的临界值验证

1. 目的　验证本实验室样品 HIV 抗体 ELISA 检测试剂的临界值。

2. 方法　阴性来源的临界值验证方法。

3. 步骤

（1）选择 60 份健康人新鲜血清和 60 份抗 HIV 阴性而有其他免疫标志物阳性的患者新鲜血清，共 120 份，分三批进行检测。

（2）计算所有样品检测结果 OD 值的均值（$\bar{x}$）和标准差（s），计算 $\bar{x}+3s$ 并与试剂盒说明书提供的分界值进行比较，若小于试剂盒说明书提供的分界值，验证通过，反之则不通过。

4. 结果　实验原始数据见表 6-6。

表 6-6　抗 HIV 抗体试剂盒的分界值验证原始数据

编号	OD 值	编号	OD 值	编号	OD 值	编号	OD 值	编号	OD 值	编号	OD 值
1	0.016	17	0.042	33	0.017	49	0.024	65	0.015	81	0.024
2	0.021	18	0.023	34	0.016	50	0.027	66	0.012	82	0.017
3	0.018	19	0.021	35	0.035	51	0.020	67	0.015	83	0.018
4	0.025	20	0.022	36	0.025	52	0.026	68	0.018	84	0.015
5	0.017	21	0.022	37	0.016	53	0.023	69	0.021	85	0.021
6	0.018	22	0.022	38	0.017	54	0.025	70	0.023	86	0.019
7	0.017	23	0.023	39	0.020	55	0.025	71	0.018	87	0.017
8	0.018	24	0.043	40	0.013	56	0.030	72	0.018	88	0.026
9	0.016	25	0.017	41	0.021	57	0.040	73	0.016	89	0.023
10	0.017	26	0.014	42	0.029	58	0.019	74	0.017	90	0.017
11	0.017	27	0.016	43	0.027	59	0.024	75	0.013	91	0.023
12	0.017	28	0.020	44	0.029	60	0.026	76	0.017	92	0.016
13	0.015	29	0.012	45	0.024	61	0.028	77	0.019	93	0.016
14	0.020	30	0.017	46	0.031	62	0.017	78	0.030	94	0.025
15	0.017	31	0.017	47	0.020	63	0.019	79	0.020	95	0.021
16	0.022	32	0.017	48	0.021	64	0.021	80	0.014	96	0.023

续表

编号	OD 值	编号	OD 值	编号	OD 值	编号	OD 值	编号	OD 值	编号	OD 值
97	0.019	101	0.016	105	0.020	109	0.012	113	0.013	117	0.012
98	0.018	102	0.017	106	0.016	110	0.018	114	0.011	118	0.009
99	0.021	103	0.013	107	0.015	111	0.017	115	0.010	119	0.013
100	0.020	104	0.013	108	0.012	112	0.011	116	0.011	120	0.017

5. 结论　由表中数据计算 $\bar{x}+3s=0.038$，小于试剂盒分界值 0.209，验证通过。

第五节　半定量检验方法性能评价

本节介绍尿液自动干化学分析仪检验性能评价方法，供半定量检验方法参考。

一、要　　求

尿液自动干化学分析仪性能验证的内容至少应包括阴性和阳性符合率。对于尿液自动干化学分析仪来说，一般还应对其重复性、实验室内比对等指标进行评价。

二、性能评价指标及评价方法

（一）重复性

1. 评价方法　收集患者新鲜的尿液样品（阴性和阳性两个水平，阳性样品至少需要尿糖、尿蛋白、隐血、亚硝酸盐、白细胞等几个指标阳性），按仪器操作说明书进行操作，连续进行 20 次测定，分析结果。

2. 结果判断　阳性尿液样品检测后最高与最低结果的差值不超过 1 个等级，且不可为阴性；阴性样品结果不可为阳性，符合率要求大于或等于 90%。

（二）阴性和阳性符合率

1. 评价方法　使用尿液自动干化学分析质控物（阴性和阳性两个水平）按仪器操作说明书进行操作，连续进行 20 次测定，分析结果。

2. 结果判断　阳性质控物最高与最低结果的差值不超过 1 个等级，且阴性不可为阳性，阳性不可为阴性。符合率要求大于或等于 90%。

（三）实验室间比对

在确认尿液自动干化学分析仪的有效性及其性能指标符合要求后，至少使用 5 份临床样品（含正常和异常水平），与实验室内同型号的已知性能的尿液自动干化学分析仪进行比对。定性检测偏差应不超过 1 个等级，且阴性不可为阳性，阳性不可为阴性。尿液自动干化学分析仪如型号不同，可不进行比对。

第六节　生物参考区间的建立、转移与验证

实验室应为检验项目提供可靠的参考区间，供临床对检验结果做出判断，发挥检验报告的临床意义。实验室在引入新项目、检测系统改变或检测人群类型不同等情况应建立或验证参考区间，并定期评审参考区间的适用性。

一、建立参考区间的要求及依据

1. 确定参考区间可靠性的要求　ISO15189 中明确规定，临床实验室"应定期评审生物参考区间。如果实验室有理由相信某一特定参考区间不适用于参考人群，则应调查，如必要，应采取纠正措施"。"当实验室更改检验程序或检验前程序时，如适用，也应评审生物参考区间"。因此，实验室为所开展的检验项目确定可靠的参考区间也是医学实验室质量管理和实验室认可的基本要求。

2. 参考区间建立和应用的文件　2008 年，美国临床和实验室标准化协会（CLSI）发布了《临床实验室如何定义、建立和验证参考区间核准指南（第三版）》（CLSI C28-A3）。2012 年 12 月 24 日我国发布了《临床实验室检验项目参考区间的制定》（WS/T 402-2012），并于 2013 年 8 月 1 日实施。这为参考区间的建立和应用提供了规范依据。

知识拓展 6-5	各术语的区别和联系

1. 观测值（observed value）　通过观测或者测量受试者某标本而获得的值。临床可用该值来与参考值、参考范围、参考限或参考区间相比较。

2. 参考个体（reference individual）　依据临床对某个检验项目的使用要求确定选择原则，以此选择检测参考值的个体。注意：确定该个体的健康状态非常重要。

3. 参考区间（reference interval）　是介于参考上限和参考下限之间的值，包括参考上限和参考下限。

4. 参考限（reference limit）　依据所有参考值的分布特性及临床使用要求，选择合适的统计方法进行归纳分析后确定的限值，包括参考上限和参考下限。参考值的一部分小于或等于参考下限，一部分大于或等于参考上限。参考限是用来描述参考值和区别其他类型的决定水平。

5. 参考群体（reference group）　所有参考个体的总和。注意：参考群体中的参考个体数量通常未知，因此它是一个假设的实体。

各术语间的关系见图 6-11。

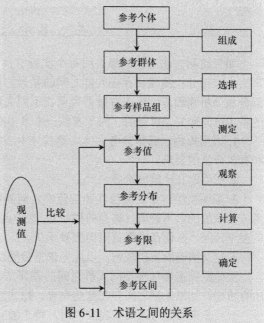

图 6-11　术语之间的关系

二、建立参考区间的步骤

1. 新的分析物或新的分析方法　为一个新的分析物建立参考值，或以前已检测过的分析物以一个新方法建立参考值，必须按照以下程序进行。

（1）查阅文献，列出该项目的生物变异和分析干扰因素，用于选择参考个体。

（2）建立选择、排除和分组标准，并设计一个适当的调查表，该调查表能在潜在的参考个体中显示这些标准。

（3）为参考区间研究的参与者编制适当的书面知情同意书，参考个体完成调查表。

（4）根据调查表和其他健康评价结果对潜在的参考个体进行分类。

（5）依排除标准或其他指示缺乏良好健康状况的评价从参考样品组中排除不符合要求的候选对象。

（6）设定可信限，确定合适的参考个体数。

（7）将样品采集前和采集时对受检者的要求详细告诉各个受检参考个体，做好采样前的各项准备工作。

（8）正确收集和处理样品，处理方式须与为患者进行的实际常规操作一致。

（9）在良好的控制条件下，用事先指定的方法对处理好的样品进行检测，获得参考值结果。

（10）检查参考值数据，绘制直方图，了解数据的分布特征。

（11）检查有无明显的误差或离群值，若有，按事先约定的原则，剔除不符合要求的数据，再补上必须的数据。

（12）分析参考值，如选择一种评估方法，估计参考限和参考区间（如果合适，可对参考区间进行分组）。

（13）记录以上所有步骤和程序，并归档保存。

2. 已检测过的分析物　在合适的情形下，实验室基于其他实验室或厂商先前建立的、有效的参考值研究中转移的参考区间是可以接受的，而不需要进行新的全程研究。但是必须注意到，只有待测试的群体和整个方法学（包括从测试个体的准备到分析测量）均是相同的或具有可比性，转移才能被认可和接受。不同检测系统或方法的可比性可使用《用患者样本进行方法比对及偏倚评估》（CLSI EP9）验证确认。

三、多中心参考区间研究

如果检测方法可比，那么由每个实验室决定自己的参考区间是假设参考人群之间存在差异。事实上有部分检测项目存在人群之间的差异，如血清肌酐浓度或者某些特异性蛋白等。但是对大部分被分析物而言，很少有数据表明在不同人群之间存在差异。因而通过多中心的努力形成统一的参考区间研究是可行的。为了实施一个多中心的参考区间研究，必须满足以下标准。

1. 采用推测法选择参考主体。参与分中心的数量，募集个体的数目，应当满足按年龄、性别和种族分组的要求。

2. 明确定义检验前阶段。

3. 证明检验结果的溯源性和实验室之间的标准化。理想的操作是使用两个或者两个以上经参考方法赋值的参考物质（冻存的样品）。这一点非常关键，因为它保证了结果可以溯源至更高级别的参考区间，从而在世界范围内都被承认。

4. 定义明确的质控规则，以此为依据接受或者拒绝每个实验室的分析数据。

实验数据能够体现不同人群之间的差异，如果观测到组间差异没有统计学意义，就可以合并所有数据。如果人群之间存在这些差异，那么差异必须记录在案。

一旦多中心参考区间被建立以后，每个独立实验室只需要验证参考区间。

四、参考区间转移

确定一个可靠的参考区间非常重要，但需要投入大量的人力物力，费用昂贵。通过一些经济、简便的验证程序，把一个实验室已建立的参考区间转移到另一个实验室是一个非常有用的方法。

1. 转移参考区间需满足的条件　要把这些参考值数据转移到用户实验室，这些参考值数据必须满足某些必要条件用户实验室方可接受。这些条件因不同的情况而定，主要包括以下内容。

（1）分析系统的可比性。如果已经存在目前使用的检测系统检验服务对象某一项目适当的参考区间，那么在同一实验室内，改变检测系统的组成（方法或仪器）后，参考区间的转移就成为两个检测系统的可比性问题，可按照 CLSI EP9 文件利用患者标本进行方法比对和偏倚评估。一般来说，如果上面提及的检测系统具有类似的不精密度和已知的干扰，使用相同的标准品或校准品，报告单位相同，在不同的检测系统进行检验，若测定结果的绝对值具有可接受的可比性，那么参考区间可以转移给新的或更改组成后的检测系统。但是，这种可比性若不能用 CLSI EP9 文件得到验证，那么实验室必须进行新的参考值研究。

（2）受试人群的可比性。如果临床实验室使用的检测系统与其他实验室或诊断试剂生产商的检测系统相同或具有可接受的可比性，希望把他们已经建立的参考区间转移到实验室，这种情况就要看检验服务对象或人群的可比性。此外，参考值研究的检验前因素也必须可比，如参考个体的检验前准备、标本采集和处理程序等。临床实验室进行这一类型参考区间的转移日益普遍。可以利用下面介绍的方法验证参考区间。

五、参考区间的验证

相同或具有可比性的分析系统之间参考区间的转移，主要通过以下 3 种方法来评估其可接受性。

1. 主观评定　此种方法是通过认真审查原始参考值研究的有关因素来主观地评价转移的可接受性。要做到这些，参考总体中所有参考个体的地区分布和人口统计学情况都必须有适当的描述，相关资料亦可用于评审。检验前和检验过程中的有关细节、分析方法的性能、所有的参考值数据及评估参考区间的方法等都必须加以证明。如果实验室工作人员要参与某些因素的判断，这些因素的接收实验室和检验服务的对象都必须保持一致。那么，除上述所有考虑的因素需要文件化外，接受参考区间的实验室无须做任何验证研究，参考区间即可转移。

2. 小样品参考个体的验证　另一种情况是，用户或接收实验室希望或被要求验证试剂厂商或其他实验室报告的参考区间。接收实验室在检验服务的总体中抽出 20 个参考个体，比较小标本参考值和原始参考值之间的可比性。需要指出的是，接收实验室的操作必须和原始参考值研究的检验前和检验中各因素的控制保持一致。如果接收实验室和原始参考值研究的检验服务对象在地理分布或者人口统计学上存在导致参考区间差异的明显不同，参考区间的转移就毫无意义。

对于转移验证研究，参考个体的选择和参考值的获得必须与厂商或提供参考区间的实验室制订的方案保持一致。20 个参考个体应合理地代表接收实验室选择的健康总体，并且满足其排除和分组标准。依照标准操作规程检测标本，检测结果用 Reed/Dixon 进行离群值检验。发现离群值均应弃用，并用新的参考个体代替，以确保 20 例测试结果不含离群值。

如果 20 例参考个体中不超过 2 例（或 10% 的结果）的观测值在原始报告的参考限之外，厂商或提供参考区间的实验室报告的 95% 参考区间可以接受。若 3 例以上超出界限，再选择 20 个参考个体进行验证，若少于或等于 2 个观测值超过原始参考限，厂商或提供参考区间的实验室报告的参考区间可以接受。若又有 3 个超出参考限，用户就应该重新检查一下所用的分析程序，考虑两个标本总体生物学特征上可能存在差异，并且考虑是否按照大规模研究指南建立自己的参考区间。

3. 大标本参考个体的验证　有些时候实验室希望通过一个更加大规模的参考区间转移研究来分析一些对本地的临床解释起到决定性关键作用的分析物。在这种情形下，也可以选择稍微多一点（大约 60 个）的参考个体进行评估和验证。实验室从检验服务对象的总体中选择 60 个参考个体，按照上述 20 个参考个体验证参考区间的要求和方法，探讨与原始参考值数据之间的可比性。

六、半定量项目生物参考区间的验证

选择健康体检者 20 名，年龄为 20~60 岁，要求体检人群空腹、无器质性疾病、无药物治疗和饮食治疗、无输血与手术史，妇女不在妊娠期和哺乳期。若检测结果有不超过 1 例的观测值在原始报告的参考限之外，则认为该参考区间有效，结果符合要求。

七、定性项目生物参考值的验证

参见本章第四节"定性检验方法性能评价"。

本章小结

掌握临床检验质量规范、可报告范围、量值溯源、测量不确定度等概念，是学习临床检验方法性能验证与确认的前提。检测系统或方法的性能可否接受，是决定检测系统能否应用于常规工作的前提。定量检测系统或方法的分析性能主要包括精密度、正确度、检出限和定量限、线性/临床可报告范围、分析干扰、携带污染等指标。虽然生物参考区间不是检测系统或方法的分析性能的指标，但与服务对象密切相关，需要评价。在报告患者检测结果前，必须做性能指标验证或确认。验证的性能指标主要包括精密度、正确度、可报告范围和参考区间。如果实验室改变了检测系统任何环节或建立新的检测系统，则必须对所有性能进行确认。定性和半定量检测系统或方法的分析性能跟定量检测系统或方法的分析性能不同，但也需要做验证或确认。诊断灵敏度和诊断特异性等诊断性能指标，是对方法的诊断准确性进行评价，与检测系统或方法的性能评价的目的、方法和意义均不相同。

（黄宪章　林海标　石　文）

第七章　室内质量控制

室内质量控制（internal quality control，IQC）是临床实验室实施检验过程监控，评价测量结果的可靠程度，及时发现并排除质量环节中的不满意因素的重要措施。《医疗机构临床实验室管理办法》明确规定：医疗机构临床实验室应当对开展的临床检验项目（包括定量检验项目和定性检验项目）进行室内质量控制。

案例 7-1：测量误差与室内质量控制知识要求

到医院实习的小冯同学在生化专业室第一天上班时，见到了一台台崭新的大型生化流水线检测系统时很兴奋地说道："老师，现在检验科的仪器设备这么先进，做出来的检测结果一定都是很准确的，测量误差一定很小，还用做质控吗？"

小冯同学说的问题很重要。实验室检测结果准确、可靠是临床检验工作的首要前提，先进的仪器设备能够极大地提高检测效率，也大大提高了检测的准确率，但是不能保证每一个检测结果都是对的。那么，如何确保检验结果的准确性？室内质量控制是必需的，它能很好地控制日常工作中的测量误差。

问题：

1. 怎样应用室内质量控制的基本概念，测量误差和允许总误差的概念，质控物的选择和使用，质控图的选择和应用、常见质控规则的符号和定义，多规则质控方法等知识解释临床实际问题？

2. 举例说明室内质量控制失控原因分析和处理的步骤，室内质量控制数据的管理，室内质量控制方法的设计。

3. 简述室内质量控制发展史，定性实验的室内质量控制方法，应用患者数据的质控方法。

第一节　室内质量控制基本知识

室内质量控制简称室内质控，指由实验室工作人员按照实验室规定的程序，测定稳定样品中的特定组分，连续评价实验室工作的可靠程度，以此判断检验报告是否可发出，并及时发现和排除各环节中可能导致结果不满意的因素的一项工作过程。室内质量控制旨在控制本实验室常规工作的精密度，提高常规检测工作批内、批间结果的一致性。

一、室内质量控制发展史

1924 年 5 月 16 日应用工程师休哈特（Shewhart）在研究如何提高工业产品的质量时首先使用了质控图，并于 1931 年出版了《产品生产的经济质量控制》一书，提出并系统论述了应用统计工具对产品质量进行控制的思想和方法，这被公认为质量管理思想的起源。

1950 年利维（Levey）和詹宁斯（Jennings）首先将质控图用于临床实验室的质量控制，通过对患者标本做双份测量后计算平均值和极差，并绘制质控图。1952 年亨利（Henry）和塞加洛夫（Segalove）在其基础上对质控图进行了改良，用稳定的参考物质做重复测量，并将各个测量结果直接点在质控图上。在质量控制过程中，使用质控物、将单个测量结果直接标在图上，这种做法发展为当今所熟悉的利维-詹宁斯（Levey-Jennings）质控图，是室内质量控制的重要内容。

　　20 世纪 70 年代，韦斯特加德（Westgard）等提出了许多质量控制规则，如著名的韦斯特加德多规则（Westgard multi-rules），发展了系统化的统计质量控制理论，并采用计算机模拟（computer simulation）方式对质量控制规则和方法的性能特征进行设计和评价。至 90 年代，Westgard 等提出了新的质量控制方法设计工具，即操作过程规范（operation process specifications，OPSpecs）图。21 世纪初，Westgard 开始尝试将工业管理上使用的六西格玛（six sigma，6σ）质量管理方法应用于临床实验室质量控制。

　　室内质量控制在临床实验室的应用和发展，对于提高检测水平、提高检测质量起到了巨大的推动作用，显著促进了检验医学的发展。

二、统计质量控制基本知识

（一）统计质量控制的基本概念

　　1. 定义　统计质量控制（statistical quality control，SQC）又称统计过程控制（statistical process control，SPC），应用统计方法对过程中的各个阶段进行监控和诊断，以保证和提高产品（检验结果）质量。SQC 强调全过程的预防原则。

　　2. SQC 的作用　对于操作者，可用 SQC 方法改进他们的工作；对于管理者，可用 SQC 方法消除生产部门与质量管理部门间的传统矛盾，并可用 SQC 方法控制产品质量，减少返工与浪费，提高工作效率及质量水平。

　　3. SQC 的特点　① SQC 是全系统、全过程的，故要求全员参加，且人人有责；② SQC 强调用科学的方法（主要是统计技术，尤其是质控图理论）来保证全过程的预防原则。

（二）运用统计学方法观察检验结果质量

　　影响检验结果质量的因素，如人、机、料、法、环等，无时无刻不在发生变化，导致检验结果的变异。这种变异并非漫无边际，而是在一定范围内按照一定的规律变化，如随机现象的统计规律。

　　1. 随机现象的描述　通常应用分布来描述随机现象，如计量数值服从正态分布、计件数值服从二项分布、计点数值服从泊松分布；而通过研究分布可以知道变异的幅度及出现一定变异幅度的可能性（概率），这就是统计规律。对于计量特性值（如浓度）测量变异的描述，最常见的是正态分布（图 7-1）。

　　2. 正态分布曲线的特点　它是以均值为中心、左右完全对称的钟形曲线；均值位于横轴上方曲线的最高点。正态分布有两个参数，即平均值（μ）和标准差（σ），样品含量大时，采用 s 表示标准差；μ 是位置参数，σ 是变异参数。一般用 $N(\mu, \sigma^2)$ 表示均值为 μ、方差为 σ^2 的正态分布。正态曲线下的面积有一定的分布规律，如假定正态曲线总面积为 1 或 100%，则理论上曲线下面积如图 7-1 所示，其中 $\mu\pm\sigma$、$\mu\pm2\sigma$、$\mu\pm3\sigma$ 的面积占总面积的比例分别为 68.27%、95.45%、99.73%。

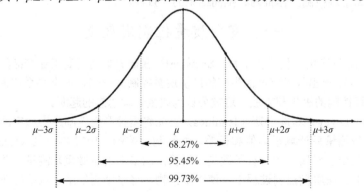

图 7-1　正态曲线下的面积分布

第二节　室内质量控制要素

一、质控物的选择和使用

专门用于质量控制目的的样品被称为质控物（control material）。实验室可以购买商品化的质控物，也可以用实验室剩余的检测标本制备质控物。为了做好统计过程控制，实验室应根据自己的实际情况结合以下原则选择和使用最适合的质控物。

1. 基质　检测某一分析物时，除该分析物外的其他成分就是该分析物的基质（matrix）。制备质控物所用的基础材料一般为人或动物的全血、血清、其他体液或者标准菌株。除分析物外的所有其他成分的存在对分析物检测产生的影响称为基质效应（matrix effects）。理想的质控物应和检验的标本具有相似或相同的基质状态，从而使质控物与检验的标本具有相同的基质效应。

2. 稳定性　是反映质控物性能的重要指标之一。任何质控物有变化，不稳定是绝对的；稳定、不变化是相对的。认为质控物很稳定，是因为在较短的时间内它的变化很缓慢，甚至检验的手段无法反映；认为不稳定，是因为经过较长的时间，质控物的检测值会有变化。厂商为定值质控物提供的预期范围很宽，其实已经考虑到质控物的缓慢变化会使实际检测值有偏离初始均值的倾向，但是只要检测值仍然在"宽大"的预期范围内，厂商不承担任何责任。在厂商说明的有效期内，有关质控物性能的各个指标，如冻干品的复溶性能、有无浑浊的表现、各被检分析物实际检测值是否在规定的范围内等是否和说明书相符，都是产品稳定性的反映，是评价质控物稳定性的重要指标。好的质控物可以在规定的保存条件下，至少稳定 1～2 年。实验室尽量购买满足 1 年用量的同一批号的质控物，以达到在较长时间内观察控制过程的检验质量变化的目的。

3. 瓶间差及瓶装量　临床实验室开展统计过程控制的主要目的是控制检验结果的重复性。在日常控制中，质控物检验结果的变异是检测不精密度和更换的各瓶质控物间差异的综合。只有将瓶间差异控制到最小，才能使检测结果间的变异真正反映日常检验操作的不精密度。

质量好的质控物在生产时除极其注意均匀混合外，还特别用称量法控制分装加样时的重复性。一般可将重复加样的变异系数（CV）控制在 0.5% 以内。但是用户在使用冻干的质控物时应注意复溶操作的标准化，否则会由实验室自身的因素造成新的瓶间差。

市场上已提供液体质控物，它消除了复溶过程可能引入的误差，但是这类产品较昂贵，且含有防腐剂类的添加物，会对某些检测方法引入基质差异的误差。所以对某些检验方法来讲，减少了瓶间差，却付出了高费用和引入新基质效应的代价。液体质控物在开瓶后一般可稳定 14～30 日，冻干质控物复溶后通常只稳定 48 h。所以液体质控物的稳定可减少浪费、消除瓶间差，也消除了操作人员复溶过程的操作误差，已被不少实验室采用。除考虑瓶间差的因素外，还必须考虑瓶装量。大包装通常价廉，但未使用完可能会导致浪费。因此，用户要根据自己日常工作中质控物的使用频次及使用量，来选择瓶装量。

4. 定值和非定值质控物　质控物分为定值质控物和非定值质控物两种。在定值质控物的说明书中注明了被定值的各分析物（检验项目）在不同检测系统下的均值和预期范围，用户从中选择和自己一样的检测系统的定值表，作为工作的参考。必须注意的是，生产厂商所定的值是生产厂商为保护自己利益的保险范围，它们标示的预期范围只是告诉用户，只要你的测定值在预期范围内，说明它的质控物是好的，实际工作中用户不能将预期范围认为是控制的允许范围。

非定值质控物的质量其实和定值质控物是一样的。只是生产厂商没有邀请一些实验室为质控物做检测，因而这样的质控物就没有定值。不论定值还是非定值的质控物，用户在统计过程控制中，都必须用本实验室的检测系统确定自己的均值和标准差。只是定值质控物有一个预期范围，便于用户对照，即使用户的均值和生产厂商提供的均值相似，也不能说明用户检测结果准确，不相似也不能说明用户的准确度有问题。

5. 质控物浓度   许多检验项目在不同浓度时的临床价值和意义并不一样。临床实验室首先要关心检测系统在医学决定水平值处的质量。如果只做一个水平的质控物检测，反映的质量是整个可报告范围中一点的表现，只说明在该质控值附近的样品的检验结果符合要求，难以反映具有较高或较低分析物水平的样品检验结果是否也符合要求。若能同时做 2 个或更多水平的质控物检测，则反映的质量是一个范围的表现，那么质量控制的效果将更好。因此，在选择质控物时应选择 2 个或 3 个不同浓度的质控物，最好是在医学决定水平值处先选一个浓度水平的质控物，再选用在可报告范围的上下限值处浓度的质控物。

6. 质控物的正确使用   在使用质控物时应注意：①严格按照质控物说明书规定的步骤操作；②冻干质控物的复溶要确保所用溶剂的质量；③冻干质控物复溶时所加溶剂的量要准确，尽量保证每次加入量一致；④冻干质控物复溶时应轻轻摇匀，使内容物完全溶解，切忌剧烈振摇；⑤质控物应严格按照使用说明书规定的方法保存，不使用超过保质期的质控物；⑥质控物要在与待检测样品同样的测定条件下测定。

7. 质控物的检测   在每一个分析批内至少对质控物作一次检测。检测系统或试剂的厂商应向用户推荐每个分析批使用质控物的数量。用户可根据不同情况，增加或减少质控物测定次数。

用户应确定每一分析批内质控物的位置，原则是在报告一批患者检测结果之前，须对质控结果做出评价。确定质控物的位置须考虑分析方法的类型及可能产生的误差类型。例如，在用户规定的分析批长度内，进行非连续样品检测，质控物放在标本检验结束前，可监测偏倚；如将质控物平均分布于整个分析批内，可监测漂移；若随机插于患者标本中，可检出随机误差。在任何情况下，都应在报告患者检测结果前评价室内质量控制结果。

二、质控图的选择和应用

质控图是对检验过程质量加以测定和记录，从而评估和监察过程是否处于控制状态的一种统计图。质控图上有中心线（central line，CL）、上控制限（upper control limit，UCL）和下控制限（lower control limit，LCL），并有按时间顺序排列的质控结果或质控结果统计量值的描点序列。完整的质控图应包括质控结果、质控物名称、浓度、批号和有效期、质控图的中心线和质控限、分析仪器名称和唯一标识、方法学名称、检验项目名称、试剂和校准物批号、每个数据点的日期和时间、干预行为的记录、质控人员及审核人员的签字。在临床实验室实际工作中最常用的是 Levey-Jennings 质控图、Z-分数图和尤登（Youden）图等。临床实验室在应用质控图时，必须要先设定质控图的中心线和质控限，然后才能应用质控规则（如 Westgard 多规则）来判断每一分析批是否在控。

（一）设定质控图的中心线（均值）

1. 稳定性较高的质控物   质控图的中心线必须由实验室使用自己现行的检验程序进行确定，定值质控物的标定值只能作为参考。

（1）暂定中心线（均值）的设定：为了确定中心线，新批号的质控物应与当前使用的质控物一起进行测定。根据 20 次或更多次独立批获得的至少 20 次质控结果，对数据进行离群值检验（剔除超过 3 s 外的数据）后计算出均值，作为暂定中心线（均值）。以此作为下一个月室内质控图的中心线进行室内质控，当第二个月结束后，将该月的在控结果与前 20 个质控测定结果汇集在一起，计算累积均值，以此累积的均值作为下一个月质控图的中心线（均值）。重复上述操作过程，连续累积 3～5 个月。

（2）常规中心线（均值）的建立：以最初 20 个质控测定数据和 3～5 个月在控数据汇集的所有数据计算的累积均值作为质控物有效期内的常规中心线（均值），并以此作为以后室内质控图的中心线。对个别在有效期内浓度水平不断变化的项目，则需不断调整中心线（均值）。

2. 稳定性较低的质控物   在 3～4 天，每天分析每一水平质控物 3～4 瓶，每瓶进行 2～3 次重复测定。收集至少 20 个数据后，计算均值，并对数据进行离群值检验。如果发现离群值，剔除后需重新计算余下数据的均值，以此均值作为质控图的中心线（均值）。

（二）标准差的建立

1. 稳定性较高的质控物

（1）暂定标准差的设定：为了确定标准差，新批号的质控物应与当前使用的质控物一起进行测定。根据 20 次或更多次独立批获得的至少 20 次质控结果，对数据进行离群值检验（剔除超过 3s 外的数据），然后计算出标准差，作为暂定标准差。以此作为下一个月室内质控图的标准差进行室内质控，当第二个月结束后，将该月的在控结果与前 20 个质控测定结果汇集在一起，计算累积标准差，以此累积的标准差作为下一个月质控图的标准差。重复上述操作过程，连续累积 3～5 个月。

（2）常规标准差的设定：以最初 20 个质控测定数据和 3～5 个月在控数据汇集的所有数据计算的累积标准差作为质控物有效期内的常规标准差，并以此作为以后室内质控图的标准差。

2. 稳定性较低的质控物
与稳定性较高的质控物均值的计算不同，不推荐使用上述的重复数据来建立新的标准差。在标准差的计算中使用的数据量越大，标准差估计值越好，故推荐采用以前的变异系数来估计新的标准差。以前的变异系数是几个月数据累积的结果，考虑了检测过程中更多的变异。标准差等于上述的均值乘以之前的变异系数。

（三）由质控规则决定质控限

质控限通常是以标准差的倍数表示。临床实验室不同定量测定项目质控限的设定要根据其采用的质控规则来决定。

（四）更换质控物

拟使用新批号的质控物时，应在旧批号质控物使用结束前，将新批号的质控物与旧批号质控物同时进行测定，重复上述过程，设立新的质控图中心线和质控限。

（五）绘制质控图及记录质控数据

根据质控物的均值和质控限绘制 Levey-Jennings 质控图（单一浓度水平），或将不同浓度水平绘制在同一图上的 Z-分数图或 Youden 图。将原始质控结果点在质控图上，并保留原始质控记录。

（六）质控方法的选择

各临床实验室应根据本实验室的情况和水平，选择合适的质控规则和每个分析批质控物的测定数。可以根据功效函数图、质控方法选择和设计表格、操作过程规范图、西格玛度量（Sigma-metrics）工具图进行质控方法的设计，也可使用 Westgard 多规则质控方法。

（七）质控图的图形分析

1. 通过观察图形的规律性变化进行误差分析

（1）曲线漂移：漂移现象提示存在系统误差，准确度发生了一次性的向上或向下的改变。这种变化往往是由一个突然出现的新情况引起的，如更换校准品的生产厂家或批号、重新配制试剂、操作人员变换等。在寻找原因时，应重点注意漂移现象的前后哪些因素发生了变动。

（2）趋势性变化：向上或向下的趋势性变化表明检测的准确度发生了渐进性的变化。这种变化往往是由一个逐渐改变着的因素造成的，如试剂的挥发、吸水、沉淀析出、检测波长逐渐偏倚及质控物变质等。而更换校准品、试剂或操作人员则不大可能造成趋势性变化。

（3）连续多点分布在中心线一侧：一般认为质控物的检测结果连续 9 日以上出现在中心线同一侧，则应迅速查找原因，尽快使之恢复围绕中心线随机分布的状态。因为按照统计学原理，单纯由随机误差造成这种情况的可能性很小。因此，凡出现连续 9 点以上在中心线同一侧者均应考虑可能存在非随机误差因素。如果结果与中心线偏离并不太大，不会给临床使用带来很大的影响时，可以照常向临床发报告。

（4）其他规律性变化：有周期性和隔天规律性变化两种。

总之，各种规律性变化都有其各自的原因，只要及时观察，一旦发现规律性变化，就寻找原因，可以使这种非随机性误差因素得到纠正。

2. 通过图形的资料对比进行误差分析

（1）每个月的月底将该月全部质控结果的平均值（$\bar{x}$）和标准差（s）与该批质控物所有在控测定结果所求得的 $\bar{x}$ 和标准差进行比较。如果当月 $\bar{x}$ 与质控图中心线的均值发生了偏离，则说明准确度发生了变化，提示有非随机误差存在。如果当月标准差与该批质控物所有在控测定结果所求得的标准差不同，则表明检测的精密度发生了变化。

（2）将同一批质控物在数月中使用所得的月份 $\bar{x}$ 和标准差按月份顺序列出，进行分析。如果 $\bar{x}$ 逐月上升或下降，应考虑有可能质控物稳定性欠佳或变质。如果各月份 $\bar{x}$ 基本一致，而标准差逐月加大，则主要提示常规工作的精密度下降，应重点从试剂、仪器及管理方面去查找原因。

（3）在数年中，把每个月的变异系数和失控规律列成表，可用于对该项目检测质量进行历史回顾与趋势分析。

案例 7-2：质控图分析

某实验室根据其自身的实际情况，制订血清尿素室内质量控制判断标准：1_{2s} 警告规则/1_{3s} 规则/2_{2s} 规则。

该实验室某月份血清尿素室内质控物测量如图 7-2 所示。

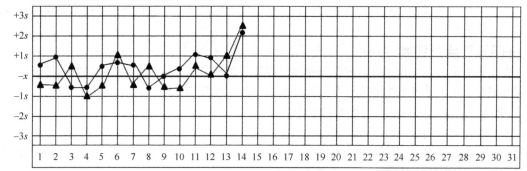

图 7-2　血清尿素室内质控图

——▲ Ⅰ水平质控物　平均值 $\bar{x}$　标准差 s
——● Ⅱ水平质控物　平均值 $\bar{x}$　标准差 s

问题：

1. 血清尿素第 14 批次室内质量是否存在失控？
2. 血清尿素室内质量控制失控原因分析及失控处理方法有哪些？

三、常规质控规则

质控规则是解释质控数据和判断分析批质控状态的标准，以符号 A_L 表示，其中 A 是超过质控界限的质控测定值的个数或统计量，L 为质控界限，如 1_{3s} 指的是质控界限为 $\pm 3s$。当一个质控测定值超过 $\bar{x} \pm 3s$ 时，即判为失控。常用质控规则的符号和定义如下（以 1 个水平质控为例）。

1_{2s}：1 个质控测定值超过均值 $+2s$，如违背此规则提示警告（图 7-3）。

1_{3s}：1 个质控测定值超过均值 $\pm 3s$，则判断失控，此规则主要对随机误差敏感（图 7-4）。

2_{2s}：2 个连续的质控测定值同时超过均值 $+2s$ 或均值 $-2s$，则判断失控，此规则主要对系统误差敏感（图 7-5）。

R_{4s}：在同一分析批内 2 个质控测定值的差值超过 $4s$，即一个质控测定值超过均值 $+2s$，另一个质控测定值超过均值-2s，则判断失控，此规则主要对随机误差敏感（图7-6）。

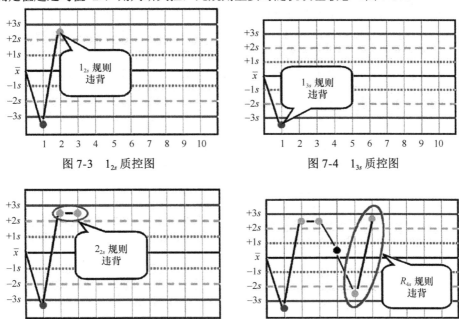

图 7-3　1_{2s} 质控图　　　　　　　　图 7-4　1_{3s} 质控图

图 7-5　2_{2s} 质控图　　　　　　　　图 7-6　R_{4s} 质控图

4_{1s}：表示 1 个质控物连续的 4 次测定值都超过均值+1s 或均值-1s，2 个质控物连续 2 次测定值都超过均值+1s 或均值-1s，则判断失控，此规则主要对系统误差敏感（图7-7）。

$10\overline{x}$：10 个连续的质控测定值落在均值的一侧，则判断失控，此规则主要对系统误差敏感（图7-8）。

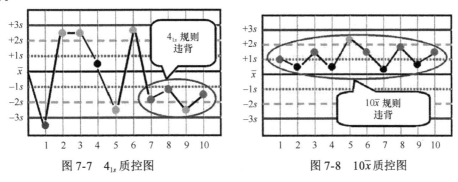

图 7-7　4_{1s} 质控图　　　　　　　　图 7-8　$10\overline{x}$ 质控图

四、多规则质控方法

Levey-Jennings 质控方法通常在控制图上画出单个控制测定值，以单独的 1_{2s} 或 1_{3s} 为质控规则来判断分析批是否在控。如果仅以 $\overline{x}\pm2s$ 为失控限，虽然可以提高误差的检出概率，但会产生较多的假失控，降低了分析方法的生产率；如果仅以 $\overline{x}\pm3s$ 为失控限，则降低了误差检出。

1981 年，Westgard 提出的多规则质控方法是充分利用各单个质控规则的特性，将它们进行组合，以提高误差检出概率和降低假失控概率。Westgard 多规则推荐使用 1_{2s}、1_{3s}、2_{2s}、R_{4s}、4_{1s} 和 $10\overline{x}$ 6 个质控规则。多规则质控方法有以下特点：①能够通过单值质控图进行简单的数据分析和显示；②容易与 Levey-Jennings 质控图适应与统一；③具有低的假失控概率；④当判断一批为失控时，能确定发生分析误差的类型，有助于确定失控原因和解决问题。

图 7-9 显示了将上述 6 项基本规则联合成为 Westgard 多规则的实际应用方法。1_{2s} 规则作为警告规则，启动其他的质控规则来检查质控数据。如果没有质控数据超过 $2s$ 质控限，则判断分析批在控。如果一个质控测定值超过 $2s$ 质控限，应依次启动 1_{3s}、2_{2s}、R_{4s}、4_{1s} 和 $10\bar{x}$ 规则进一步判断质控测定值是否在控，如果均没有违背这些规则，则判断该分析批在控；如果违背 1_{3s}、2_{2s}、R_{4s}、4_{1s} 和 $10\bar{x}$ 中的任一规则，则判断该分析批失控。违背的特定规则可提示分析误差的类型。

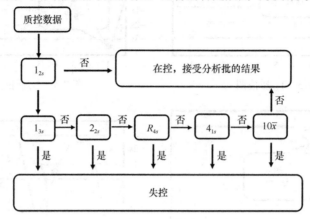

图 7-9　应用 Westgard 质控检查逻辑图

Westgard 多规则在一般情况下是有效的控制方法，但在特殊情况下为了改善它的实用性和可操作性，可适当改变控制规则，甚至可排除一些控制规则。例如，可将 4_{1s} 和规则 $10\bar{x}$ 解释为警告规则，用于启动预防性维护过程，修改后的多规则逻辑图见图 7-10。

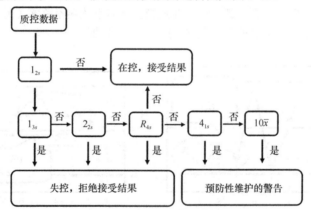

图 7-10　修改的多规则质控检查逻辑图

案例 7-3：质控规则应用实例

图 7-11 显示的是 $1_{3s}/2_{2s}/4_{1s}/10\bar{x}$ 多规则质控方法应用实例，包括了正常水平质控物控制图和病理水平质控物控制图。

应用上述规则可以发现以下问题。

1. 第 5 批　病理浓度质控物的测定值在它的 $2s$ 控制限内，但正常浓度质控物的测定值超出了 $-3s$ 控制限。根据 1_{3s} 规则，判断该分析批失控。

2. 第 6 批　病理浓度质控物的测定值超过它的 $+2s$ 控制限，但正常浓度质控物的测定值在它的 $2s$ 控制限内，启动其他质控规则来检查质控数据，未发现有违背其他质控规则，判断为警告。

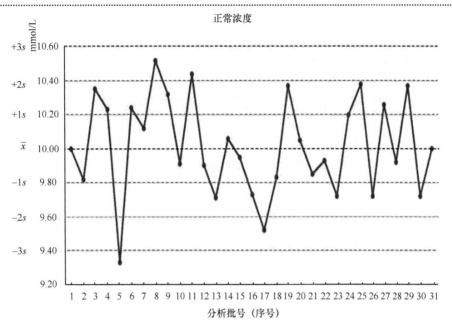

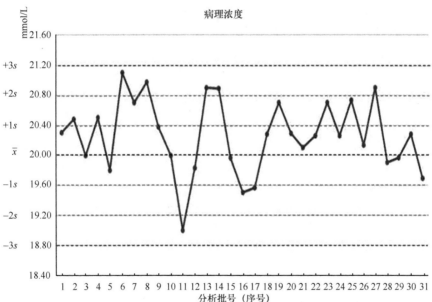

图 7-11 $1_{3s}/2_{2s}/4_{1s}/10\bar{x}$ 多规则质控方法控制图

3. 第 8 批 两个水平质控物的测定值同方向超出了各自 +2s 的控制限，根据 2_{2s} 规则，判断该分析批失控。

4. 第 11 批 两个水平质控物的测定值都超出了 2s 控制限，但方向相反，控制值间的差值范围超出了 4s。根据 R_{4s} 规则，判断该分析批失控。

5. 第 13 批 病理浓度质控物的测定值超出了 +2s 控制限，但正常浓度质控物的测定值在它的 2s 控制限内，启动其他质控规则来检查质控数据，未发现有违背其他质控规则，判断为警告。

6. 第 14 批 仍然是病理浓度质控物的测定值超出了 +2s 控制限。根据 2_{2s} 规则，判断该分析批失控。

7. 第 17 批 正常浓度质控物的测定值超出了 -2s 控制限，且每一质控物最近两个测定值超过了它们各自的$-1s$控制限。根据4_{1s}规则，判断该分析批失控。

8. 第 27 批 病理浓度质控物的测定值超出了$+2s$控制限，检查发现从第 18 批测定直至第 27 批测定，有 10 次结果均落在均值的同一侧（上侧）。根据$10\bar{x}$规则，判断该分析批失控。

第三节 室内质量控制方法的设计

临床检验室内质量控制方法评价和设计的工具主要有功效函数图法、质控方法选择和设计表格、操作过程规范图（即 OPSpecs 图）法、Sigma-metrics 工具图法。

一、功效函数图法

功效函数图（power function graph）为分析批失控概率（误差检出概率和假失控概率）与该批发生随机或系统误差大小关系的图，即表示统计功效与分析误差大小（临界随机误差 ΔREc 和临界系统误差 ΔSEc）的关系。利用功效函数图可以评价不同质控方法的性能特征和设计质控方法，同时功效函数图也是选择质控方法和设计表格及 OPSpecs 图的基础。

1. 确定质量目标 这是设计质量控制方法的起点。质量目标可以用允许总误差（TEa）的形式表示，可采用国家卫生健康委员会临床检验中心使用的全国临床检验室间质量评价标准、国家卫生健康委员会行业标准或根据生物学变异导出的 TEa。

2. 评价分析方法 对本实验室定量测定的项目逐一进行评价，确定每一项目的不精密度（用 CV% 表示）和不准确度（用 bias% 表示）。

3. 计算临界系统误差 临界系统误差 $\Delta SEc=[(TEa-|bias|)/CV]-1.65$

4. 绘制功效函数图 如图 7-12 所示，功效函数图描述了质控方法的统计"功效"，其中纵轴为误差检出概率（Ped），横轴为临界系统误差。在图中，误差检出概率作为质控测定值个数 N 和检出分析误差大小的函数，纵轴的截距则为假失控概率（Pfr）。功效函数作为一种函数，可以认为其自变量为临界系统误差和 N 或临界随机误差和 N，其中的纵轴为质控值的测定个数（同一质控物的重复测定次数或同一批内不同质控物测定结果的总数），而误差检出概率则为其因变量。功效函数图的绘制比较复杂，可利用计算机模拟程序来完成。

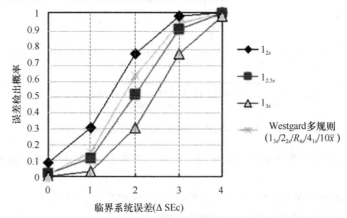

图 7-12 不同质控规则临界系统误差的功效函数图

5. 评价质控方法的性能特征 质控方法的性能特征包括误差检出概率和假失控概率评价。

6. 选择质控规则和质控测定结果个数 根据评价的结果，选择的质控方法既要有高的误差检出概率和低的假失控概率，又要简单、方便计算。通常误差检出概率达 90% 以上，而假失控概率在 5% 以下就可以满足一般临床实验室的要求。图 7-13 简要概括了利用功效函数图设计室内质控方法的流程。

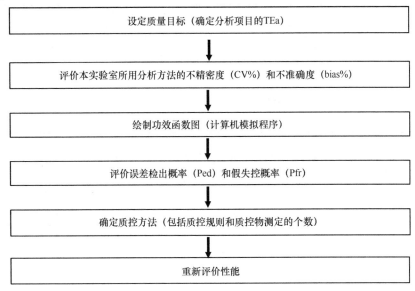

图 7-13 利用功效函数图设计室内质控方法流程

二、质控方法选择和设计表格

质控方法的选择和设计需要周密的计划,必须考虑的重要因素:①检验结果的临床质量要求;②测定方法的性能特征,如不准确度和不精密度;③测定过程的不稳定性能特征,如医学上重要误差的发生率;④质控方法的性能特征,如假失控概率和误差检出率;⑤分析过程的质量和实验效率的特征。分析过程的成本-效率执行依赖于最小的缺陷率(高质量)和最大的实验有效比(高的实验效率),两者受到选定的质控规则和质控测定值个数的影响。因此,质控方法的选择和设计需要用系统的方法考虑所有这些因素及它们之间的交互作用。

尽管质控方法选择和设计的原理较易理解,但由于选择和设计过程的复杂性及需要计算机的辅助,如质控计算机模拟程序和质量-实验效率模型,这就限制了该方法在实验室的定量应用。

推荐利用质控选择表格作为实际质控设计的方法,用它来选择质控规则和质控测定值个数(N)。

1. 质控选择表格 是一种 3×3 表格,其确定了适合于 9 种不同分类测定过程的质控方法(表 7-1 和表 7-2)。

表 7-1　单规则固定限质控方法设计表格

过程能力（ΔSEc）	过程稳定性（误差发生率，f）		
	差（＞10%）	中等（2%～10%）	良好（＜2%）
＜2.0s	1_{2s} $N=3\sim6$	1_{2s} $N=2$	$1_{2.5s}$ $N=1$
	$1_{2.5s}$ $N=6\sim8$	$1_{2.5s}$ $N=4$	1_{3s} $N=2$
	1_{3s} $N=6$	1_{3s} $N=4$	$1_{3.5s}$ $N=6$
2.0～3.0s	1_{2s} $N=2$	1_{2s} $N=1$	$1_{2.5s}$ $N=1$
	$1_{2.5s}$ $N=4$	$1_{2.5s}$ $N=2$	1_{3s} $N=2$
	1_{3s} $N=6$	1_{3s} $N=4$	$1_{3.5s}$ $N=4$
		$1_{3.5s}$ $N=6$	

续表

过程能力（ΔSEc）	过程稳定性（误差发生率, f）		
	差（>10%）	中等（2%~10%）	良好（<2%）
>3.0s	1_{2s}　$N=1$	$1_{2.5s}$　$N=1$	1_{3s}　$N=1$
	$1_{2.5s}$　$N=2$	1_{3s}　$N=2$	$1_{3.5s}$　$N=2$
	1_{3s}　$N=4$	$1_{3.5s}$　$N=4$	
	$1_{3.5s}$　$N=6$		

表 7-2　Westgard 多规则质控方法设计表格

过程能力（ΔSEc）	过程稳定性（误差发生率, f）		
	差（>10%）	中等（2%~10%）	良好（<2%）
<2.0s	$1_{3s}/2_{2s}/R_{4s}/4_{1s}/12\bar{x}$	$1_{3s}/2_{2s}/R_{4s}/4_{1s}/8\bar{x}$	$1_{3s}/2_{2s}/R_{4s}/4_{1s}$
	$N=6$	$N=4$	$N=2$
	$1_{3s}/2_{2s}/R_{4s}/4_{1s}/8\bar{x}$	$1_{3s}/2_{2s}/R_{4s}/4_{1s}$	$1_{3s}/2_{2s}/R_{4s}/(4_{1s}W)$
2.0~3.0s	$N=4$	$N=2$	$N=2$
	$1_{3s}/2_{2s}/R_{4s}/4_{1s}$	$1_{3s}/2_{2s}/R_{4s}/(4_{1s}W)$	$1_{3s}/(4_{1s}W)$
>3.0s	$N=2$	$N=2$	$N=2$

　　分类与过程能力和过程稳定性有关系，由医学上重要误差的大小和频率描述它们的特征。"最好的情况"是指测定过程具有良好的过程能力和高的过程稳定性。由于没有多少问题被检出，设计的质控方法具有低的假失控概率和中等程度的误差检出概率。"最差的情况"是差的过程性能和低的过程稳定性，其需要的控制方法应具有高的误差检出概率，而为了达到高的误差检出概率可允许高的假失控概率。

　　2. 质控选择表格的建立　在期望误差发生率基础上选择的误差检出和假失控特征来优化实验效率。检查不同质量控制方法的功效函数图，选择满足下列标准的质控规则和质控测定值个数（N）：①对于不稳定的测定过程（$f>10\%$），误差检出概率在 0.90 以上，除了小的医学上重要误差（$\Delta SEc<2.0s$），为了保持 N 切实可行，可以允许假失控概率增加到 0.1 或更高，其误差检出概率为 0.70~0.80；②对于稳定的测定过程（$f<2\%$），误差检出概率在 0.25~0.50，假失控概率为 0.01 或更小，除了小的医学上重要误差（$\Delta SEc<2.0s$），N 值增加，其假失控概率可升至 0.02~0.05；③对于中等程度稳定的测定方法（$f=2\%~10\%$），误差检出概率至少为 0.50，假失控概率可达到 0.05；④对于 N，每批为 1~4 个质控测定值，除了最差的情况时，其最大的 N 值可达到 4~8。

　　对单规则固定限质控方法建立质控选择和设计表格（如 Levey-Jennings 质控图）及对多规则质控方法建立质控选择和设计表格（如 Westgard 多规则质控方法），表 7-1 和表 7-2 分别显示出两种质控选择和设计表格。表格的行由医学上重要的系统误差大小（ΔSEc）描述过程能力，表格的列由误差发生率（f）描述过程的稳定性。

　　在表格内是质控规则和每批质控测定值个数（N）。多规则控制方法由"/"把质控规则联合起来，如 $1_{3s}/2_{2s}/R_{4s}/(4_{1s}W)$ 是四个单规则的联合，具有 W 的规则表明作"警告"规则，而不是判断失控的规则。

　　3. 质控选择表格指南

　　（1）以 TEa 形式规定分析质量要求。

　　（2）确定方法的不精密度（用 CV% 表示）和不准确度（用 bias% 表示）。

　　（3）计算临界系统误差：$\Delta SEc=[(TEa-|bias|)/CV]-1.65$。

（4）将稳定性分为"良好""中等""差"三个等级。由用户自己做出判断，如果是"良好"则认为方法几乎没有问题，如果是"差"则认为方法经常出现问题，如果是"中等"则说明处于两者之间。

（5）选择合适的质控选择表格作为质控方法。

（6）以 ΔSEc 值作为表格的行。

（7）以判断的稳定性作为表格的列。

（8）查出表格的质控规则和质控测定结果个数。

（9）使用功效函数图来验证其性能。

（10）选择最终需要执行的质控规则和质控测定结果个数。

三、操作过程规范图法

Westgard 近年提出 OPSpecs 图法，是实验室测定工作的操作过程规范。此图是保证测定方法的不精密度、不准确度和已知质量保证水平达到规定质量要求而采用的质控方法之间的一种线条图。OPSpecs 图可用于证实当前统计质量控制的方法是否适当，或新选择的质控方法是否能达到分析质量要求。由于不需计算临界误差并减少了不必要的操作，应用 OPSpecs 图可简化设计质控方法的过程，一般可应用专业的质控软件实现。图 7-14 为利用 OPSpecs 图设计检测项目质控规则的示意图，图示表明该项目在规定的总允许误差条件下，要使误差检出率不低于 90%，则推荐使用的质控规则组合为 $1_{3s}/2_{2s}/R_{4s}/4_{1s}/10\bar{x}$。

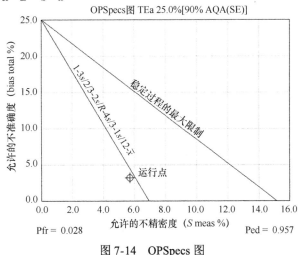

图 7-14 OPSpecs 图

AQA. 分析质量保证；SE. 系统误差；S meas%. 测定方法的精密度；bias total%. 总偏倚 %

操作过程规范图法基本步骤如下。

1. 确定质量目标 以 TEa 作为质量目标，确定 TEa 的方法同功效函数图。

2. 评价分析方法 对本实验室定量测定的项目逐一进行评价，确定每一项目的不精密度（用 CV% 表示）和不准确度（用 bias% 表示）。

3. 绘制 OPSpecs 图 根据各项目的 TEa、不精密度和不准确度使用"Westgard Validator"软件画出 OPSpecs 图。将检测方法的不精密度和不准确度在图中描点，从而确定实验室的运行点，在运行点上方的直线所表示的质控方法均可以作为候选质控方法。

4. 评价质控方法的性能特征 包括误差检出概率和假失控概率评价。通常误差检出概率达 90% 以上，而假失控概率在 5% 以下就可以满足一般临床实验室的要求。

5. 选择质控规则和测定质控结果个数 可从 OPSpecs 图上得到适合的质控规则，也可根据 OPSpecs 图给出的信息确定各项目质控物的测定个数。利用 OPSpecs 图设计室内质量控制方法的流程类似于利用功效函数图设计室内质量控制方法流程。

当检测方法性能（如不精密度和不准确度）发生改变时，需要重复上述过程，重新设计室内质控方法。

四、西格玛度量工具图法

西格玛度量（Sigma-metrics）工具图可以显示在不同质控规则及质控频率下，分析批失控概率（误差检出概率和假失控概率）与该批发生随机或系统误差大小的关系。Sigma-metrics 工具图可用于证实当前统计质量控制的方法是否适当，或新选择的质控方法是否能达到分析质量的要求。

1. 确定质量目标　以 TEa 作为质量目标，确定 TEa 的方法同功效函数图。

2. 评价分析方法　对本实验室定量测定的项目逐一进行评价，确定每一项目的不精密度（用 CV% 表示）和不准确度（用 bias% 表示）。

3. 计算西格玛（Sigma）值　根据 Sigma=(TEa–|bias|)/CV=ΔSEc+1.654 绘制 Sigma-metrics 工具图（图 7-15），Sigma-metrics 工具图的横轴为临界误差大小，顶部显示 Sigma 值，纵轴为误差检出概率。图中每个质控方法的能效曲线在纵轴的截距为 ΔSE$_c$=0 时的失控概率，即假失控概率。在 Sigma-metrics 工具图上找到计算得出的 Sigma 值的横坐标点，以此横坐标点做一条竖线和能效曲线相交。交点所对应纵坐标值大于 0.9（即误差检出概率大于 90%）的能效曲线所表示的质控方法均可以作为候选质控方法。

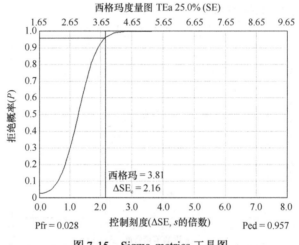

图 7-15　Sigma-metrics 工具图

5. 评价质控方法的性能特征　包括误差检出概率和假失控概率评价。通常误差检出概率达 90% 以上，而假失控概率在 5% 以下就可以满足一般临床实验室的要求。

6. 选择质控规则和测定质控结果个数　可从 Sigma-metrics 工具图上得到适合的质控规则，也可根据 Sigma-metrics 工具图给出的信息确定各项目质控物的测定个数。

第四节　室内质量控制的应用

一、失控分析与处理

实验室应制订符合本室实际的质控规则和方法，用以判断质控结果是否在控。操作者如发现质控物测定结果违背了质控规则，应立即停止该批次检验报告的审核、发布和打印，记录失控情况或填写失控报告单，并将失控情况立即报告专业组长、科室或质控负责人。应尽快查找原因，采取纠正措施并对纠正措施的有效性进行验证，包括方法学验证和质量控制等。确定已经排除失控原因后，再次做质控验证，复查部分甚至全部标本，经专业组长、质控负责人或科室负责人批准后方可向临床发报告。同时还应评估最后一次成功质控活动之后患者标本的检验结果。

对失控的最佳处理是确认失控的原因，发现问题并提出妥善解决的办法，消除失控的原因，并防止以后再次发生。导致出现失控的常见因素包括操作失误、试剂失效、校准物失效、质控物失效、仪器维护不良、采用不当的质控规则、采用太小的质控限范围、一个分析批测定的质控物数量不当等。

（一）失控原因分析过程

1. 分析失控所违背的质控规则，根据不同质控规则对不同误差类型敏感性的不同，大致确定误差的类型，区分是系统误差还是随机误差。

2. 掌握失控的常见原因与误差类型的联系，分析误差的可能来源。

常引起系统误差的原因：①恒温系统温度偏倚；②实验环境温/湿度不合适；③试剂或校准物批号更换；④试剂、质控物或校准物变质；⑤光源故障或衰减；⑥反应盘等清洗不净；⑦管路堵塞或漏液。

常引起随机误差的原因：①电压不稳或静电干扰；②试剂中有气泡；③标本中有凝块；④质控物熔化或复溶不正确；⑤操作人员技术差异。

3. 确定失控前检测系统的改变是否是引起失控的原因，如质控物/校准物的熔化或复溶、试剂添加、仪器维护等。

4. 分析同一检测系统检测的其他项目结果。如是个别项目失控，则可以基本判断检测系统工作正常；如果是多个项目失控，应关注失控项目之间的共同因素，如检测波长、温度等。

（二）失控处理步骤

在分析出失控原因的基础上，对失控进行处理的步骤可归结如下。

1. 重新测定同一质控物，如是偶然误差，则重测的结果应在控。如果重测的结果仍不在控制范围内，则可进行下一步操作。

2. 新开一瓶质控物，重测失控项目，如果结果正常，那么原来的质控物可能是因为保存或放置不当而变质，或者是被污染。如果重测的结果仍不在控制范围内，则进行下一步。

3. 进行仪器维护或更换试剂，重测失控项目，检查仪器状态，对仪器进行清洗等维护。更换试剂重测失控项目，如果结果仍不在控制范围内，则进行下一步。

4. 重新校准，重测失控项目，用新的校准液校准仪器，以排除校准液的原因。

5. 请专家帮助，如果前面各步都未能得到在控结果，则可能是更复杂的原因，此时可与仪器或试剂厂家联系请求技术支援。

实验室应有相应措施保证患者检测结果的准确性。查明导致失控的原因，如是假失控，经授权人员批准后可发出标本原来的检测结果。如是真失控，在查出原因并得到纠正后，应对标本进行重新检测。

二、室内质量控制数据的管理

1. 每月室内质量控制数据统计处理　每个月末、最后一批检测结果结束后或规定时间内，应对当月的所有质控数据进行汇总和统计处理。计算的内容至少应包括：①当月每个测定项目原始质控数据的平均值、标准差和变异系数；②当月每个测定项目在控数据的平均值、标准差和变异系数；③当月及以前每个测定项目所有在控数据的累积平均值、标准差和变异系数。

2. 每月室内质量控制数据的保存　每个月的月末，应对当月的所有质控数据汇总整理后存档保存。存档的质控数据包括：①当月所有项目的原始质控数据；②当月所有项目的质控图；③所有计算的数据（包括平均值、标准差、变异系数及累积的平均值、标准差、变异系数等）；④当月的失控记录或失控报告单（包括违背哪一项质控规则、失控的原因及采取的纠正措施等）。

3. 每月上报的质控数据图表 每个月的月末，将当月的所有质控数据汇总整理后，应填写汇总表上报实验室负责人。汇总表包括当月所有测定项目质控数据汇总表和当月所有测定项目的失控情况汇总表。

4. 室内质量控制数据的周期性评价 每个月的月末，都要对当月室内质量控制数据的平均值、标准差、变异系数及累积的平均值、标准差、变异系数进行评价，查看与以往各月的平均值之间、标准差之间、变异系数之间是否有明显不同。如果发现有显著性的差异，要考虑是否对质控图的平均值、标准差或质控限进行修改，必要时应根据持续质量改进原则更换现用的质控方法或质控物。

三、利用室内质量控制数据的室间比对方法

室内质量控制室间比对是指通过实验室每天检测同一批号质控品得到数据，然后与多个实验室的数据进行联合比对的过程。如果参与比对的实验室所用的检测仪器设备、检测试剂厂家及批号、质控品的厂家及批号均相同，则可归为对等组（peer group），通过对等组内统计会得到一系列参数，如组均值、组标准差及各室偏倚值（bias）的过程。

一般情况下，"室内质量控制数据室间比对计划"要求检测同一批号质控物的不同实验室，向评价机构提供每月原始室内质量控制数据。评价机构按时回报结果，在回报结果中，各实验室可得到本实验室的均值、变异系数，相同方法组的均值、变异系数。从回报的累积报表中，可以直接得到本实验室累积的变异系数值，同时用"|本室累积均值–方法组累积均值|/本方法组累积均值×100%"公式得到本实验室累积的偏倚值。得到本实验室检测项目的偏倚值后，根据 6σ 质量管理体系里面的计算公式：$\sigma=(TEa-|bias|)/CV$，可进一步用于计算该项目的西格玛值（σ）。累积的变异系数值、累积的偏倚值更能代表一个实验室某个检测项目的检测性能，σ 值以累积的变异系数值、累积的偏倚值来计算更合理，计算起来也非常方便。

随着 2006 年《关于医疗机构间医学检验、医学影像学检查互认有关问题的通知》的发布，"室内质量控制数据室间比对计划"已经在一部分地区开展，参加了"室内质量控制数据室间比对计划"的实验室可以尝试运用回报结果，使 σ 值的计算更为合理、简单和准确。

室内质量控制室间比对的优点有以下方面：①可以检测到原本无法检测的分析误差，识别漂移或趋势，看看其他实验室是否经历同样的问题。②可以对成千上万的实验室数据进行统计，统计数据更具有代表性。③可以实时地反映正在运行的检测系统的表现，并确认其他实验室在同样项目上是否有同样的表现。④可以作为独立的故障排除工具。⑤在提供月度性能报告的同时，可以获取实时的对等组比对的信息，以便对本系统检测水平进行评估。

室内质量控制室间比对的局限性在以下方面：①对操作人员要求较高，需熟练应用质控软件及使用互联网；②通常需要有专业的质控数据收集、分析处理及汇总等功能的软件支撑；③参与比对用户群的数量决定了统计数据的价值和代表性；④需要支付相应的费用。

四、应用患者数据的质控方法

患者检验结果是实验室的最终产品，监测和分析这些结果是最直接的质量控制方式。但是这一方法不太敏感，误差检出能力较低。通常有以下几种方法。

1. 与临床相关性的分析 这一方法是将检验结果与该患者有关的信息（如临床表现、治疗效果等）进行相关性比较，来分析检验结果的可靠程度。

2. 与其他试验的相关性 一个患者往往要做多项检查，有时某一单个试验结果似乎是合理的，但是几个试验结果结合起来分析就可能发现某个试验结果是不合理的。如果在同一时间将这些试验结果进行比较，可在将检验结果报告发出之前识别出误差。

3. 实验室内双份测定 是指将标本分为相同的两份进行分析，是一种简单的质量控制方法，

不需要稳定的质控物。因此，若稳定的质控物不容易获得时，此方法也可作为补充的质控方法。双份测定结果的差值可以绘制在极差质控图上，其质控限可从差值的标准差计算出来。当从同一方法获得双份测定值，这种极差图仅监测随机误差，而不是准确度。若从两个不同的实验方法获得的双份测定值，则极差图实际上监测随机误差和系统误差，但不能区分两种类型的误差，特别是当两种方法之间存在稳定的系统差别或偏倚时尤其是这样。当发现存在偏倚后，合理的方法：①对于处理比例的差异需要倍增的因子；②而对于固定的差异则需要加法性因子。实验室内双份测定为监测实验室产生数据的一致性提供了一种方法。

4. 与患者以前试验结果的 delta 检查比较 对某一具体的患者而言，若情况稳定，则患者前后检验结果也应基本稳定。因此，在患者的情况稳定时，患者前后检验结果之间的差值，即 Δ（delta）值应该很小。如果 delta 值很大并超过预先规定的界限，则表明可能存在下列情况：①患者标本的检验结果确实有了变化；②存在过失误差，特别是标本标识的错误；③计算 delta 值的两结果之一有误差。尽管 delta 检查方法存在一定的局限性，出现问题不一定就能说明检测过程出现误差，但 delta 检查方法对检验前或检验后误差是很敏感的，进行 delta 检查能增强实验室和临床医师对检验结果的可信度，减少标本复查次数。

5. 界限检查 通过评价患者检验结果来检查它们是否在生理范围之内。这些界限检查对于检出人为误差（如小数点位数移位）很有帮助。这种检查可与警告限检查相结合用于检出和验证可能出现但不常出现的检验结果。这些警告限与试验方法和受试患者总体的特征有关。

6. 移动均值法 是用于血液学质量控制的方法，又被称为布尔（Bull）算法。原理是血液中红细胞计数可因浓缩、稀释、病理性或技术性因素而有明显增减，但每个红细胞的体积及其含有的血红蛋白量或单位红细胞容积中所含的血红蛋白量相对稳定，几乎不受上述因素的影响。因此根据此特性，设计了平均红细胞体积（MCV）、平均红细胞血红蛋白含量（MCH）、平均红细胞血红蛋白浓度（MCHC）均值的变动来进行质量控制。此法建立在连续 20 个患者的红细胞指数（MCV、MCH、MCHC）多组均值基础上，其控制限一般为 3%。移动均值法最大缺点是需大批量标本，如每日标本量少于 100 个时，不宜采用此法。

第五节 定性和半定量检验室内质量控制

定量分析的室内质量控制最常用的方法是 Levey-Jennings 质控图法，而定性分析、半定量分析因其精密度难以用标准差或变异系数表示，并难以绘制相应的质控图，因而必须针对其特点进行质控。

一、定性和半定量检验室内质量控制的特点

1. 检测项目多，方法类型多 在临床免疫学检验、临床微生物学检验及尿常规检验中，大多数检测项目为定性或半定量分析。每一个检测项目可能有多种检测方法，如定性检测 HBsAg 可用胶体金免疫层析法，也可用 ELISA 法，因此选择质控方法时应考虑其是否适合该测量方法。至于干化学法做尿蛋白、尿糖等检测又属于半定量分析，相应的质控方法又有所不同。

2. 检测项目单份独检 许多定性分析、半定量分析往往是"单份"测定，如用试纸条进行检测时，一个试纸条只能测定一份标本，一个试纸条的质控在控并不能说明其他试纸条在控；"单份"测定另一层含义是这些检测往往是一份一份标本"单独"进行，不在一个时间段内完成，这与定量检测时的成批测量不同，进行质控时应考虑此种特殊情况。

二、定性和半定量检验室内质量控制的原则

在定性分析、半定量分析的检测中，无论采用何种方法、选用何种试纸条或试剂盒，首先必

须了解其分界值（或称"切点"）的确定是否与临床需求相符，如HBsAg检测，用于临床诊断时阴性的判断值为<2 ng/ml，用于输血机构的血源筛查时则为<1 ng/ml，如待测标本HBsAg浓度介于1～2 ng/ml时，某试剂盒不能检出阳性，则此试剂盒不能用来筛选献血员。因此选用试剂盒时必须要向厂商索取这方面的资料，并用相应浓度的质控物验证后再使用。

如果选用试纸条进行检测，还应考虑不同试纸条之间质量的均一性，即测量结果在不同试纸条间的复现性。在试纸条的使用、保存过程中，尤其是更换批号时应随机抽取若干试纸条进行对比测试，证明质量可靠后方可使用。

三、定性和半定量检验室内质量控制的方法和要求

定性分析、半定量分析有以下几种情况，不同情况应采用不同的质控方法。

1. 免疫定性检测 采用免疫层析、免疫渗滤及干化学试纸条进行定性检测，同时用肉眼判断结果的质控可参阅上述内容进行。

2. 半定量分析 以尿蛋白检测为例，由于尿液分析仪及所用试纸条的不同，对应于相同"+"（"−"～"++++"）被测物（如蛋白质、糖等）的浓度并不相同，因此应根据不同尿液分析仪所用试纸条"+"号判断标准的相对应浓度，选用或自制质控物进行质控。由于这类检测结果的好坏不仅与试纸条有关，还与仪器有关，因此必须每天都进行质控。可用与阳性"判断值"相同浓度的质控物进行测试，要求90%的结果与预期结果完全相符，10%的结果只允许相差一个"级差"。如尿蛋白测定，预期结果为"++"时，则90%的结果应为"++"，10%的结果可为"+"或"+++"，但不允许有"−"或"++++"。如与预期结果相符率不足90%，必须寻找原因。不应以对仪器的校准代替日常质控。

3. 根据信号值的质控 用仪器信号值判断阴、阳性结果时，应选择合适的质控信号值。如用ELISA法检测HBsAg，信号值可有OD值、S/N值、S/CO值等，考虑到OD值波动太大，所以一般用S/N值或S/CO值判断阴、阳性，质控样品也应用S/N值或S/CO值进行判断。如S/N值或S/CO值呈正态分布或变换后呈正态分布，还可采用"即刻性"质控［格鲁布斯（Grubbs）异常值取舍法］及Levey-Jennings质控图进行质控；如不呈正态分布（或变换后也不呈正态分布），不要勉强去绘制质控图。

4. 血清学测抗体 用滴度报告结果，其质控判断标准应相差不超过上、下一个滴度，该法已能满足临床要求，没有必要绘制质控图。

5. 染色分析 用组化、免疫组化、免疫荧光等技术进行分析时，或对细菌涂片进行染色时，应对阴、阳性对照同时染色，观察染色效果，以判断染色液的质量及染色过程是否可靠。

6. 其他检测的质控 选择合适的质控物至关重要，如对培养基进行质控时，可将相应细菌接种于培养基，观察菌落数、菌落大小、菌落特点等；血型鉴定等可定期或不定期验证标准血清或血细胞的效价及亲和力，也可用已知血型的新鲜血液标本作质控物监控检测过程。

上述各种情况，无论采用何种方法进行质控，都应详尽记录质控结果及针对"失控"采取的措施，这一点与定量分析的要求完全一致。

四、定性和半定量检验室内质量控制应注意的问题

用肉眼直接判定阴、阳性结果的测定，除阴、阳性对照外，最好还要有弱阳性质控物，其浓度在"判断值"附近，当试剂盒（或试纸条）质量有轻微变化时，仅有阴、阳性对照往往无法发现，用弱阳性质控物就可及时发现。定性分析是根据"判断值"来判断阴、阳性结果的，在"判断值"附近存在一个"反"Z现象（图7-16），即当被测标本为阴性或低浓度时，皆出现阴性结果，而当阳性、强阳性时，不论试纸条间质量差异多大，也不论使用保存过程中试纸条灵敏度是否已发生变化，皆出现阳性结果（当然这种差异及变化也要在一定程度内），当用弱阳性质控物时，有

的试纸条可能 100% 出现阳性结果，有的试纸条可能 80% 出现阳性结果，还有的试纸条可能只有 50% 出现阳性结果，弱阳性质控物可以较灵敏地检测试纸条在保存过程中及检测条件发生变化时可能出现的问题，可检出假阴性（阴性对照则可判断是否发生假阳性）。

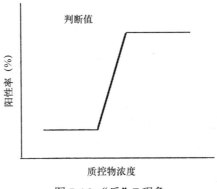

图 7-16 "反" Z 现象

如弱阳性质控物出现阴性结果，这时检测为阳性的结果仍可报告，而阴性结果在查明原因前不宜报告。

免疫层析及免疫渗滤的检测，所用试纸条设有"质控线"或"质控点"，如呈色，表明检测过程无失误，也反映了被测物中没有抑制物，但不能完全说明测量灵敏度有无变化，因为大多数"质控线"或"质控点"为强阳性标本，即不能用"质控线"或"质控点"的结果代替试纸条的质量评价。

本章小结

临床实验室通过室内质量控制可以提高检验结果的准确度和精密度，为临床医师及患者的诊疗活动提供依据。实验室应根据自己的实际情况选择和使用最适合的质控物。临床实验室常用的质控规则有 1_{2s}、1_{3s}、2_{2s}、R_{4s}、4_{1s} 和 $10\bar{x}$ 等，这些质控规则分别对随机误差和系统误差敏感。为了提高误差检出概率和降低假失控概率也可以使用 Westgard 多规则质控方法。临床检验室内质量控制方法评价和设计的工具主要有功效函数图法、质控方法选择和设计表格、OPSpecs 图法、Sigma-metrics 工具图法等。

对室内质量控制失控的最佳处理是确认失控的原因，发现问题并提出妥善解决的办法，消除失控的原因，并防止以后再次发生。临床实验室应对每月或在规定时间内的室内质量控制数据进行统计处理和汇总，并对这些室内质量控制数据进行周期性评价。监测和分析患者检验结果是最直接的质量控制方式，是室内质量控制的有益补充。

（刘　敏　冯品宁）

第八章 室间质量评价

在实验室质量管理中，室间质量评价（external quality assessment，EQA）越来越受到临床实验室的重视。室间质量评价是指多家实验室分析同一标本并由外部独立机构收集和反馈实验室上报的结果，以此评价实验室操作的过程。

> **案例 8-1：室间质量评价规划与室间质量评价知识要求**
>
> 2021 年底，检验科李主任拟制订下一年度室间质量评价计划，让实习生小李协助完成生化室的该项工作。
>
> 小李首先整理了生化室开展的检测项目资料，检验项目包括钾、钠、氯、总钙、磷、葡萄糖、尿素、尿酸、肌酐、白蛋白、总蛋白、总胆固醇、甘油三酯（三酰甘油）、丙氨酸氨基转移酶、天门冬氨酸氨基转移酶、总胆红素、碱性磷酸酶、淀粉酶、肌酸激酶、乳酸脱氢酶、直接胆红素、铁、总铁结合力、镁、γ-谷氨酰转移酶、α-羟丁酸脱氢酶、高密度脂蛋白胆固醇、低密度脂蛋白胆固醇、载脂蛋白 A1、载脂蛋白 B、脂蛋白 a。
>
> 后来，他查阅了国家卫生健康委员会临床检验中心《2022 年临床检验室间质量评价计划》，发现相关的计划有多个，如 NCCL-C-01 常规化学、NCCL-C-02 干化学、NCCL-C-04 脂类、NCCL-C-13 尿液定量生化、NCCL-C-15 代谢物及总蛋白正确度验证、NCCL-C-16 脂类正确度验证、NCCL-C-17 尿学正确度验证、NCCL-C-19 电解质正确度验证；在这些计划中还有重叠的检验项目。该申请哪些计划？小李有些困惑，于是决定向老员工求教。
>
> **问题：**
> 1. 室间质量评价的目的是什么？
> 2. 室间质量评价的类型有哪些？
> 3. 正确度验证室间质量评价计划有什么特点。

第一节 室间质量评价的作用与要求

室间质量评价或称外部质量评价（external quality assessment，EQA），是对同组实验室间或者实验室与参考实验室间分析性能的一种评价方法，也被称为能力验证。通常的做法是室间质量评价组织者向参加实验室提供待测标本，参加实验室在常规条件下完成样品的检测，并将结果回报给组织者，组织者对上报结果与预期结果的一致性进行评价。国际上，这一活动通常被称为能力验证（proficiency testing，PT），即利用实验室间比对，按照预先制订的准则评价参加者的能力。在检验医学领域，通常被称为室间质量评价，简称室间质评。

一、室间质量评价的目的和作用

（一）室间质量评价的目的

在能力验证提供者认可准则（CNAS-CL03：2010）中，对室间质量评价的目的表述如下。

1. 评定实验室从事特定检测或测量的能力及持续监测实验室的检测能力。

2. 识别实验室存在的问题并启动改进措施，这些问题可能与诸如不适当的检测或测量程序、人员培训和监督的有效性、设备校准等因素有关。

3. 建立检测或测量方法的有效性和可比性。

4. 增强实验室客户的信心。

5. 识别实验室间的差异。

6. 根据比对的结果，帮助参加实验室提高能力。

7. 确认声称的不确定度。

（二）室间质量评价的作用

国内的学者将室间质量评价的作用进行了归纳，主要内容如下。

1. 反映实验室间的差异，评价实验室的检测能力　帮助实验室管理部门（如相关行政主管部门、医院院长）、实验室的用户、实验室主任和技术人员发现本实验室与其他实验室间检测水平的差异，有利于真实评价实验室的检测能力。

2. 发现问题并持续提高检测质量　帮助实验室发现问题并采取改进措施。室间质量评价成绩是参评实验室检测质量的综合比较，如室间质量评价成绩不合格，则需认真分析每一实验过程，找出存在的问题并采取相应的改进措施。

3. 为选择方法和仪器提供依据　实验室在选择新的检测方法和仪器时可以参考室间质量评价的结果。通过分析相关信息资料，以选择适合实验室特定需求的产品。

4. 评价实验室质量的客观证据　获得满意的室间质量评价成绩时，可以证明实验室检测系统的准确性和可靠性，作为其质量保证的有力证据。

5. 确定重点投入和培训需求　根据室间质量评价的成绩，实验室可以确定哪个检测项目需要加强培训工作。例如，实验室参加细菌鉴定的室间质量评价，出现多次结果不合格的情况，说明该实验室细菌鉴定存在较多问题，需要医疗机构和实验室给予更多的关注和投入，并加强对微生物室技术人员的培训。

6. 支持实验室认可　在 ISO15189 认可中，室间质量评价越来越受到重视，成为医学实验室认可活动中必不可少的一项重要内容，合格的室间质量评价结果是实验室认可的重要依据。

7. 增加医师和患者的信任度　满意的室间质量评价成绩，可以使医师和患者更信任和愿意利用实验室提供的检测信息，帮助临床诊断和治疗。

8. 实验室质量保证的外部监督工具　美国 CLIA′88 对于未能获得满意的室间质量评价成绩的实验室，要进行追踪检查，并可责令实验室暂停该检测项目。在我国临床实验室检验结果互认工作中，室间质量评价结果是重要依据之一；同时也是三级、二级公立医院绩效考核的重要内容。

室间质量评价虽然有以上诸多重要作用，但需要强调的是室间质量评价仍不能准确反映实验室检验前和检验后存在的许多问题，如患者信息确认与准备、标本采集、运输、储存、处理、实验结果的传递等。因此，室间质量评价不能代替实验室检验前、中、后阶段的质量保证体系。

二、实验室认可及行政管理关于室间质量评价的要求

医学实验室质量和能力认可准则规定：实验室应参加适于相关检验和检验结果解释的实验室间比对计划（如外部质量评价计划或能力验证计划）。实验室应监控实验室间比对计划的结果，当不符合预定的评价标准时，应实施纠正措施。

2015 年，国家卫生健康委员会印发了麻醉等六个专业的质量指标，包括临床检验相关质量指标 15 项，其中 3 项是关于室间质量评价内容的，分别为室间质量评价项目参加率、室间质量评价项目不合格率、实验室间比对率（用于无室间质量评价计划检验项目）。

2019 年，国务院办公厅《关于加强三级公立医院绩效考核工作的意见》第 13 条为"通过国家室间质量评价的临床检验项目数"；国家卫生健康委员会办公厅、国家中医药管理局办公厅于 2019 年联合发文《关于加强二级公立医院绩效考核工作的通知》（国卫办医发〔2019〕23 号）附件《二级公立医院绩效考核指标（试行）》（四）医疗服务中的第 12 条为"省级室间质量评价临床检验项目参加率与合格率"。由上可看出，在三级和二级公立医院绩效考核中，分别将国家级、省级室间质量评价计划的参加率和合格率作为了考核指标。

第二节 室间质量评价计划的类型

根据使用方的需求、室间质量评价样品的性质、所用方法及参加者的数量，室间质量评价计划也可分为不同的类型。但是，大部分室间质量评价计划具有的共同特征，即将一个实验室所得的结果与一个或多个不同实验室所得的结果进行比较。

案例 8-2：病例信息选择解释性注释

国家卫生健康委员会临床检验中心 2018 年解释性注释室间质量评价"样品"。

门诊的一位 29 岁女性患者，已知的临床信息为 6 周前流产，尿妊娠试验阳性，临床医生尚未给出可能的诊断，申请检验项目为血人绒毛膜促性腺激素（hCG），标本类型为血清，检验结果为 527 mU/mL（检测仪器为 Im 2000 全自动化学发光免疫分析仪器）

关键短语选项如下。

1. 与临床沟通：①患者就诊史；②病史；③用药史；④尿妊娠试验的检测时间。
2. 怀疑：①不完全流产；②妊娠；③葡萄胎；④异位妊娠；⑤内分泌疾病；⑥肿瘤。
3. 建议：① 2～3 天复查血 hCG 评估趋势；②超声检查。

请参加者根据该病例信息选择解释性注释，可用文字进行补充（不超过 250 字）。

问题：

该计划与我们通常遇到的定量、定性室间质量评价有何不同？

一、常见类型

室间质量评价中的检测或测量类型决定了进行评价的方法。实验室检测活动有 3 种基本类型，即定量的、定性的及解释性的，相对应的，室间质量评价计划最基本的也是这 3 种类型。

1. 定量评价计划　结果是数值型的，并用定距或比例尺度表示。定量评价检测的精密度、正确度、分析灵敏度及特异性可能有所差异。在定量室间质量评价计划中，对数值结果通常进行统计分析。

2. 定性评价计划　结果是描述性的，并以分类或顺序尺度表示，如微生物的鉴定，或识别出存在某种特定的被测量（如某种药物或某种特性等级）。用统计分析评定能力可能不适用于定性检测。

3. 解释性评价计划　在这个计划中，室间质量评价样品是与参加者能力的解释性特征相关的一个检测结果（如描述性的形态学说明）、一套数据（如确定校准曲线）或其他一组信息（如案例研究）。

二、其他分类方法

（一）按照采用的样品及定值方式分类

1. 常规室间质量评价计划　多数室间质量评价组织机构开展的计划都可以归为此类，以常规化学室间质量评价计划为例，该计划采用的样品为冻干品，对结果采用分组统计，以各组的平均值或者中位数作为指定值/靶值，用于评价同组实验室间结果的一致性。

2. 正确度验证计划　该计划采用新鲜冷冻血清或者全血作为样品，采用参考方法确定靶值，用于评价方法的正确度，验证其溯源性。

这两个计划项目可能有重叠，但是其作用和要求均不一样，具体见表 8-1。

表 8-1　常规室间质量评价与正确度验证计划的区别

项目	正确度验证	常规室间质量评价
样品类型	新鲜冷冻血清/全血	冻干粉
基质	人血/清（具有互通性）	人或者动物基质（互通性不明确）
基质效应	无	有
运输	CO_2 干冰	常温
靶值确定	参考方法、不分组	分组、中位数
作用	正确度验证/溯源性验证	实验室间结果一致性
成本及费用	成本高、收费高	收费低
测定	重复测定	单次测定
参与评价的结果	重复测定的均值	单次测定的结果
评价指标	偏倚	偏差
三级公立医院考核	不纳入	纳入

（二）根据室间质量评价性能的特点分类

国外学者根据性能评价的能力，将室间质量评价计划分为 6 类，见表 8-2。第 1 类是最理想的室间质量评价计划，该计划使用互通性的样品，并由参考系统确定靶值，可以评估单一实验室和测量程序的再现性、校准溯源性，还可以评估实验室间和不同测量方法间的一致性。第 2 类室间质量评价计划未使用重复样品，故不能评价实验室内的再现性，其他与第 1 类相同。第 3 类和第 4 类计划中也使用了互通性的样品，但并非由参考系统确定靶值，只能评价结果之间的一致性。第 5 类和第 6 类计划使用了非互通性（或互通性未知）的样品，只能够评价同方法组内的一致性。

最理想的情况是所有室间质量评价计划都采用第 1 类方式，该计划类似于前述的正确度验证计划，但是由于诸多条件的限制，该计划目前仅在极少数临床检验中心开展，主要原因如下。

1. 技术要求高　如缺乏参考测量方法和有证标准物质，缺乏制备互通性样品的能力。

2. 操作层面复杂　如难以制备覆盖整个测量区间的样品，分发新鲜或冷冻样品方面的包装和物流较为复杂。

3. 认知局限　没有认识到室间质量评价计划质量的高低，或不愿采纳这种方式。

4. 运输定值成本高　运送互通性的（新鲜或冷冻）样品成本及参考测量程序定值的成本都很高。

表 8-2　不同室间质量评价计划的性能评价能力

样品特征				评价能力						
				正确度 （单个实验室）			精密度		标准化和一致化 （校准溯源性）	
类别	互通性	参考方法 定值	使用重 复样品	和参考方 法比较	和总体结 果比较	组内 比较	实验室内 变异系数	测量程序室 间变异系数	和参考方法或 标准物质比较	相对于参加 者的结果
1	√	√	√	√	√	√	√	√	√	√
2	√	√		√	√	√		√	√	√
3	√		√		√	√	√	√		√
4	√				√	√		√		√
5			√			√	√	√		
6						√		√		

（三）根据室间质量评价组织方式分类

在能力验证提供者认可准则术语和定义中，还列举了以下类型。

1. 顺序计划　该类计划是将检测或测量的一个或多个室间质量评价样品按顺序分发，并按期返回能力验证提供者。

2. 同步计划　该类计划中，分发室间质量评价样品，在规定期限内同时进行检测或测量。

3. 单次计划　该类计划中，为单个需求提供室间质量评价样品。

4. 连续计划　该类计划中，按规定间隔提供室间质量评价样品。

5. 抽样　该类计划中，为后续的分析抽取样品。

案例 8-1 分析

室间质量评价的目的：①评定实验室从事特定检测或测量的能力及持续监测实验室的检测能力；②识别实验室存在的问题并启动改进措施，这些问题可能与诸如不适当的检测或测量程序、人员培训和监督的有效性、设备校准等因素有关；③建立检测或测量方法的有效性和可比性；④增强实验室客户的信心；⑤识别实验室间的差异；⑥根据比对的结果，帮助参加实验室提高能力；⑦确认声称的不确定度。

室间质量评价，按检测活动可分为以下最基本的 3 种类型：①定量评价计划；②定性评价计划；③解释性评价计划。另外，还有其他分类方式，如按照采用的样品及定值方式分类、根据时间质量评价性能的特点分类、根据时间质量评价组织方式分类。

正确度验证计划是根据采用的样品及定值方式分类的一种计划，其特点在于该计划采用新鲜冷冻血清或者全血作为样品，采用参考方法确定靶值，用于评价方法的正确度，验证其溯源性。目前该计划的成绩尚不计入三级公立医院考核。

案例 8-2 分析

解释性室间质量评价样品是与参加者能力的解释性特征相关的一个检测结果（如描述性的形态学说明）、一套数据（如确定校准曲线）或其他一组信息（如案例研究）。

检验结果的解释作为临床实验室服务的一部分，可以帮助临床医生做出正确的决策。临床检验结果解释性注释的室间质量评价计划是长期参加者能力跟踪的连续性计划，有助于教育、培训和专业持续发展。解释性注释的室间质量评价计划向实验室专业人员提供教育机会并促进质量改进。

第三节　室间质量评价的样品及其检测

一、室间质量评价的样品

室间质量评价的目的是评价实验室的检测能力，故所用的样品应该尽量接近真实检测样品，并且足够均匀和稳定。除此以外，室间质量评价组织者还应保证在计划的运作过程中，样品的特性量值、均匀性、稳定性不会发生改变。

在能力验证提供者认可准则中，对室间质量评价的样品提出了几部分的要求。

1. 制备

（1）样品数量：样品的数量足以满足所有参加实验室及评价的需要。不过部分组织者，如国家卫生健康委员会临床检验中心采用的样品是特殊定制产品，生产周期长，需要提前预订，只能按照以往参加数量预估下一年度的数量，这种预估很难应对实验室突发性的增加，如 2019 年三级公立医院绩效考核办法出台，年底申报 2020 年室间质量评价计划的实验室陡增。

（2）样品来源：室间质量评价样品可以是采购、委托加工或者是自制的，对于采购或者委托加工，需将相关要求详细告知厂商或者委托方；对于自制质控物，除技术方面的要求外，还需要确保所用的材料获取方式符合相关法规和伦理道德要求。

（3）室间质量评价样品的基质、被测量和浓度等应尽可能地与日常检测或校准物品和材料的类型相似。

2. 均匀性和稳定性

（1）考虑到样品不均匀性和不稳定性对参加者结果评价造成的影响，需建立合适的均匀性和稳定性评定准则。在样品发出去之前，应对其均匀性和稳定性进行评价。可参考《能力验证样品均匀性和稳定性评价指南》（CNAS-GL003）。

（2）理论上，应该对所有项目进行均匀性和稳定性评价，在实际工作很难做到这一点，一般建议针对高低两个浓度的样品、采用随机抽样的方式选择合适数量的样品，并选取均匀性和稳定性较难保证的项目进行评价。

（3）均匀性评定通常应在室间质量评价样品被包装成最终形式之后、分发给参加者之前进行。

（4）应证实室间质量评价样品足够稳定，确保在室间质量评价实施过程中不会发生明显变化。

（5）当无法进行均匀性和稳定性检验时，组织者需证明室间质量评价样品的收集、制备、包装和分发程序可以充分满足能力验证要求。

3. 样品的处置和储存

（1）室间质量评价组织者应确保样品从制备到分发的过程中得到妥善标识、隔离和免受污染或降解。

（2）室间质量评价组织者应确保提供安全的存储区域和（或）存储室，防止样品在制备和分发期前受损或变质。

（3）需要时，应定期检查存储或存放室间质量评价样品、化学品和材料的条件，以发现存储期间可能的变质。

（4）如果使用有潜在危险的室间质量评价样品、化学品和材料，应有设施保证其安全处置、去污染和废弃处理。

4. 室间质量评价样品的包装、标识和分发

（1）室间质量评价组织者应控制包装和标记过程，以确保符合有关国家、地区或国际的安全和运输要求。

（2）室间质量评价组织者应规定室间质量评价样品运输相关的环境条件，并按照程序来确认室间质量评价样品的送达。

（3）室间质量评价组织者应确保每个室间质量评价样品的外包装上牢固地贴有标识，设计时应确保标识在整个能力验证期间保持清晰和完整。

（4）样品管标签：一般包含样品种类、编号、储存条件、复溶方式；第二层包装，一般包括计划名称、样品数量、活动轮次、保存条件、联系方式等信息。

（5）对于易于保存的样品，室间质量评价组织者一般会在年初将一年内多个轮次活动的所有样品一次性寄出，参加的实验室收到样品后，需对照样品活动安排，做好样品接收核对工作，并妥善保存，做好记录。

二、室间质量评价样品的检测

室间质量评价考察的是实验室日常检测的能力，实验室须将质评样品视同临床样品，采用常规操作方式进行检测。具体要求如下：

1. 按照"室间质量评价活动安排"的要求处理样品，如复溶、恢复至室温、混匀等操作。

2. 实验室在将结果提交给室间质量评价组织者之前，不得与其他实验室串通结果。

3. 参评实验室不得将质评样品送到其他实验室进行检测。

4. 进行室间质量评价样品检测时，须按照实验室相关操作程序的要求，进行样品的准备、处理、检测、审核和结果报告。程序应规定相关资料的保存年限，一般不少于2年（包括计划的说明、实验室主任和检测人员的签字等）。

5. 处理剩余样品时，应遵照生物安全相关规定。

第四节　室间质量评价的评价方法

一、室间质量评价成绩的计算方式

室间质量评价成绩的计算方式，因室间质量评价组织机构、计划类型的不同而有所不同，以下介绍主要的评价方式。

（一）活动频次及样品数量

理想的室间质量评价计划，每年应至少开展3次活动，每次活动检测5个不同浓度（批号）的样品。在我国，多数室间质量评价计划每年开展1～3次活动，以每年2次活动者居多。

（二）检验结果评价方法

每一个项目的评价标准（评价限）通常是由室间质量评价组织者预先制订，收到实验室返回的数据后，通过统计软件，按照规则进行统计。

1. 为了确定定量测定项目实验室结果的偏差，须将实验室结果与靶值进行比较，一般要求每次活动的5个样品中至少有4个样品的偏差在允许范围内。

2. 对于定量的分析项目，通过评价测定结果与靶值间的偏差是否在允许范围来确定是否合格，即

$$偏差（difference\%）=\frac{测定结果-靶值}{靶值}\times100\%$$

3. 定性的试验项目可接受的性能准则是阳性或阴性。

4. 对于细菌学则考虑是否鉴定正确及药物敏感试验结果是否正确。

5. 一次室间质量评价活动中，项目的得分计算公式为

$$\frac{该项目的合格结果数}{该项目的总测定样品数}\times100\%$$

二、室间质量评价计划成绩的评定

1. 单次评分：分析项目在单次活动中得分未能达到80%，则称为本次活动该项目室间质量评价成绩不满意或不合格（部分定性及定名的专业除外）。

2. 项目未上报结果的情况

（1）参加全年多次活动的室间质量评价计划，某项目如从未上报结果，视同未参加该计划，不对该项目进行评分。

（2）参加全年多次活动的室间质量评价计划，某项目第一次活动上报了结果，第二次未上报结果，第二次得分为0；或者第二次上报了结果，第一次未上报结果，那么第一次得分也将是0。

3. 参加了某个室间质量评价计划，但是未能在限期内回报结果，该次活动的得分为0。

4. 全年合格评定标准：对一年两次活动的室间质量评价项目，项目每次得分都要在80%或以上；一年开展三次活动的，一般是要求两次活动成绩达到80%或以上，也有些地方的临床检验中心要求三次得分均需在80%或以上（细菌学专业除外）。

三、室间质量评价靶值的确定方式

关于室间质量评价靶值的确定方式，是所有参加者都关心的问题，除了参考测量室间质量评价、正确度验证室间质量评价计划外，多数定量的计划，靶值都是按照公议值制订的。《能力验证提供者认可准则》（CNAS-CL03：2010）中介绍了室间质量评价靶值（指定值）确定的几种方式。

1. 已知值　根据特定室间质量评价样品的配方（如制造或稀释）确定的结果。

2. 有证参考值　根据定义的检测或测量程序确定（针对定量检测）。

3. 参考值　根据对室间质量评价样品和可溯源到国家标准或国际标准的标准物质/标准样品或参考标准的并行分析、测量或比对来确定。

4. 由专家实验室确定的公议值　专家实验室（某些情况下可能是参考实验室）应当具有可证实的测定被测量的能力，并使用已确认的、有较高准确度的方法，且该方法与常用方法有可比性。

5. 由参加者确定的公议值　使用《实验室间比较能力验证中使用的统计方法》（ISO13528：2022）中的统计方法，并考虑离群值的影响。

很多情况下，组织者会先设计室间质量评价样品的浓度范围，再委托生产或者制备，但是并不能确定样品的靶值，需要在收集参加者的结果以后，根据适当的方法（按仪器、试剂或者方法）进行分组统计，才能确定各组的靶值，也就是采用第 5 种方法确定靶值。

四、正确度验证室间质量评价

如前文所述，和常规室间质量评价计划不一样，正确度验证计划的靶值并非由参加的实验室回报结果来确定，而是由参考实验室采用参考测量程序确定。参加正确度验证的实验室，要求分多次测量，每次间隔一定时间：每日取每个批号样品各 1 瓶，按要求复溶后，对样品进行重复测定；在下一测定日，再次重复该操作。目前正确度验证计划主要采用实验室测定均值与靶值的差异，即偏倚（bias）进行评价。

$$相对偏倚 (\%)=(测量结果均值–靶值)/靶值×100\%$$

将每个项目的偏倚与允许偏倚比较，应满足有关规定的要求。正确度验证的作用是验证校准的溯源性，在 ISO15189 认可中，可以作为实验室正确度验证的证明。

五、室间质量评价相关绩效考核指标的计算

我国自 2019 年开始要求三级公立医院全部参加国家室间质量评价，并将评价结果纳入绩效考核。考核项目的指标由两部分组成，即室间质量评价项目参加率和室间质量评价项目合格率，具体算法如下。

$$室间质量评价项目参加率=\frac{参加国家卫生健康委员会临床检验中心组织的室间质量评价的检验项目数}{同期实验室已经开展且同时国家卫生健康委员会临床检验中心已组织的室间质量评价检验项目总数}×100\%$$

$$室间质量评价项目合格率=\frac{参加国家卫生健康委员会临床检验中心组织的室间质量评价成绩合格的检验项目数}{参加国家卫生健康委员会临床检验中心组织的室间质量评价检验项目总数}×100\%$$

六、实验室间比对

实验室间比对是按照预先规定的条件，由两个或多个实验室对相同或类似的测试样品进行检测的组织、实施和评价的活动，从而确定实验室能力、识别实验室存在的问题与实验室间的差异，

是判断和监控实验室能力的有效手段之一。室间质量评价其实也是实验室间比对的一种，室间质量评价和其他实验室间比对最重要的区别在于"按照预先制订的准则评价参加者的能力"。

《医疗机构临床实验室管理办法》指出，医疗机构临床实验室应当将尚未开展室间质量评价的检验项目与其他临床实验室的同类项目进行比对，或者用其他方法验证其结果的可靠性。这里主要介绍无室间质量评价计划的实验室间比对。

1. 比对样品　实验室间比对的样品包括患者标本、质控物、标准物质。室间对比样品通常使用新鲜患者标本，其有以下优点：①能够避免基质效应；②能够评估检验前过程的相关因素。使用新鲜患者标本进行比对时要确保样品在运输及保存过程中不会变质。

2. 比对方法　实验室应根据自身情况，列出无法参加室间质量评价的项目，并确定这些项目的比对方法，做好相应记录并保存比对结果。一般选择与自身实验室质量水平相当或水平更高的实验室进行比对。

可每半年进行一次比对，每次 3～5 份患者标本。如果定量项目，其 80% 标本（即 2/3 或 4/5 标本）的结果在规定范围之内（按室间质量评价得分≥80%），比对结果可以接受；定性项目，如果比对 3 份标本结果应全部一致，如果 5 份标本中 4 份以上结果在规定范围内可以接受。也可参考 CLSI EP15-A2 或 EP9-A3 设计比对方案，进行 2 个实验室间的结果比对。

第五节　我国室间质量评价的运作

完整的室间质量评价包括计划的策划、样品的准备和评价、统计设计、指定值确定、方法和程序的选择、室间质量评价的运作等。本节主要介绍室间质量评价的运作。

案例 8-3：室间质量评价计划的选择

实验室小李根据生化室开展的检测项目的情况，对照了国家卫生健康委员会临床检验中心室间质量评价计划，在网络上勾选了常规化学、脂类、代谢物及总蛋白正确度验证、脂类正确度验证、酶学正确度验证、电解质正确度验证 6 个计划。

问题：

1. 室间质量评价组织机构的工作流程是什么？
2. 实验室室间质量评价参加者的工作流程是什么？
3. 室间质量评价成绩不合格时，应该如何利用数据分析问题？

一、室间质量评价活动安排

室间质量评价活动安排就是给参加者的作业指导书，按照能力验证提供者认可准则的要求，这部分内容一般包括以下内容。

1. 要求参加者按照日常检测样品的处理方式处理室间质量评价样品（除非室间质量评价计划有特定要求，如正确度验证计划）。

2. 室间质量评价样品检测影响因素的详细说明，如样品的性质、存储条件、是否限定检测方法，以及检测或测量的时间要求。

3. 进行检测之前，室间质量评价样品的准备程序。

4. 处置室间质量评价样品的方法，包括安全要求。

5. 参加者检测时特定的环境条件，如适用，要求参加者报告测量期间相关环境条件。

6. 检测或测量结果及其不确定度记录和报告方式的明确和详细的说明。如果指导书要求报告结果的测量不确定度，应包括包含因子和置信概率（必要时）。

7. 室间质量评价结果上报的截止日期。

8. 室间质量评价组织者咨询电话和电子邮件及联系地址。

9. 其他：遇到样品破损、标识不清等情况时的处理方式。

二、室间质量评价的运作流程

我国室间质量评价的运作流程由两部分组成，即室间质量评价组织者工作流程和室间质量评价参加者工作流程。

室间质量评价组织者工作流程：①设计室间质量评价计划；②发放计划书；③选择和准备室间质量评价样品；④接受参加者报名；⑤包装和运送室间质量评价样品；⑥回收检验结果；⑦数据统计和分析；⑧能力评定；⑨发送室间质量评价报告；⑩与质评参加者沟通。

室间质量评价参加者工作流程：①接收计划书；②选择参加计划；③接收室间质量评价样品；④检查样品状态并反馈；⑤规定日期内检测；⑥回报检验结果；⑦接收室间质量评价报告；⑧分析室间质量评价报告；⑨确定是否采取纠正措施；⑩评价实施措施的效果。

第六节 室间质量评价不合格成绩的分析及改进

实验室可以利用不合格的室间质量评价成绩来发现在样品处理、分析和结果报告中的问题。对于不合格成绩，实验室应分析原因、寻找解决办法，持续提高检验质量，并防止类似问题的再次发生。实验室应将室间质量评价融入其质量改进计划中，即便室间质量评价成绩是合格的，也应监测结果变化的趋势。例如，当某个项目的所有结果都偏向靶值的一侧时，或室间质量评价结果的不精密度逐渐增加时，都应及时采取措施，预防将来可能出现的不合格室间质量评价成绩或者对临床样品检测结果造成影响。

一、样品处理和文件程序

很多室间质量评价样品为冻干品，需要实验室复溶；部分样品为低温冷冻样品，也需要复溶。另外，室间质量评价样品号码也需要手工输入 LIS 系统或仪器，结果还需要手工录入回报系统。所以，室间质量评价样品的处理、检测和结果报告比临床样品需要更多的手工处理步骤。实验室应制订书面的操作程序，规范室间质量评价样品接受、保存、复溶、分析和结果报告等步骤，并对各个操作进行记录。实验室在网络填报结果后，应截屏保存记录；如果是寄送的纸张报表，则需要保留发送给室间质量评价组织者所有文件的复印件。室间质量评价样品应以与患者样品一样的方式进行检测，以便获得实验室的真实质量状况。

二、监测室间质量评价结果

要对室间质量评价结果进行长期跟踪评价，评价的方法并无定式，取决于实验室的目的和室间质量评价计划的类型，重要的是，要能识别检验质量的变化趋势，提示对实验室质量体系的影响。

三、不合格室间质量评价结果的分析与改进程序

实验室应系统地评价检验程序的各个步骤，制订识别、解释和纠正已发现问题及所需处理的特殊步骤的书面程序。

1. 收集和审核数据 应审核所有的记录，处理或测试样品及回报结果的人员之间应互相审核。审核内容：①书写误差；②质控记录，校准状况及仪器功能检查；③如有可能，应重新分析原室间质量评价样品和计算结果；④评价该检测项目实验室的历史性能。

2. 不合格结果常见的问题

（1）书写错误：①仪器采集或抄写结果错误；②填报结果时选择了错误的仪器和（或）方法；

③报告单位或小数点位数错误等。

（2）方法学问题：①仪器的性能（如温度、空白读数、压力）未达到要求；②未按要求对仪器进行定期维护和校准；③校准物、质控物或试剂的复溶和保存不当，或超出有效期；④厂家试剂/校准或仪器设置问题；⑤样品针携带污染；⑥样品接近方法检测低限，结果变异较大；⑦室内质控未检出的校准问题；⑧结果超出检验程序的线性范围等。经调查发现，不合格室间质量评价成绩中，方法学问题占比最高，是最常见的原因。

（3）技术问题：①室间质量评价样品复溶不正确或复溶后未及时检测；②室内质控失控后未及时查找原因并采取措施；③室内质控界限和规则设置不合理；④温度、稀释液和稀释方法问题；⑤形态学误差等；⑥样品标记错误。

（4）室间质量评价样品的问题：①有些检查程序的性能会受到室间质量评价样品基质的影响，分组不合理时，可能导致不合格的结果；②质评样品均匀性问题（存在瓶间差，或实验室未混匀）；③细菌污染或溶血可能导致检测结果不准确；④样品保存不当，如用于细菌鉴定的细菌死亡等。

（5）组织者评价的问题：①分组不当；②靶值不适当；③评价范围不科学；④数据输入错误等。

3. 患者结果评价　参评实验室应对不合格室间质量评价结果同期的患者数据进行审核，以确定是否影响到患者的结果报告。如果是，应有文件记录适当的追踪措施。

4. 结论和措施　参评实验室应尽力地去寻找导致室间质量评价不合格结果的原因。如能找出问题的原因，将有助于对不合格结果进行改进。通过采取纠正措施，培训员工，使之知晓导致室间质量评价结果不合格的原因，并预防类似情况的再次发生，将出现同样问题导致不合格的风险降到最低，从而提高检验结果的质量。

记录调查、结论和纠正措施都应有完整的文件记录。实验室应使用规范化的表格，记录每一项不合格室间质量评价结果的调查情况。

案例 8-3 分析

室间质量评价组织者工作流程：①设计室间质量评价计划；②发放计划书；③选择和准备室间质量评价样品；④接受参加者报名；⑤包装和运送室间质量评价样品；⑥回收检验结果；⑦数据统计和分析；⑧能力评定；⑨发送室间质量评价报告；⑩与质评参加者沟通。

室间质量评价参加者工作流程：①接收计划书；②选择参加计划；③接收室间质量评价样品；④检查样品状态并反馈；⑤规定日期内检测；⑥回报检验结果；⑦接收室间质量评价报告；⑧分析室间质量评价报告；⑨确定是否采取纠正措施；⑩评价实施措施的效果。

实验室可以利用不合格的室间质量评价成绩来发现在样品处理、分析和结果报告中的问题。对于不合格成绩，实验室应分析原因、寻找解决办法，持续提高检验质量，并防止类似问题的再次发生。实验室应将室间质量评价融入其质量改进计划中，即便室间质量评价成绩是合格的，也应监测结果变化的趋势。

实验室出现不合格成绩时，应系统地评价检验程序的各个步骤，制订识别、解释和纠正已发现问题及所需处理的特殊步骤的书面程序。

本 章 小 结

室间质量评价作为一种质量控制工具可以帮助实验室提高检验质量。参加室间质量评价活动可以及时发现与其他实验室存在的差距，促使实验室持续改进，提高技术水平和检测能力，有利于增强医护人员及患者对实验室结果的信任，提高临床实验室的自信心和信誉度。实验室检验过程分为多个阶段，目前室间质量评价多集中在分析阶段，检验前、检验后的诸多过程仍然是室间质量评价的盲点，实验室应建立全面的质量管理体系，保证检验结果的可靠性。

（张传宝）

第九章 检验项目诊断效能评价

检验项目指临床实验室应用各种检验技术和方法，通过对来自受检者血液、体液或组织中的物质进行检验，为临床对疾病的预防、诊疗、预后判断，以及健康评估等提供实验室信息和诊断依据的实验诊断方法的名称。在《医疗机构临床检验项目目录》（2019版）中列出的临床检验项目多达数千种，为方便临床检验项目合理、有效的应用，常需要对它们进行分类管理。这些检验项目除按检验专业特点、检验标本类型、检验项目功能和临床诊疗需要（如急诊或特检项目）分类外，还可依据诊断效能分为诊断试验、筛查试验和确诊试验等。

检验项目诊断效能（diagnostic performance）指应用检验项目的检测结果正确判断机体健康或疾病状态能力的特性，该特性由生物标志物的生物学特性所决定。不同诊断效能的检验项目，其应用范围不同，因此，开展检验项目诊断效能评估，了解检验项目的诊断效能是合理使用检验项目的基础。

案例 9-1：新检验项目开展与诊断效能评估知识要求

在检验与临床的沟通会上，临床反馈了一些检验项目的临床应用信息，如甲胎蛋白异质体（alpha-fetoprotein heterogeneity L3，AFP-L3）对原发性肝癌（primary hepatic carcinoma，PHC）的筛查有帮助。经查阅文献发现，约30%的肝癌患者甲胎蛋白（AFP）水平正常，中国临床肿瘤学会《原发性肝癌诊疗指南》（2020版）建议同时检测 AFP-L3、异常凝血酶原（des-γ-carboxy prothrombin，DCP），以提高早期肝癌的检出率。检验科将 AFP-L3 和 DCP 的检测纳入新项目开展计划，并拟将 AFP、AFP-L3 和 DCP 联合检测，用于 PHC 的筛查和诊断。AFP、AFP-L3 和 DCP 及联合检测对 PHC 诊断效能的评估需按程序文件要求，完成临床评价实验操作，并提交临床评价研究报告。为此，科室指定李老师负责该项工作，同时安排实习生小赵和进修生小秦参与评估活动，要求运用检验项目诊断效能评估知识，参与评价研究方案的设计和实施，并撰写评估报告。

问题：

1. 为什么要对检验项目诊断效能进行评价？
2. 检验项目诊断效能评价的内容有哪些？
3. 检验项目诊断效能评价的基本方法是什么？
4. 如何选择检验项目诊断效能评价指标？
5. 如何设计检验项目诊断效能评价研究方案？
6. 如何提高检验项目的诊断效能？

知识拓展 9-1   **检验项目依据诊断效能分类**

1. 诊断试验（diagnostic test） 指临床医师为了对人体生理或精神疾病及其病理原因做出判断，而采取的从就诊者处获取有关疾病的更多信息的检查方法的总称，它不仅包括各种实验室检查、影像诊断、仪器诊断，也包括一些病史及临床检查提供的资料，其目的是将就诊人群区分为某种疾病的患者或非患者。

2. 筛查试验（screening test） 又称初筛试验，通常指快速、简便地从整个人群或特定人群中找出可能患病或存在缺陷者的检查方法，其目的是发现处于临床前期或早期的患者。

3. 确诊试验（confirmatory test） 又称确认试验，一般是在初筛试验或诊断试验后，对已做出的检验结果进行验证或确认的检查方法，它通常具有较好的特异度和较高的阳性预测值，如 HIV 抗体检查的免疫印迹法。

4. 排除试验（excluding test） 指临床上用于排除某种疾病的检查方法，它一般具有较高的敏感度和较高的阴性预测值，如 D-二聚体检查阴性时，可排除深部静脉血栓或肺栓塞。

第一节　检验结果解读与检验项目诊断效能

随着科学技术的进步与发展，用于疾病诊断的检验项目层出不穷，在提高临床实验室诊断水平的同时，也伴随着检验费用的增加，于是，人们必须面对许多疑问：新检验项目对临床医师的帮助究竟有多大？是否都符合患者的利益？是否能够真正改善患者的最终结局？如何为患者选择适当的检验项目？如此等等，这些问题只有通过检验项目的临床医学实践，采用临床评估研究才能给予回答。

一、检验结果的判读与判断准确性

合理诠释检验结果的临床意义是检验项目临床应用价值的核心问题。检验结果的判读涉及检验项目的临床意义、检验结果的判断方法，以及检验项目对疾病诊断的准确性等方面的因素。

1. 检验结果的判读方法 依据检验项目的方法学特性，分为定性试验和定量试验。定性试验结果依据分界值可分为阳性结果和阴性结果；定量试验结果为一系列连续的计量数据，这些数据也可被分界值划分为两部分，判断为阳性结果和阴性结果。通常情况下，结果阳性者判断为患者。

知识拓展 9-2	检验结果解读的依据

检验结果解读的依据包括三个方面。①检验项目的临床意义：指检验项目用于机体某组织器官功能或疾病状态评估的特性，其价值大小与检验结果在某种疾病的患者与非患者之间差异性大小有关，如白蛋白降低可见于肝肾功能损伤、慢性消耗性疾病等。②健康状态判断的依据：是判断机体健康正常状态的参考标准，如参考区间及其参考上限和参考下限。③疾病及状态评估的依据：是用于判断机体患病或疾病程度的参考标准，如医学决定水平，有利于疾病的分级管理等。

2. 检验结果与患病情况 由于检验结果在"患者"与"非患者"群体间的分布，在通常情况下存在部分重叠，当使用某一分界值判断检验结果时，检验结果和患某病情况之间可能出现 4 种关系（图 9-1）。①真阳性（true positive，TP）：指检验项目正确分类的患者数目。②假阳性（false positive，FP）：指检验项目错误分类的非患者数目。③真阴性（true negative，TN）：指检验项目正确分类的非患者数目。④假阴性（false negative，FN）：指检验项目错误分类的患者数目。由此可见，检验结果的判断与患病情况之间存在差异，不同检验项目的临床诊断准确性不同，其临床应用价值也不同。

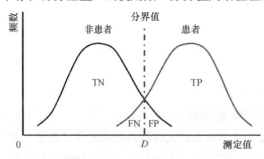

图 9-1　检验结果和患某病情况之间的关系

二、检验项目诊断效能评价的作用

1. 为新检验项目的研究和应用提供依据 一个新检验项目只有通过临床应用效能的评价研究才会决定是否在临床上应用，以及如何合理应用。例如，通过临床实践研究，肌钙蛋白已成为急性心肌梗死诊断的重要标志物。

2. 为检验项目合理选择和解释提供依据　不同的检验项目，在疾病的筛查、诊断和确认中的价值不同。只有对它们进行科学研究和评价，才能正确认识检验项目的临床应用价值、合理选用各种检验项目并科学解释检验结果。

3. 为临床检验实践指南的制订提供依据　依据循证检验医学的要求，检验项目的临床应用效能除进行原始评价研究外，还应进行系统评价研究，从而为检验项目的临床应用提供最佳的证据，为临床实践指南的制订提供依据。

4. 提高临床实验室的技术服务水平　现今的检验工作已不再是简单地开展尽可能多的检验项目和及时提供检测信息，而是要求合情合理地开展和使用众多的检测项目；面向临床和患者开展全方位咨询工作，介绍检验医学中最新成果和新的检验项目，在临床实践中发现新问题，改善不足，发布新的结论与实践结果。

知识拓展 9-3　　　　检验项目临床应用效能的内容

从卫生经济学方面出发，检验项目的临床应用效能包括以下四个方面。

1. 技术性能　主要指检验项目检测方法的精密度、准确性、特异度、分析范围等方法学性能。虽然技术性能评估对了解检验项目满足临床需求的价值有限，但检验项目获得可靠的检测结果是其发挥临床价值的基础。

2. 诊断效能　主要指检验项目的诊断敏感度、诊断特异度、预测值、似然比等临床诊断价值。检验项目临床应用的核心问题是诊断的价值性，检验项目具有合理可靠的检验结果判断依据及良好的诊断准确性，是其被临床采用的先决条件。

3. 临床效应　主要指检验项目对诊断策略和治疗策略的影响。这一过程需要评价检验项目的临床应用是否能提高诊断、治疗和预防策略，使患者得到最佳的健康服务，包括患者最终结局的改善，以及社会效益的研究。

4. 经济效益　主要指检验项目投入产出比，它关注医院、患者和社会等方面的成本-效益，评价其是否能减少患者的住院时间、减少工作人员、节省有关设施和资源，以及患者结果转归等。

三、检验项目诊断效能评价的内容

1. 真实性（validity）　指检验项目本身能真实地反映疾病的本质或病理过程，其评价指标包括诊断准确性指标（如诊断敏感度、特异度、预测值、似然比）、可靠性指标（如变异系数、符合率）。要保证检验项目评价结果的真实、可靠，对其进行研究性评价的方法必须具有科学性，即评价过程符合临床流行病学的基本原则，能真实地反映检验项目的本质。

2. 先进性　指与其他检验项目或旧检验项目相比，新检验项目本身应在某项或某些方面具有优越性，包括诊断的准确性、可靠性等，或实验性方面具有先进性。

3. 实用性　指新检验项目比原检验项目在某项或某些方面更易于推广应用，包括仪器设备、试剂费用大小、来源、操作难度及效率、效益、效能、副作用、对患者的危险性、患者的依从性等，均应列为评价指标。

四、提高检验项目诊断效能的途径

1. 影响检验项目诊断效能的因素　决定检验项目诊断效能的因素是生物标志物的预警特性，包括生物特征状态预警的敏感性、特异性和时效性，它与生物标志物的来源和性质相关联，它决定了生物标志物测量值在健康和疾病两类人群中分布的特点。影响检验项目诊断效能的常见因素：①应用人群的属性，如种族、年龄、性别、地域等；②疾病的复杂性，如疾病的种类、分型、分期等；③判断标准的合理性，如参考区间及限制、医学决定水平；④检测方法的性能，如测量的精密度、正确度、灵敏度、线性范围等。

2. 提高检验项目诊断效能的途径 ①不断寻找新检验项目或改良生物标志物特性；②合理使用不同诊断效能的检验项目，如依据临床需要选择相应诊断效能的检验项目，利用联合试验来提高诊断灵敏度或特异度；③合理调控影响因素：如选择高患病率的人群来提高阳性预告值、了解不同疾病临床表现特点、选择合理的判断标准、提高项目检测技术水平和检测质量等。

案例 9-1 分析 1：开展 AFP-L3 和 DCP 对 PHC 诊断效能评估研究的意义

PHC 是最常见的恶性肿瘤之一，由于其早期表现无特异性，易错失治疗的最佳时机。临床上常用 AFP 筛查 PHC，但因敏感度和特异度不高，其临床价值有限。研究资料表明，AFP-L3 具有更高的特异性，DCP 在肝癌的诊断和鉴别诊断中也具有重要的临床价值。《原发性肝癌的分层筛查与监测指南》(2020 版) 推荐，腹部超声检查 (US) 联合 AFP 是肝癌监测的一线工具；血清 AFP 联合 AFP-L3 及 DCP 检测，可提高早期肝癌的检出率。因此，开展 AFP-L3、DCP 对 PHC 诊断效能的评估或验证工作，能为新项目的开展提供临床试验依据。

第二节　检验项目诊断效能评价方案的设计

检验项目在疾病的预防、诊断和治疗过程中发挥着越来越重要的作用。但是，检验项目设计是否科学、操作过程是否规范、检验结果是否准确，都将影响到临床医疗决策的正确性，以及患者的健康。因此，临床实验室应对检验项目的临床应用价值进行科学研究和系统评价，不断提高临床检验的临床服务质量。检验项目或诊断方法的诊断效能评价方法是以流行病学调查为基础，对某种检验项目在某种疾病诊断、筛查和疗效监测等方面的价值进行评估的临床研究性试验。

一、检验项目诊断效能评价方法

检验项目诊断效能评价是以临床流行病学调查为基础，对某种疾病的诊断方法进行评价的过程。常采用病例对照研究方法，将待评价的检验项目与标准诊断方法进行盲法比较，其基本步骤包括如下。

1. 研究对象的分类　在"盲法"的条件下，运用标准诊断方法将研究对象区分为患者和非患者，同时用待评价的检验项目将相同研究对象划分为阳性结果组和阴性结果组。

2. 分类结果的统计　将两种方法的分类结果列入四格表，如表 9-1 所示。由于"患者"与"非患者"检验结果的分布，在通常情况下存在部分重叠，检验结果与患某病情况之间有四种关系，即真阳性、假阳性、真阴性、假阴性。

3. 效能指标的计算　将表格中的数据带入诊断效能评价指标计算公式中（参见本章第三节相关内容），计算诊断准确性（如敏感度、特异度、预测值）、诊断可靠性（如符合率）等指标值。

表 9-1　检验项目和标准诊断结果对照四格表

检验项目结果	标准诊断方法结果		合计
	患者	非患者	
阳性	TP (a)	FP (b)	$a+b$
阴性	FN (c)	TN (d)	$c+d$
合计	$a+c$	$b+d$	$a+b+c+d$

二、检验项目诊断效能评价方案设计要点

检验项目诊断效能评价研究方案设计应符合临床流行病学研究的基本原则。

1. 明确研究目标和内容　即明确需要解决的临床问题是什么？是检验项目的疾病诊断或鉴别诊断、病情监控，还是预后判断？被评价的检验项目是什么？是一个研发阶段或临床应用前的新检验项目，还是已应用的成熟检验项目？有无类似的检验项目，或能与之竞争的检验项目？评价试验观察的内容有哪些？研究的临床意义何在？

2. 筛选研究对象

（1）确定纳入和排除标准：其原则是使纳入的对象能代表目标人群，即检验项目检查人群的总体。

（2）研究对象分组：①病例组，是其总体的随机抽样标本，代表整个患者群。影响研究结果的因素包括性别、年龄、疾病类型、病程和病情、治疗与否等。②对照组，除被证实未患该病之外，其他影响研究结果的因素应与病例组有可比性。对照组可以是健康者，也可以是其他疾病的患者，特别是与所研究的疾病容易混淆，需要鉴别的病例。

（3）确定抽样方法：不同的研究阶段可采用不同的抽样方法，如回顾性抽样法、随机抽样法等，以获得满足研究目标的研究对象。

3. 确立诊断标准　诊断标准必须是金标准（gold standard）或称规范标准。金标准指当前国内外公认的、诊断某种疾病最可靠的、在临床上能获得的肯定结论的方法，如诊断肿瘤的病理学检查、诊断冠心病的冠状动脉造影、诊断肾炎的肾活检、诊断胆结石的手术所见、诊断心肌病的心肌活检等。

4. 估算标本含量　可用计算公式 $n_1 = \dfrac{Z_\alpha^2 \mathrm{Sen}(1-\mathrm{Sen})}{\delta^2}$、$n_2 = \dfrac{Z_\beta^2 \mathrm{Spe}(1-\mathrm{Spe})}{\delta^2}$ 估算病例组标本含量（n_1）或对照组标本含量（n_2）。当采用 95% 可信限时，$\alpha=\beta=0.05$，$Z_\alpha=Z_\beta=1.96$，容许误差值 δ 一般在 0.05～0.10，检验项目的敏感度（susceptibility，Sen）和特异度（specificity，Spe）可通过文献或预实验估算，或采用无敏感度和特异度的公式计算。

5. 选择测量指标和确定测量方法　①选择测量指标：观察指标要客观、特异，判断结果要标准明确、具体。②测量方法应标准化：要有具体的规定、明确的标准和程序等。③同步盲法测量：盲法指测量在不了解患病情况下进行，即操作者不知道谁有病、谁无病，谁的结果是阳性，谁的结果是阴性；同步指同时间、地区、人群等研究一般要同步进行。

6. 选定分界值，计算评价指标　①分界值的选定：方法主要有正态分布法、百分位数法、两组分布交叉法、约登指数计算法等，建议采用受试者操作特性曲线（receiver operating characteristic curve，ROC 曲线）法；②计算评价指标：包括诊断准确性、诊断可靠性指标等。

知识拓展 9-4　　　　　　　　　　**分　界　值**

分界值（cut off value）又称阈值、临界值、鉴别值、指定值等，是指划分检验项目结果正常与异常，或阴性与阳性的界值。常见的分界值包括参考区间上、下限值，医学决定水平，如待诊值、确诊值、危急值。

7. 诊断效能指标分析和比较　若检验项目诊断的疾病目前已有其他检验项目，一般会对新、老项目的诊断效能展开比较。

8. 防止偏倚　①防止偏倚：在诊断效能评价的各个环节均应防止偏倚，如通过选择可靠的金标准及严格地选择研究对象以避免选择偏倚；在相同的条件下盲法同步地测试所有研究对象，以避免检测偏倚；正确使用数据处理方法，避免统计偏倚。②均衡性检验：均衡性指两种诊断方法或两组之间应该在受试对象的基础参数（如种属、性别、年龄、体重、血压等）、实验条件各方面均衡一致，才有可比性。

案例 9-1 分析 2: AFP-L3 对 PHC 诊断效能评价的临床对照研究方案

1. 研究对象　选取××××年××月至××××年××月在某医院就诊的PHC、肝硬化和病毒性肝炎患者，同时随机选取同期体检健康者。

（1）纳入标准：①PHC患者符合《原发性肝癌诊断规范（2019版）》诊断标准，且通过影像学和组织学病理检测确诊，未接受任何肿瘤治疗。②肝硬化患者符合《肝硬化诊断和治疗指南》诊断标准。③病毒性肝炎患者符合《病毒性肝炎防治方案》诊断标准。

（2）排除标准：①合并严重的免疫系统、内分泌系统或血液系统疾病者；②伴有其他器官或组织的肿瘤；③近3个月口服过华法林、维生素K、抗生素药物。

2. 标本采集与分组　①标本含量的确定：估计检测指标的敏感度为0.9、特异度为0.8，检验水准α取双侧0.05，允许误差取0.1。根据公式计算获得的最低所需要的阳性标本量为35，阴性标本量为61。②抽样方法：采取便利抽样的方法。③分组方法：将符合条件的研究对象分为PHC组、非PHC组、正常对照组。

3. 标本收集与检测　①标本收集：用促凝管采集研究对象空腹外周静脉血3～5 ml，室温静置30 min，离心10 min（4000 r/min），收集血清立即检测指标，否则将血清收集于洁净离心管中，置于−80℃冰箱保存。②标本检测：血清AFP、AFP-L3和DCP采用化学发光免疫分析法检测。检测仪器与试剂配套使用，严格按照仪器和试剂说明书进行操作，质控品测定值在控制范围内。

4. 统计分析　采用SPSS16.0软件进行ROC曲线分析和单因素方差分析，组间均数两两比较采用S-N-K方法，率的组间比较采用χ^2检验，ROC曲线；以$P<0.05$为差异具有统计学意义，采用四格表法计算敏感度、特异度等诊断效能指标。

第三节　检验项目诊断效能评价指标

一、检验项目诊断准确性评价指标

诊断准确性又称真实性（validity），是指应用检验项目的判断结果与受试者实际情况的符合程度，即判断受试者有无疾病的能力。检验项目诊断准确性评价指标包括两个方面：①对健康或疾病状态识别能力指标，即诊断准确性评价指标，包括如敏感度、特异度和似然比等；②对健康或疾病状态预测能力指标，又称诊断有效性评价指标，包括预测值和流行率等。常见评价指标及计算公式见表9-2。

1. 诊断敏感度（sensitivity, Sen）　又称真阳性率（true positive rate，TPR），指在患者中，应用某检验项目检查得到阳性结果的百分比。漏诊率（β）又称假阴性率（false negative rate，FNR），反映将患者诊断错误的概率。敏感度与漏诊率之间存在互补关系，$\beta=1-Sen$。

理想试验的诊断敏感度为100%。高敏感度的检验项目通常用于：①拟诊为严重但疗效好的疾病，以防漏诊。②拟诊为有一定治疗效果的恶性肿瘤，以便早期确诊，及时治疗。③存在多种可能疾病的诊断，可排除某一诊断。④普查或定期健康体检，筛选某一疾病，以防漏诊。

2. 诊断特异度（specificity, Spe）　又称真阴性率（true negative rate，TNR），指在非某病患者中，应用某检验项目获得阴性结果的百分比。误诊率（α）又称假阳性率（false positive rate，FPR），反映将非患者诊断错误的概率。特异度与误诊率之间存在互补关系，$\alpha=1-Spe$。

理想试验的诊断特异度为100%。高特异度的检验项目通常用于：①拟诊患有某病的概率较大时，以便确诊。②拟诊疾病严重但疗效与预后均不好的疾病，以防误诊，尽早解除患者的压力。③拟诊疾病严重且根治方法具有较大损害时，需确诊，以免造成患者不必要的损害。

表 9-2 诊断试验结果与常见评价指标

诊断试验结果	金标准诊断		总计	指标	
	有某病（病例组）	无某病（对照组）			
阳性	TP（a）	FP（b）	$a+b$	阳性预测值（+PV）= $\dfrac{a}{a+b}\times100\%$	阳性似然比（+LR）= $\dfrac{敏感度}{1-特异度}=\dfrac{真阳性率}{假阳性率}$
阴性	FN（c）	TN（d）	$c+d$	阴性预测值（–PV）= $\dfrac{d}{c+d}\times100\%$	阴性似然比（–LR）= $\dfrac{1-敏感度}{特异度}=\dfrac{假阴性率}{真阴性率}$
总计	$a+c$	$b+d$	$a+b+c+d$		
指标	敏感度（Sen）= $\dfrac{a}{a+b}\times100\%$ 漏诊率（β）=假阴性率=1–敏感度	特异度（Spe）= $\dfrac{d}{c+d}\times100\%$ 误诊率（α）=假阳性率=1–特异度		准确度(AC)= $\dfrac{a+b}{a+b+c+d}\times100\%$ Kappa指数= $\dfrac{2(ad-bc)}{(a+b)(b+d)+(a+c)(c+b)}$ 流行率(p)= $\dfrac{a+c}{a+b+c+d}\times100\%$		

3. 诊断一致性 反映应用检验结果判断与受试者情况一致性程度的指标。

（1）诊断准确度（accuracy，AC）：又称总符率、诊断效率（diagnostic efficiency，DF），是指在患者和非患者中，应用检验项目结果能准确划分患者和非患者的百分比。

（2）尤登指数（Youden index，YI）：又称正确指数，表示检验项目发现真正的患者和非患者的总能力。

$$尤登指数（YI）=Sen+Spe-1=1-\alpha-\beta$$

（3）Kappa 指数（K）：又称为评定者一致性，它比较稳定，不易受发病率的影响。一般认为 $K>0.8$ 表明一致性很好，$0.8\geq K>0.6$ 时，表明一致性较高，$0.6\geq K>0.4$ 时，表明一致性一般，$0.4\geq K>0.2$ 时，表明一致性较差，$K\leq0.2$ 时，则一致性差。

4. 似然比（likelihood ratio，LR） 又称拟然比，是指某检验项目在患病人群中检验结果的概率与非患病人群中检验结果的概率之比，包括阳性似然比和阴性似然比。似然比性质稳定，不受流行率的影响。

（1）阳性似然比［positive likelihood ratio，+LR 或 LR(+)］：是指用某检验项目检测患病人群的阳性率与非患病人群的阳性率之比，即真阳性率与假阳性率之比，也可表示为敏感度与（1–特异度）之比。

（2）阴性似然比［negative likelihood ratio，–LR 或 LR(–)］：是指用某检验项目检测患病人群中的阴性率与非患病人群的阴性率之比，即假阴性率与真阴性率之比，也可表示为（1–敏感度）与特异度之比。

（3）似然比临床应用：①判断检验项目的价值。例如，LR(+)>1.0 时，其大小是检验项目提示患病可能性增高能力的一种度量。LR(+)=2.0～5.0，认为该试验不太好；超过 10.0，认为是好的。相反，LR(–)<1.0，其大小是检验项目提示患病可能性降低能力的一种度量。LR(–)=0.5～0.2，认为该试验不太好，而小于 0.1，可认为是好的试验。②计算试验后概率。

5. 预测值（predictive value，PV） 也称诊断价值，包括阳性预测值和阴性预测值，分别表示应用检验结果确定或排除某种疾病存在与否的诊断概率。预测值受流行率的影响，不同流行率的人群中疾病的预测值不同。

（1）阳性预测值（positive predictive value，PPV 或 +PV）：表示在检验结果为阳性的人数中，真正患者所占的百分率，也叫患病的试验后可能性。

（2）阴性预测值（negative predictive value，NPV 或 –PV）：表示在检验结果为阴性的人群中，非患者所占的百分率，也叫非患病的试验后可能性。

6. 验前概率与验后概率

（1）验前概率（pre-test probability）：是指在检验项目检测前，临床医师根据患者的病史、体征、症状，对受检者可能患某种疾病做出初步判断的量化指标；在一定条件下，验前概率的大小在总体上符合该病的患病率。

患病率（prevalence，P）或称流行率，表示在受检对象的总人数中，真正患者所占的百分率，也称患病的试验前概率。

（2）验后概率（post-test probability）：用于疾病诊断时，主要为诊断概率，即当某一检验结果为阳性时，得出就诊者患某病可能性大小的估计值；若知道某一项检验项目的验前概率（P）和似然比，则可通过贝叶斯（Bayes）公式求出验后概率。

$$PT(+) = \frac{P \times LR(+)}{(1-P) + P \times LR(+)}, \quad 或 PT(+) = \frac{P \times Sen}{P \times Sen + (1-P)(1-Spe)}$$

二、检验项目诊断可靠性评价指标

检验项目的诊断可靠性（reliability），又称重复性、精密度，是检验项目在相同条件下进行重复试验得到相同诊断结果的稳定程度。

计量资料精密度指标为标准差和变异系数等。用变异系数则有利于检验项目间的相互比较。变异系数越小，表示可重复性越好。计数资料可靠性指标为总复合率、Kappa 指数等。评价方法：用同一检验项目方法对同一批受检对象进行重复检测，将检测结果列四格表，然后用公式计算总复合率、Kappa 指数等指标（参见本节诊断一致性指标），进行可靠性评价。影响可靠性的常见因素有实验方法学误差、观察者测量变异和个体变异。

三、诊断效能评价指标的综合评价

1. 敏感度和特异度　两者是诊断效能评价的两个最基本的指标，其他评价指标都均可由它们推导出来，如果缺少该两项指标，则对检验项目无法进行评价。如果实验设计正确、检测方法可靠，这两个指标稳定性好，不受患病率的影响。

知识拓展 9-5　　　　　　　　　**分界值与检验项目的诊断准确性**

3 种类型的检验项目：①当非患者的分布与患者的分布无重叠，在其中间取一点（D 点）为分界值，这时假阳性=假阴性=0，这是一种理想情况；②当非患者的分布与患者的分布完全重叠，在其中间取一点（D 点）为分界值，这时敏感度=特异度=50%；③许多检验项目的检测结果在非患者与患者的分布有交叉，此时分界值的确定应综合研究确定。当 D 向右移动，假阳性减少，假阴性增加，敏感度降低，特异度增加；反之，当 D 向左移动，假阳性增加，假阴性减少，敏感度增大，特异度减少。参见图 9-2。

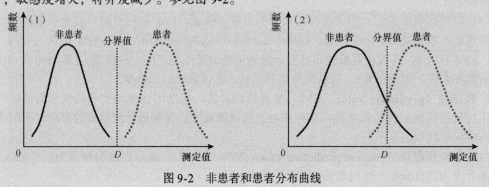

图 9-2　非患者和患者分布曲线

2. 诊断效率和正确指数　虽然综合了敏感度和特异度两个指标，但只要敏感度、特异度之和相等，其结果就相同。由于敏感度、特异度在临床应用上存在区别，如敏感度高的检验项目用于疾病筛查，特异度高的检验项目用于疾病的确诊，所以，用诊断效率和正确指数来评价一个试验的优劣，其作用有限。

3. 似然比　是一个将敏感度和特异度较好结合起来的综合指标，又分为阳性似然比和阴性似然比。同时，该指标还可以计算验后概率，因此，是目前评价检验项目临床价值及指导临床应用的较好指标。

4. 预测值　在对检验结果做出临床解释时，预测值比较直观，但受患病率的影响较大，应用时务必充分注意。

案例 9-1 分析 3：应用临床对照研究资料，评估 AFP-L3 对 PHC 诊断效能

1. 临床研究资料　收集已确诊的 PHC 患者 116 例，非 PHC 对照者 92 例（含肝硬化和病毒性肝炎患者、体检健康者）的血清，采用化学发光法检测血清 AFP-L3 含量；血清 AFP-L3＞10% 者 107 例，其中 PHC 患者 93 例；＜10% 者 101 例，其中非 PHC 者 78 例。

2. 研究数据整理　将上述有关数据填入四格表，参见表 9-3。

表 9-3　血清 AFP-L3 诊断 PHC 检测结果

血清 AFP-L3 水平	原发性肝癌		
	有病	无病	合计
阳性（＞10%）	a（93）	b（14）	$a+b$（107）
阴性（＜10%）	c（23）	d（78）	$c+d$（101）
合计	$a+c$（116）	$b+d$（92）	$a+b+c+d$（208）

3. 诊断效能指标计算

（1）敏感度（Sen）$=a/(a+c)=80.17\%$

（2）特异度（Spe）$=d/(b+d)=84.78\%$

（3）诊断效率$=(a+d)/(a+b+c+d)=82.21\%$

（4）正确指数$=$敏感度$+$特异度$-1=0.65$

（5）阳性预测值$=a/(a+b)=86.92\%$

（6）阴性预测值$=d/(c+d)=77.23\%$

（7）阳性似然比（$+$LR）$=$Sen$/(1-$Spe$)=5.27$

（8）阴性似然比（$-$LR）$=(1-$Sen$)/$Spe$=0.23$

（9）诊断比值比（DOR）$=(a/c)/(b/d)=ad/bc=22.53$

4. 结果解读和判断　当 AFP-L3 分界点为 10% 时，对 PHC 有较好的诊断价值，诊断敏感度、特异度、阳性预测值、阴性预测值、阳性似然比、阴性似然比、诊断比值比分别为 80.17%、84.78%、86.92%、77.23%、5.27、0.23、22.53。

第四节　检验项目诊断效能的受试者操作特性曲线分析

受试者操作特性曲线（receiver operating characteristic curve，ROC 曲线）是对于可能存在混淆的 2 种条件或自然状态，需要由试验操作者做出精细判别，或者准确决策的一种定量方法。它起源于 20 世纪 50 年代的统计决策理论，最初用于评价雷达性能，描述信号和噪声之间的关系，故又称为接收者操作特性曲线。1960 年该分析方法应用于医学诊断领域，是国际公认的比较、评价 2 种或 2 种以上检验项目或诊断方法的诊断效能的客观标准。

一、受试者操作特性曲线的构成与特点

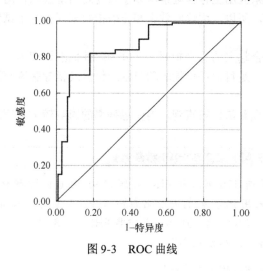

图9-3　ROC曲线

1. ROC曲线的构成　ROC曲线又称诊断准确性曲线，是根据一系列不同的二分类方式统计数据，以真阳性率（敏感度）为纵坐标，假阳性率（1-特异度）为横坐标绘制的曲线（图9-3）。

2. ROC曲线分析特点　与传统的评价方法不同，ROC曲线是根据实际情况，允许有中间状态，采用多个（≥5）分界值，把试验结果划分为多个有序分类，如正常、大致正常、可疑、大致异常和异常五个等级再进行统计分析。因此，ROC曲线能提供检验项目诊断准确性的完全图像，全面描述试验的性质。

二、受试者操作特性曲线的分析方法

1. ROC曲线图形分析法　ROC曲线有3种类型的图形，其意义如下。

（1）理想诊断价值的ROC曲线：一个完美的检验项目的测量结果，其患者与非患者的分布曲线应没有重叠，ROC图是从左下角到左上角，再到右上角的曲线。其真阳性率为100%，即所有患者均显阳性结果；假阳性率是0或特异度为100%，即正常人均为阴性结果。

（2）无诊断价值的ROC曲线：如果检验项目的测量结果，其患者与非患者的分布完全一致，则不能判断有病与非病状态，其ROC图是45°的对角线。

（3）有诊断价值的ROC曲线：大多数检验项目的ROC图是介于上述2种极端情况之间的图形，且ROC曲线越靠近左上角，其检验项目的诊断准确性就越高。ROC曲线上最靠近左上角的点则是最佳截断点，其假阳性和假阴性的总数最少。

2. ROC曲线统计量分析法　主要是通过统计和分析ROC曲线下面积（area under the curve，AUC）值的大小，评估检验项目的诊断效能。

AUC的取值通常在1.0和0.5之间。AUC=1.0时，说明检验项目为理想的诊断方法。AUC=0.5时，说明检验项目为无诊断价值的方法。AUC>0.5的情况下，AUC越接近于1，说明诊断效果越好；AUC在0.5~0.7时有较低准确性，AUC在0.7~0.9时有一定准确性，AUC在0.9以上时有较高准确性。AUC<0.5不符合真实情况，在实际中极少出现（图9-4）。

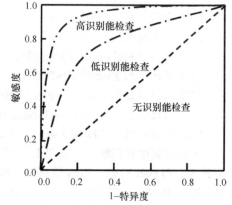

图9-4　ROC曲线判断检验项目的诊断效果

三、受试者操作特性曲线的主要作用

1. 查询某分界值时检验项目对疾病的识别能力　ROC曲线图上的每一个点代表某一分界值对应的一对诊断敏感度和特异度，其切线的斜率，即为似然比，故ROC曲线能反映不同界限值时诊断准确度的变化特点（图9-5），因此，从ROC曲线上，能很容易地查出任意界限值时检验项目对疾病的识别能力。

2. 选择最佳的诊断分界值　ROC 曲线是表示敏感度与特异度之间互相关系的一种方法，所得的曲线可以选择最佳分界值。一般多为 ROC 曲线左上角转弯处，最靠近左上角的点，此点的敏感度和特异度之和最大，即为最佳分界值。此外，临床上还可依据需要，选择最佳敏感度或最佳特异度的分界值点。

3. 评估或比较检验项目的诊断准确性　采用图形分析法和统计量分析法，通过 ROC 曲线，除可评估某检验项目对疾病的识别能力外，还可比较 2 种或 2 种以上检验项目对同一种疾病诊断的效能，以帮助医师做出最佳选择。

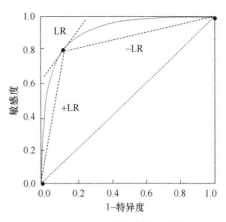

图 9-5　ROC 曲线中的似然比

四、受试者操作特性曲线分析的主要步骤

1. 绘制 ROC 曲线图　可选择手工法或软件法。首先，依据专业知识，对疾病组和参照组检测数据进行整理，确定测定值的上下限、组距以及截断点（cut-off point）；按选择的组距间隔列出累积频数分布表，分别计算出所有截断点的敏感度、特异度和假阳性率（1–特异度）；以敏感度为纵坐标，（1–特异度）为横坐标，绘制 ROC 曲线。

2. 计算 ROC 曲线统计量　AUC 及其标准误（SEx）可用计算机软件，采用统计学的威尔科克森（Wilcoxon）非参数方法推算；也可将 ROC 曲线图形描到方格纸上测定面积。

3. 评估或比较诊断效能　其方法可采用统计学分析法和图形分析法。统计学分析法通过计算 AUC，可定量评估或比较检验项目的诊断准确性，但单看面积这一数值，可能丢失一些信息，如 2 条不同形状的 ROC 曲线，可有相似的 AUC，故应同时使用 2 种方法，减少偏倚的产生。

案例 9–1 分析 4：应用 ROC 曲线评价 AFP–L3 对 PHC 诊断效能方法

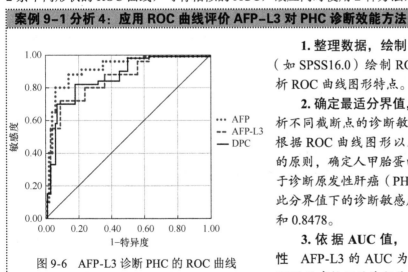

图 9-6　AFP-L3 诊断 PHC 的 ROC 曲线

1. 整理数据，绘制 ROC 曲线图　应用软件（如 SPSS16.0）绘制 ROC 曲线图（图 9-6），分析 ROC 曲线图形特点。

2. 确定最适分界值，计算其诊断准确度　分析不同截断点的诊断敏感度和特异度值的特点，根据 ROC 曲线图形以及"Sen+Spe"取最大值的原则，确定人甲胎蛋白异质体 3（AFP-L3）用于诊断原发性肝癌（PHC）的分界值为 10%。在此分界值下的诊断敏感度与特异度分别为 0.8017 和 0.8478。

3. 依据 AUC 值，分析综合诊断的准确性　AFP-L3 的 AUC 为 0.885，说明 AFP-L3 对 PHC 具有较好的诊断价值。

第五节　检验项目组合与诊断效能评价

由于检验项目的生物学特性、疾病临床表现的复杂性，以及检测方法学特性等因素的影响，常用的检验项目通常难以达到理想的诊断效能，其敏感度和特异度均低于 100%。因此，除须不断地研究开发新的疾病生物标志物、不断提高检验检测质量，以及通过询问病史、体格检查等方法筛选高危人群，提高检验项目的阳性预告值外，临床上常常还依据不同检验项目的特性，采取联合试验的方法来提高检验项目的诊断效能。

一、联合试验的类型

1. 基本方法 联合试验的方法有两类，即并联试验和串联试验。2 种试验联合的判断方法参见表 9-4。

表 9-4　2 种试验联合的判断方法

联合试验方法	检验项目结果		联合试验结果判断
	检验项目 A	检验项目 B	
并联试验	+	+	+
	+	−	+
	−	+	+
串联试验	+	+	+
	+	−	−
	−	不必做	−

（1）并联试验（parallel test）：又称平行试验。该联合方法是同时做几种检验项目，其中一项为阳性即判断为阳性。与单项检验项目比较，平行试验可提高诊断敏感度，但降低了特异度。并联试验能从不同角度揭示检验项目与疾病的关系，如反映器官损害、代谢、解毒、合成的肝功能组合试验，检测分子量不同的尿蛋白来鉴别肾疾病位置的肾功组合等。

（2）串联试验（serial test）：又称系列试验。该联合方法是依次进行几项检验项目，如先做特异度高的试验 A，A 为阳性者再做 B，如此类推，只有全部试验结果为阳性时才能判断为阳性，否则为阴性。与单项检验项目比较，串联试验可提高诊断特异度和阳性预期值，但降低了诊断敏感度。当出现阳性结果时，患某病的可能性更大，即降低了误诊率，却增加了漏诊率。当几项检验项目的特异度不高时，采用串联试验最为适宜。例如，诊断心肌梗死的 3 种试验 CK、GOT、LDH 中无一项是特异度试验，若单独使用其中一项则易产生误诊，若采用串联试验则可提高心肌梗死诊断的特异度，降低了误诊率。

2. 数学模型 通过建立疾病诊断模型提高诊断价值的方法有回归分析、人工神经网络、主成分分析、支持向量机、关联规则学习、决策树、贝叶斯分类等。

知识拓展 9-6　　　　　检验项目组合的基本原则和方法

应用循证检验医学的原理和方法，以检验项目的生物特性和临床需求为基础，从疾病发生和演变特征（如急性心肌梗死诊断与监测时，心肌肌钙蛋白、肌红蛋白、肌酸激酶同工酶项目组合）、疾病筛检和监测过程（如糖尿病诊断与监测时，空腹血糖、糖化血红蛋白、糖化血清白蛋白项目组合）、检测方法学特点（如使用粪便隐血试验诊断消化道出血时，可采用化学法和免疫胶体金法组合项目）、组织器官功能特点（如肝功能八项），以及快速了解患者多方面信息（急诊八项）等方面优化组合有价值的检验项目。

二、联合试验的诊断效能

1. 并联试验的诊断效能 并联试验的敏感度和特异度计算公式如下。

（1）2 种试验联合：敏感度$_{(A+B)}$=敏感度$_A$+（1−敏感度$_A$）×敏感度$_B$；特异度$_{(A+B)}$=特异度$_A$×特异度$_B$。

（2）3种试验联合：需先计算2种试验联合的敏感度$_{(A+B)}$，再计算3种试验联合的敏感度$_{(A+B+C)}$，最后计算3种试验联合的特异度$_{(A+B+C)}$。敏感度$_{(A+B+C)}$=敏感度$_{(A+B)}$+(1-敏感度$_{(A+B)}$)×敏感度$_C$；特异度$_{(A+B+C)}$=特异度$_A$×特异度$_B$×特异度$_C$。

2. 串联试验的诊断效能 串联试验的敏感度和特异度计算公式如下。

（1）2种试验联合：敏感度$_{(A+B)}$=敏感度$_A$×敏感度$_B$；特异度$_{(A+B)}$=特异度$_A$+(1-特异度$_A$)×特异度$_B$。

（2）3种试验联合：敏感度$_{(A+B+C)}$=敏感度$_A$×敏感度$_B$×敏感度$_C$；特异度$_{(A+B+C)}$=特异度$_{(A+B)}$+(1-特异度$_{(A+B)}$)×特异度$_C$。

案例 9-1 分析 5：AFP、AFP-L3、脱-γ-羧基凝血酶原（DCP）联合试验诊断 PHC 效能评价

1. 计算单独或联合检测时的诊断效能评价指标值 结果参见表9-5。

表9-5 血清 AFP、AFP-L3、DCP 单独和联合检测对 PHC 诊断的效能（%）

肿瘤标志物	敏感度	特异度	阳性预期值	阴性预期值
AFP	83.62	78.26	85.91	79.12
AFP-L3	80.17	84.78	86.92	77.23
DCP	70.69	88.04	88.17	70.43
AFP/AFP-L3	84.18	80.43	84.48	80.43
AFP+AFP-L3	75.86	88.04	88.89	74.31
AFP/AFP-L3/DCP	89.66	79.35	84.55	85.88
AFP+AFP-L3+DCP	74.14	90.22	90.53	73.45

注：项目组合中，/表示并联关系，+表示串联关系

2. 计算联合试验时的 AUC 结果参见表9-6。

表9-6 血清 AFP、AFP-L3、DCP 单独和联合检测对 PHC 诊断的 AUC

肿瘤标志物	AUC	
	估计值	95%CI
AFP	0.887	0.817～0.952
AFP-L3	0.885	0.834～0.939
DCP	0.846	0.782～0.909
联合试验（并联）	0.899	0.834～0.964

3. 结果分析 从上述两个表格中的数据可以看出：三项指标并联分析时，可提高对PHC诊断的敏感度和阴性预期值；三项指标串联分析时，可提高对PHC诊断的特异度和阳性预期值；联合试验时，ROC 曲线的 AUC 为 0.899，高于三项指标单独检测时的 AUC 值，说明三项指标联合检测能提高对PHC的诊断效能。

第六节　检验项目诊断效能的系统评价

检验项目诊断效能的评价除需进行原始的评价研究外，还应应用循证检验医学的原理和要求，从多中心研究的角度，对获得的诊断效能评价证据（或文献）开展系统评价，即在大量可靠的临床应用资料和经验的基础上，研究检验项目的应用价值，为临床疾病的诊断、治疗、疗效观察、病情转归等提供准确、有效、实用的检验项目和合理的检验项目组合。

一、检验项目系统评价的内容

系统评价（systematic review，SR）是一种严格的文献综合评价方法。它是针对某一具体临床问题，在系统、全面地收集全世界已发表或未发表的临床研究结果的基础上，采用临床流行病学或循证医学的原则和方法，对文献进行严格评价，筛选出符合质量标准的文献，进行定性或定量合成，得出综合可靠的结论，并随着新的临床研究成果的出现及时更新的文献二次研究方法，其研究内容主要包括文献的内在真实性、临床价值性及证据适用性等三个方面。

1. 内在真实性（internal validity） 指该检验项目评价研究的方法是否合理，统计分析是否正确，结论是否可靠，研究结果是否支持作者的结论等。

2. 临床价值性 指文献研究结果本身是否具有临床价值及其程度。诊断性研究多采用敏感度、特异度、预测值、似然比、ROC 曲线 AUC 等指标判断所研究的诊断试验（如检验项目）的诊断价值。

3. 证据适用性 或称实用性，指一篇具有真实性及临床价值性的文献能否被采用，应结合其所在医院的医疗环境、硬件设施、患者具体情况、经济承受能力等，来判断能否将文献研究结果应用于临床实践。

二、检验项目系统评价的设计要点

系统评价的本质是有效的信息合成，通常采用荟萃分析或 cochrance 系统评价方法。依据系统评价的基本原则和步骤，研究方案设计要点如下。

1. 提出明确的临床问题 提出拟回答的临床问题是系统评价的首要任务。系统评价的题目主要来源于临床医疗实践，涉及疾病防治中不确定、有争论的临床问题，以帮助临床医师或技师进行医疗决策。例如，临床实验室开展新项目前，必须对其临床应用效能进行评价或验证。

2. 制订系统评价计划书 其内容包括系统评价的题目、背景资料、目的、检索文献的方法及策略、选择合格文献的标准、评价文献质量的方法、收集和分析数据的方法等。应根据提出的问题设计一个详细的文献选择、评价的标准和程序。

3. 搜索文献 通常来说，可采用计算机检索和人工检索方法。在进行文献的搜集时，除全面收集已发表的原著论文外；还应收集其他尚未发表的内部资料，以及多语种的相关资料，应尽量避免文献的"发表偏倚""语言偏倚"和"报道偏倚"。

4. 筛选文献 从检索到的所有原始文献中挑选出符合标准的、能够回答研究问题的文献资料，提高原始研究所采用的研究方法的均质性。为了避免选择和评价者的主观性引起的偏倚，可以考虑一篇文章由多人或者盲法选择和评价，也可采用专业和非专业人员相结合的共同选择及评价的方法。对有疑问或有分歧的文献，可通过联系作者获得更多信息，或通过共同讨论或请第三方审核的方法解决分歧。

5. 评价文献质量 指应用临床流行病学和循证医学评价文献质量的原则与方法，分析评价纳入文献的质量。文献质量指单个临床试验在设计、实施及分析过程中防止或减少系统误差和随机误差的程度。诊断效能评估文献可采用 QUADAS 质量评价工具评价纳入文献的偏倚风险。

6. 提取数据 提取的数据资料包括以下内容。①一般资料：如文献题目、研究者姓名、原始文献编号和来源等。②研究特征：如文献的设计方案和质量、研究措施的具体内容及实施方法、防止偏倚的措施、主要的试验结果等。③研究对象的特征和数量、干预的内容和实施情况等。④结果测量：每组例数、事件发生率，或均数和标准差等数据，如真阳性（TP）、假阳性（FP）、真阴性（TN）、假阴性（FN）等。

7. 分析数据和报告结果 将上述提取的数据输入系统评价软件（如 review manager、RevMan），进行定性或定量的统计分析，以获得相应的分析结果和报告。①定性分析：按照研究对象、干预措施、研究结果、研究质量、设计方法等，将每个研究进行总结列表，以便浏览纳入研究的情况、研究方法的严格性及不同研究间的差异。②定量分析：分析内容包括同质性检验、Meta 分析、敏感度分析、发表偏倚分析。③报告结果：包括诊断试验在给定条件下的诊断准确性和实用性，在不同条件下其效果的一样性，以及探讨不同研究差异的原因及解释。

8. 解释系统评价的结果　内容包括系统评价的论证强度、推广应用性、干预措施对患者的利弊和费用、实用价值，以及对今后研究的指导意义等。

案例 9-1 分析 6：应用 Meta 分析评价 AFP、AFP-L3、DCP 联合检测对 PHC 的诊断价值

1. 方法　采用互联网检索国内外数据库（PubMed、Embase、Medicine、中国知网、万方、维普等）中有关 AFP、AFP-L3、DCP 联合诊断 PHC 的相关文献，根据纳入和排除标准筛选文献；采用质量评价工具 QUADAS-2 评价纳入文献的质量，使用软件 RevMan5.3 和 Meta-DiSc1.4 对所收集的信息进行合并比对，综合评价三个检验项目联合对 PHC 的诊断价值。

2. 结果　共纳入 13 篇文献；文献研究数据间存在异质性，但不存在阈值效应。采用随机效应模型合并效应量，AFP、AFP-L3、DCP 单独和联合检测对 PHC 诊断的 sROC 曲线的 AUC 分别为 0.7967、0.8457、0.7967、0.8790；AFP、AFP-L3、DCP 联合检测对 PHC 诊断的敏感度、特异度、阳性似然比、阴性似然比、诊断比值比分别为 0.76（95% CI：0.74～0.78）、0.79（95% CI：0.77～0.81）、3.36（95% CI：2.48～5.32）、0.25（95% CI：0.18～0.35）、17.71（95% CI：9.19～34.12）。

3. 结论　AFP、AFP-L3、DCP 单独检测对 PHC 具有诊断价值，联合检测更有助于对 PHC 的诊断，可作为重要的筛选指标。

本章小结

从卫生经济学方面出发，检验项目的临床应用效能包括技术性能、诊断效能、临床效应和经济效益等四个方面，其中，诊断效能是检验项目临床应用的核心。诊断效能评价内容包括真实性、先进性和实用性。诊断效能评估研究设计要点包括研究目标、研究对象、诊断标准、标本含量、测量指标与测量方法、截断点、评价指标和防止偏倚等。诊断效能评价指标包括诊断的准确性和可靠性两个方面，它们能从不同的方面真实地反映检验项目对疾病诊断的价值。

ROC 曲线是根据一系列不同的二分类方式统计数据，以真阳性率为纵坐标，假阳性率为横坐标绘制的曲线。与传统的评价方法不同，它允许有中间状态存在，能提供检验项目诊断准确性的完全图像，全面描述试验的性质，因此，ROC 曲线能很容易地查出任意界限值时的对疾病的识别能力、选择最佳的诊断界限值、比较两种或两种以上不同检验项目对疾病的识别能力。

不同检验项目，其诊断效能不同，联合试验能提高检验项目的诊断效能。与单项检验项目比较，并联试验能从不同角度揭示检验项目与疾病的关系，提高诊断敏感度；而串联试验则可提高诊断特异度，降低了误诊率。检验项目的临床效能除进行原始评价研究外，还应通过系统评价研究，不断地评估其临床应用价值，为临床提供最佳的诊断方法，并为临床实践指南的制定提供依据。

（刘忠民　刘利东）

第十章　检验前质量管理

检验前质量管理是指临床实验室针对标本的"检验前阶段"中可能影响检验结果准确性的各个环节或因素所采取的纠正与预防措施。根据国标《医学实验室 质量和能力的要求》(GB/T ISO15189：2022)，检验前阶段 (preanalytical phase) 是指按时间顺序自医师申请至分析检验启动的过程，包括检验申请、患者准备和识别、原始标本采集、运送和实验室内传递。

检验前变量因素 (preanalytical variables) 是指在标本分析之前，所有对患者及（或）标本产生影响进而可能影响检验结果的因素。临床实验室调查结果显示，在导致检验结果错误或引起结果偏差的影响因素中，有60%～80%为检验前因素。因此，检验前质量管理 (preanalysis quality management) 是决定检验结果"真实准确性"的重要环节之一。检验前变量因素又分为体内因素和体外因素，前者包括生理学变量，如年龄、性别、月经周期、妊娠、运动、昼夜变化和季节变化等，也包括药物、进食、喝咖啡、饮酒、抽烟、喝茶等影响患者体内分析物水平的因素；后者则指标本采集、运输、处理与储存等过程中的干扰因素，如标本采集时患者的体位、压脉带压迫时间、容器材料、容器污染、抗凝剂与防腐剂、稳定剂、标本采集方法、标本量与标本状态、标本密封与运输条件、标本自离体到运送至实验室的时间、标本储存条件等。

案例 10-1：检验前质量管理知识要求

科室每月质量监督会议即将召开，李老师分管实验室标本接收组工作，正与质量监督员一起讨论上个月实验室收到标本的质量统计分析报告，以便与临床科室沟通和协调，保证检验前质量。

问题：

1. 检验前影响检验结果的常见生活习惯有哪些？
2. 标本采集、运输和储存过程中哪些常见因素会对结果造成影响？
3. 药物对于检验结果的影响主要有哪些方面？

案例 10-1 分析

1. 检验前影响检验结果的常见生活习惯主要有进食、抽烟、饮酒、喝茶及喝咖啡等。
2. 在标本采集、运输和储存过程中，容器、采样器、抗凝剂/防腐剂/稳定剂、体位及采集部位、标准化操作、标本质量与状态、容器及标本标识、无菌与安全、运输条件与运输时间等多种因素若处理不当，均会对检验结果造成影响。
3. 药物对于检验结果的影响主要有包括体内及体外两个方面。体内影响常由干扰体内病理生理过程及药物本身造成的不良反应造成；而体外则通过物理效应、直接参与化学反应、物理与化学效应共同影响及个别药物对于特殊试验直接影响等机制产生影响。

第一节　检验项目申请与选择

一、检验项目申请原则

在各种疾病诊疗或健康评估过程中，就诊者需要做哪些检验、何时做检验，需要临床医师根据就诊者的主诉、症状或病情变化做出决定并提出检验申请。检验人员特别是检验医师，由于对诊断实验的了解更全面、深入，在参与检验项目的选择时，应发挥积极主动的指导作用。检验项目申请原则归纳如下。

1. 有效性 首先应考虑诊断价值。主要考虑该项检验对某疾病诊断的敏感度及特异度。检验项目的敏感度和特异性越高越好。基于每项实验的敏感度和特异度均存在局限性，因此可建议临床医师依据患者病情及初步诊断，选择相关多项实验项目联合检测以尽可能地实现精准诊断。

在对人群进行筛查时，应考虑使用敏感度较高的检验项目，以防止因试验假阴性造成漏检。筛查出的可疑者应做进一步检查。但为确诊或排除疾病，应选用特异度较高的试验，或阳性似然比及验后概率比较高的试验。

2. 时效性 疾病的早期确诊既利于患者及时治疗，也可显著节约医疗资源，因此理想的检验时效性是临床医师和患者共同的期望。在检验工作中应尽量缩短检验流程，但部分实验及一些特检项目，检验周期相对较长，如细菌培养尤其是血培养，染色体检查、自身免疫抗体等项目，在部分实验室并非每天进行检测，而是在规定时间内进行。这就需要采用相应的补救办法。最常用的就是采用一些快速方法和筛查方法，如急性冠脉综合征患者，一时做不了肌钙蛋白T或肌钙蛋白I定量测定时，可用快速的胶体金免疫层析法进行定性或半定量测定等。但必须指出，这些快速的检测和筛查方法不能完全代替传统的经典方法（如培养和定量的方法），应该向临床医师充分说明。

3. 经济性 在保证及早确诊及向临床医师提供有效信息的前提下，应考虑选用费用较少的检验项目，以减轻患者经济负担及节约医保基金。但经济性应从成本/效益/效果总体上来分析，不能简单从项目收费来考虑。例如，做某一检验项目，收费即使略高，但可迅速确诊，减少了患者的其他医疗费用。

二、检验医师与检验项目

实验室应参与到临床检验医嘱的选择和设置中，检验项目联合的设置、项目的选择是临床工作与检验工作结合的起点，检验人员尤其是检验医师在检验项目的正确选择中都应发挥重要的作用，原因如下。

1. 新技术的推广 检验医学近年来发展迅速，新技术、新方法、新项目不断涌现，临床医师对新的检验项目及其临床应用不够了解。

2. 纠正医师开单错误 部分临床医师由于习惯会忽略应做的检验项目，或对部分检验项目开错申请单。

3. 检验项目的宣贯 部分临床医师对临床实验室已经开展的检查项目了解不够。因此，需要检验人员通过适宜的方法（如及时发布临床检验新技术新业务信息、编写发布临床检验手册、深入临床宣贯检验项目的临床应用等）不断提升临床医师对检验项目及其临床应用的熟悉与了解程度。

三、检验申请单的信息及申请要求

检验申请是检验流程的第一个环节，检验申请单是重要的医疗文书之一，其信息规范性与完整性对后续检验流程十分重要。检验申请单有纸质检验申请单和电子检验申请单2种，随着医院及临床实验室LIS的广泛应用，电子检验已逐步替代纸质检验申请单。

（一）申请单的基本信息

1. 检验申请单基本信息 应包括但不限于：①受检者唯一性标识，如姓名、性别、年龄、科别、病房、门诊号/住院号、床号；②临床诊断或疑似诊断；③标本类型；④检验项目；⑤送检日期（年、月、日）及标本采集时间与标本接收时间；⑥申请者唯一标识，如医师签字；⑦收费/记账及检验编号等。

2. 检验申请单设计格式 医疗机构可使用一种格式的检验申请单，也可分别印制血液、体液、生化、免疫、微生物、分子生物学等多种检验申请单，但应遵循信息齐全、信息规范、容易识别、使用方便等基本原则。设计申请单时应征求临床意见。电子申请单的要求等同于纸质申请单。

（二）检验申请单的填写要求

纸质检验申请单由检验申请者填写，须字迹清楚、不得涂改。填写时应按照申请单格式逐项填写，不得遗漏；在"年龄"项不能以"成"字代表所有成人，应填写具体年龄；在某些特殊情况下，"姓名"项可填"无名氏"（如突发事件中的昏迷患者）或"×××之子"（新生婴儿），也可用阿拉伯数字编码（在保密性体检时）。关于"临床诊断"项，确诊患者的检验申请单必须填写，初诊患者可填写"拟诊×××病"或"×××病？"，健康体检或普查时，可填写"体检"二字。申请单上应有申请者签名（电子签名、签名或姓名印章）。

四、标本采集前患者的准备

送检标本的质量高低、是否具有代表性直接关系到检验结果的准确性，关系到检测结果临床应用的可信度及有效性。为保证所采集的标本能真实客观地反映患者当前的疾病状态，应充分减少非疾病因素对标本的影响。这就要求医护人员、标本采集人员、检验技术人员充分了解这些非疾病性因素，如患者状态、饮食、药物等，并将相关的要求和注意事项告知患者，取得患者配合，以保证送检标本的质量合格。

1. 做好解释工作　向患者充分说明检测该项目的目的及注意事项，消除患者的紧张和疑虑，尤其做好特殊有创性标本采集（如骨髓穿刺、脑脊液及浆膜腔积液的穿刺）的解释工作，取得患者的配合。

2. 避免生理、生活习惯、饮食及药物的影响　向患者充分解释这些非疾病性因素可能对检验结果造成的影响，请患者尽量避免。

3. 尽力争取患者的配合　特别是在患者自己留取标本时（如精液标本、中段尿、24 h 尿标本、痰标本、粪便标本中病理成分的采集等），要告知留取方法和注意事项，患者抽血时要求其保持正确体位。

第二节　标本采集的影响因素

标本采集前影响检验标本质量的与患者相关的非疾病性因素，包含但不限于以下几个方面。

一、生理性因素

1. 情绪（精神状态）　对部分激素指标的影响较大。也有研究表明，患者处于兴奋、激动、恐惧状态时，可使血红蛋白、白细胞计数增高。

2. 运动　运动后由于能量消耗及机体代谢，可导致某些酶类如谷草转氨酶、谷丙转氨酶、乳酸脱氢酶、酪蛋白激酶等一过性增高及电解质、血糖的变化。

3. 年龄与性别　不同年龄阶段、不同性别患者的生理性变化导致某些检测指标存在一定的差异，如碱性磷酸酶儿童高于成人、性激素男女有别。男性雄性激素水平高促进红细胞的生成，因而成年男性红细胞和血红蛋白较成年女性高。

4. 种族　由于种族间存在遗传特征、生活习性、生活环境的不同，某些生理或病理指标存在一定种族差异。

5. 地域　部分检验指标受海拔高度影响较大，如红细胞、血红蛋白等随海拔升高而升高。

6. 妊娠　妊娠期间，由于激素、代谢的变化，且平均血浆容量升高 2600～3900 ml，导致部分检验指标水平的波动。

7. 季节变化　部分检测指标有一定的季节差异，如严寒、酷暑等恶劣天气条件可导致外周血中性粒细胞计数增高。

8. 生物钟周期 昼夜节律、月经周期对部分激素指标影响较大。一天之内不同时段外周血白细胞总数和中性粒细胞数量可不同，一般下午比上午高。

案例 10-2：血常规案例

患者，新生儿 1 日龄，检测血常规示白细胞 15.5×10^9/L，血红蛋白 200 g/L，血小板 196×10^9/L，这个血常规结果正常吗？为什么？

二、生活习惯

1. 饮食 进食后一定时间后，血液中许多化学成分发生变化，如血脂、血糖、谷草转氨酶、谷丙转氨酶等增高；进食高蛋白或高核酸食物可使血液中尿素氮、尿酸增高；进食富含葡萄糖的食物可引起一过性尿糖阳性；进食动物血、肉及富含铁质的蔬菜后，可引起化学法检测粪便隐血假阳性。饱餐后采集的血液标本由于血脂成分含量高，常导致血清呈现乳糜状，其浊度会对许多项目的检测，尤其是比色法或比浊法测定的项目造成影响。空腹采血，即夜间空腹 8～12 h 后早晨空腹采血可有效降低饮食影响，且许多检测项目的参考范围是以空腹血液测定值为基础的。但空腹过久导致机体代偿时会引起血糖、蛋白质、胆红素等检测项目结果升高。

案例 10-3：空腹血糖案例

患者，女，25 岁，上午 11：30 采血检测空腹血糖，前一天晚上 7：00 吃过晚餐后直至采血前滴水未进，血糖检测值为 7.5 mmol/L，请问患者能诊断为糖尿病吗？为什么？

案例 10-4：肿瘤标志物案例

患者，男，58 岁，2020 年 6 月体检发现 CA724 为 760 U/ml，2 天后复查结果为 530 U/ml，癌胚抗原、CA199 等肿瘤标志物正常。该患者爱人同时体检时 CA724 也升高，检测结果为 145 U/ml，其他肿瘤标志物也均正常。因夫妻两人同一指标均有所增高，我们及时与其进行沟通，得知该夫妻两人服用灵芝孢子粉已 3 个月有余。试问这样的结果是否具有临床诊断意义？

---

2. 吸烟 可引起部分检验指标的改变，如白细胞、癌胚抗原等随吸烟时间延长、吸烟量的增加而升高。

案例 10-2 分析

检测结果正常，新生儿血液分析参考值与成人不同，不能以成人的参考区间来判断。7 日内新生儿血常规参考区间：白细胞（10～20）$\times 10^9$/L，血红蛋白 145～200 g/L，血小板（150～450）$\times 10^9$/L。现在很多实验室报告单都已经按照性别年龄等标注参考值范围。

---

3. 饮酒 乙醇进入体内早期（酒后 2～4 h），血糖、碳酸氢盐下降，而乳酸、乙酸、尿酸增高；长期饮酒者可导致血中谷丙转氨酶、谷草转氨酶、γ-谷氨酰转移酶升高；慢性乙醇中毒者，血中胆红素、碱性磷酸酶、甘油三酯等可升高。

4. 饮茶和咖啡 茶碱或咖啡因，可影响体内某些代谢环节从而影响部分检验指标结果。有研究结果显示，摄入咖啡因（250 mg）3 h 后，血浆肾素活性及儿茶酚胺水平升高。

案例 10-5：饮食因素影响

患儿，男，5 岁，发热，送检随机尿液标本检测尿常规，尿糖 2+，余检测指标正常，追问病史否认糖尿病史，留尿前 1 h 喝了 500 ml 可乐，吃一根棒棒糖。请问患者的尿糖阳性结果能反映患者的疾病状态吗？

三、药物对检验结果的影响

　　几乎所有的药物都会对患者的某些检测项目结果造成或多或少的影响，产生影响的方式包含但不限于以下几种途径。

　　1. 药物在体内对检验结果的影响机制

　　（1）干扰体内病理生理过程：用于预防非瓣膜性心房颤动患者卒中和全身性栓塞的抗凝药物达比加群酯，可导致凝血酶时间（TT）明显延长；用于防治深静脉血栓、防治外科术后静脉血栓形成、血液透析时防止体外循环凝血发生时用的低分子量肝素，可导致活化部分凝血活酶时间（APTT）和 TT 明显延长甚至不凝固；具有抗炎、抗免疫、抗休克作用的糖皮质激素可激活糖异生酶系，加速肝糖原和肌糖原异生，抑制外周组织对葡萄糖的摄取和利用，升高血糖，还可促进脂肪分解，增高血液中胆固醇浓度，还具有保钠排钾的作用导致血液电解质钠高、钾低，拮抗维生素 D 的作用，减少肠道内钙的吸收并促进肾脏排泄钙、磷，导致血钙、血磷降低，可使血液中血红蛋白、血小板、中性粒细胞及纤维蛋白原增加；治疗黏液性水肿等甲状腺功能减退的甲状腺素类药物能促进糖的吸收，增加糖原分解和糖异生从而升高血糖，加速胆固醇转变为胆酸由粪便排出导致血液胆固醇降低。

　　（2）药物的不良反应：有些药物在治疗时，会产生不良反应，从而影响检验结果。例如，抗肿瘤药物可导致骨髓造血功能抑制从而造成外周血红细胞、白细胞、血小板明显减少，对肝功能、肾功能造成损害，引起相关检测指标的变化。

案例 10-6 分析

白细胞升高为患者应用糖皮质激素地塞米松的副作用，糖皮质激素可刺激骨髓贮存池中的中性粒细胞释放入外周血液循环池，导致外周血中性粒细胞计数增加。

（3）关于药物在体内对检测结果的影响，要说明几点：①临床上部分检测项目用于监测药物疗效，如服用降糖药物后检测血糖变化，服用华法林后检测凝血酶原时间（PT），用降脂药物后进行血脂分析等，这些检测结果的变化为临床医师调整用药量，监测患者的治疗效果提供了非常有价值的信息。②临床上部分检测项目用于监测药物不良反应，防止用药过量对患者造成不可逆的损伤，如抗肿瘤治疗时监测外周血细胞计数以了解骨髓抑制的程度，监测肝肾功能以评估肝肾的损伤程度，判断患者的用药是否需要调整或停药。

案例 10-7：凝血功能障碍案例

患者，女，65 岁，因鼻衄出血不止入住鼻科，查体全身散在针尖样出血点，急查血常规示白细胞 5.7×10⁹/L，血红蛋白 121g/L，血小板 152×10⁹/L，血凝试验结果示血浆凝血酶时间 205 s，血浆凝血酶原时间、活化部分凝血活酶时间、纤维蛋白原均在正常范围内。查阅患者病史，患者心房颤动，心功能不全，用药史不详。请根据现有病史分析患者出血的病因。

上述两种情况中由于药物原因引起检测项目结果的变化，为临床医师判断评估疗效及调整用药提供了重要的信息。除这两种情况外，其他药物引起检测结果的变化有可能对临床医师起误导作用，这些情况主要发生在体外，药物的原型或代谢产物在体外对项目的检测过程产生的干扰，导致检测结果不能真实反映患者的实际情况，应尽量避免这些干扰的发生；如不能避免，则需要进行必要的结果解释。这些体外干扰主要通过理化作用或影响酶的活性对检测结果产生影响。

案例 10-7 分析

患者有心房颤动病史，经追问患者用药史，患者长期服用凝血酶抑制剂达比加群酯，可使凝血酶时间延长，导致凝血功能障碍。初步判断患者大面积皮肤黏膜出血为达比加群酯用药过量所致，建议临床停药。

---

2. 药物在体外对检验结果的影响机制

案例 10-8：干扰干化学检测结果案例

患者，男，50 岁，尿频尿急尿痛，于泌尿外科就诊。尿常规结果：尿液外观呈橘红色浑浊，干化学检测尿胆原正常，胆红素、亚硝酸盐、酮体、隐血、白细胞、蛋白质、葡萄糖均为阴性，维生素C++++，尿 pH 6.5，尿比重 1.010。尿液沉渣定量分析：红细胞 1250/μl（参考值 0～27/μl），为均一性红细胞；白细胞 1625/μl（参考值 0～17/μl），细菌 5358/μl（参考值 0～10/μl），余未见明显异常。为何患者尿液干化学检测结果与尿液沉渣定量分析结果不相符？

（1）药物或其代谢产物的物理效应引起的干扰：部分检验项目在检测过程中，血液、体液等标本中的药物或其代谢产物，本身不参与检测反应，但其物理学性质特征，会对检验结果造成干扰，使得定量检测的数值或升高呈正误差或降低呈负误差，或者使定性检测的试验结果呈现假阳性或假阴性。①显色反应法测定项目的干扰：某些药物或其代谢产物本身就是一种显色剂或染料。酚磺肽注入人体后在肾小管排泌且不被重吸收，常用于测定肾小管排泌功能，但其本身具有颜色，故可干扰尿液常规干化学分析中涉及显色反应的项目测定。②对光折射法测定项目的干扰：体液蛋白质的测定方法主要为光折射法，某些药物（如右旋糖酐）患者静脉滴入后，可使血

清的折射率发生改变从而影响测定结果。③荧光分析法检测项目的干扰：某些药物或其代谢产物本身会产生荧光，当检测项目用荧光光度计分析时，其自发荧光对检测结果会产生非特异性干扰。④比色/比浊法检测项目的干扰：某些药物如右旋糖酐可使反应体系浊度增加，当采用比色法/比浊法测定某些项目时，此类药物直接干扰检测项目的测定结果。⑤药物中杂质的干扰：这些杂质包含有药物中的赋形剂、胶囊、香料、染料等，可影响测定结果，如许多药物胶囊成分中的四碘荧光素，直接影响血清 ^{131}I 的测定，导致临床的误诊。⑥药物本身与待测物成分或结构相同：某些药物本身就是待测物质，如输注葡萄糖后导致血糖结果测定值增高，输注盐水后导致血清钠测定值升高等。

（2）药物或其代谢产物参与化学反应的影响：待测标本中存在的部分药物或其代谢产物，能够与测定项目反应体系中的某一成分发生化学反应而影响测定结果。①促进显色反应。部分药物或其代谢产物能加速某些试验的显色反应，如患者应用甲丙氨酯后，可影响 17-酮类固醇的测定。②抑制显色反应：部分药物或其代谢产物对某些试验方法的显色反应有抑制作用，干扰测定结果。例如，患者服用大剂量维生素 C 后，尿液中存在的维生素 C 能够抑制尿胆红素和尿胆原测定的偶联反应，导致结果假阴性。③造成显色反应异常：某些药物或其代谢产物参与某些试验的化学反应，导致最终显色的颜色与本该显现的反应颜色不一致，从而干扰测定结果。如患者使用氯丙嗪等吩噻嗪类药物时，由于它们可参与埃利希（Ehrlich）试剂的化学反应，形成紫红色产物（正常阳性反应显色为樱红色）而影响尿胆原试验结果。④改变蛋白质的结构：某些药物能与某些蛋白质结合改变其结构，从而干扰反应结果。例如，患者服用水杨酸类药物后，该类药物能改变血红蛋白 β 珠蛋白链的氨基末端结构，可对微柱法测定糖化血红蛋白的结果产生干扰。⑤参与氧化还原反应：某些具有氧化性或还原性的药物，可直接参与到待测项目的氧化还原反应体系中，干扰测定结果。例如，具有还原性的维生素 C，可导致尿液干化学中利用氧化还原反应原理的项目尿糖、隐血、胆红素、亚硝酸盐及白细胞测定结果呈假阴性。⑥改变标本的 pH：如患者应用碳酸氢钠、枸橼酸钾、乙酰唑胺、大剂量奎宁、磺胺等药物可导致尿液 pH 增高，使磺基水杨酸法检测尿液蛋白呈假阴性，使干化学试带法检测尿蛋白呈假阳性。

> **案例 10-8 分析**
>
> 患者尿液中维生素 C 浓度过高，导致尿液亚硝酸盐、隐血、白细胞的干化学检测结果呈假阴性。

（3）物理效应和化学效应的共同影响：许多药物对检测项目的影响往往不是单一的物理效应或化学效应，而是物理干扰和化学干扰共同作用的。如肠外营养的患者输注脂肪乳后，可直接导致血清甘油三酯明显升高。同时，由于血清浊度增加，比色/浊法测定的很多项目，如 α 抗胰蛋白酶、载脂蛋白 A_1 与 B_{100} 的测定结果均会受到影响，血常规中血红蛋白的测定值也会假性增高。

（4）药物对酶免疫分析技术的干扰：尿中的乙酰水杨酸盐及其代谢产物可影响还原型烟酰胺腺嘌呤二核苷酸（NADH）在 340 nm 处的吸光度，进而对底物为 NADH 的检测项目造成干扰。

尿中的苯丙胺、脱氧麻黄碱可以与抗酸药（如雷尼替丁）、抗组胺药（如美喹他嗪）、吩噻嗪类（如氯丙嗪）及去甲麻黄碱有免疫交叉反应，当用酶免疫分析法检测尿苯丙胺、脱氧麻黄碱时可由于药物干扰出现假阳性。除上述药物外，其他抗精神病药、抗抑郁症药及吩噻嗪类的衍生物均可引起假阳性（表 10-1）。

表 10-1 部分药物对检测项目的干扰

检测项目	增加/假阳性的干扰药物	降低/假阴性的干扰药物
葡萄糖	烟酸酯、苯妥英、氢化可的松、普罗奈尔、噻嗪类、氯丙嗪、吲哚美辛、左旋多巴	西咪替丁、氯贝丁酯、丙吡胺、对乙酰氨基酚、戊烷脒
胆固醇	氯噻酮、氢氯噻嗪、口服避孕药	维生素 C

续表

检测项目	增加/假阳性的干扰药物	降低/假阴性的干扰药物
尿酸	乙酰唑胺、布美他尼、氢氯噻嗪、环孢素、乙胺丁醇、呋塞米、甲氧氟烷、烟酸酯、吡嗪酰胺	别嘌醇、阿普洛尔、水杨酸、氯贝丁酯、保泰松、阿洛西林
肌酐	阿莫沙平、水杨酸、西咪替丁、考曲替林、环孢素、甲氧氟烷、甲氧苄啶-磺胺甲噁唑	
钙	他莫昔芬钙	锂、普萘洛尔
磷酸盐	普萘洛尔	抗惊厥药、西咪替丁
胆红素	对乙酰氨基酚、安吖啶、雄激素、阿司匹林、咪唑嘌呤、卡托普利、卡马西平、卡比马唑、氯丙嗪、红霉素、金盐、氟烷、海洛因、肼屈嗪、异烟肼、酮康唑、巯基嘌呤、甲氨蝶呤、α-甲基多巴、甲睾酮、甲氧奈普酸、呋喃妥因、哌克西林、青霉胺、保泰松、苯妥英、丙硫氧嘧啶、雷尼替丁、利福平、磺胺甲噁唑/甲氧苄啶、偶氮磺吡啶	
谷草转氨酶	对乙酰氨基酚、胺碘酮、水杨酸、卡马西平	
谷丙转氨酶	丙吡胺、苯唑西林、酚丁、罂粟碱、青霉胺、哌克昔林、保泰松、苯妥英、西尼替丁、利福平、链激酶、甲氧苄啶/磺胺甲噁唑、丙戊酸	
γ-谷氨酰转移酶	卡马西平、红霉素、口服避孕药、苯唑西林、苯妥英	氯贝丁酯
碱性磷酸酶	安吖啶、卡马西平、丙吡胺、红霉素、金盐、异烟肼、酮康唑、巯基嘌呤、甲氨蝶呤、甲氧氟烷、α-甲基多巴、甲睾酮、苯唑西林、罂粟碱、青霉胺、哌克西林、苯巴比妥、保泰松、本妥英、扑米酮、丙硫氧嘧啶、雷尼替丁、磺胺甲噁唑/甲氧苄啶、偶氮磺吡啶、丙戊酸	氯贝丁酯、口服避孕药

第三节　标本的采集

临床检验标本多为患者的血液、尿液、粪便、脑脊液、胸腔积液、腹水及各种穿刺液和分泌物，以及唾液、泪液、指甲、毛发等，在实际工作中，同一标本可进行不同的项目检测，而同一检测项目也可适用于不同的标本种类。无论何种情况，只有按照正确而规范的程序进行标本采集、运送和保存，才能保证检测结果的"正确性"和提高检出率。

一、标本采集原则

标本采集是检验前阶段质量保证的关键，应重视下列环节的控制。

1. 采样时间的控制　最佳标本采集时间的选择原则如下。

（1）常规采样时间：血液、尿液标本常于晨起空腹时采集。主要原因如下：①能尽量减少昼夜节律带来的影响；②患者处于平静状态且禁食 8 h 以上，故可避免运动影响及减少饮食影响；③易与生物参考区间作比较；④便于组织日常工作。

（2）特殊采样时间：细菌培养应尽可能在抗生素使用前采集标本；尿早孕试验应在妊娠 35 日后送检标本；心肌肌钙蛋白 T 或肌钙蛋白 I 测定时，选择心肌梗死后 4～6 h 采样较好；病毒性感染抗体检查时，在急性期及恢复期，采取双份血清检查对诊断意义较大。药物监测应根据药物峰值效应，在药物分布期结束后采集标本（通常在药物输液结束后 2～4 h 进行，而地高辛、洋地黄毒苷在输液后 6～8 h 进行）等。粪便或其他组织液等根据患者具体情况安排采集时间。

2. 采样量　合适的采样量是检验质量的保证。

（1）采样量过少：①不能满足检验要求；②无法对有疑问的结果进行必要的复查；③对于初筛阳性的标本（如 HIV 抗体阳性标本），无法进行确证试验；④无法进行实验室间的平行比对；⑤无法进行标本溯源和回顾性分析（如多重耐药菌感染的原因分析）；⑥采样量过少导致部分试验阳性率降低（如胸腔积液、腹水离心涂片找癌细胞、血液细菌培养）等。

（2）部分试验要求标本量十分准确：①精液常规分析时，精液量是重要指标之一；②定时尿（如 24 h、12 h）蛋白、肌酐与肌酸、17-羟类固醇与 17-酮类固醇分析时，尿量必须准确；③凝血、红细胞沉降率（血沉）等检验标本采样量须在标本管刻度处，过多过少都不合格。

（3）采样量合格与否是考虑标本是否拒收的标准之一，但在下列情况下可考虑接受：①小儿等采样困难人群；②创伤性大且采样风险较高者，如脑脊液标本；③处于抢救期的危急症患者等。但该类标本检验时，最好在报告单上注明"标本量不足，结果仅供参考"字样。

3. 唯一性标志 是标本采集的基本要求和基本原则之一，保证标本与检验申请单一一对应，标本、检验申请单与患者一一对应。

标本、容器标签应至少包含下列信息：①送检科别及病床号；②患者姓名、性别、年龄及病历号；③标本种类（特殊标本需标注标本量）；④检查项目；⑤标本采集时间；⑥申请日期及申请医师。为防范差错，采样前后必须认真核对，有条件的单位最好使用条形码管理，从而降低检验前错误的发生率。

4. 标本采集时注意事项

（1）采集具有代表性的标本：如粪便检查应取脓/血病理部分；穿刺采集骨髓液、脑脊液时应防止创伤性血液的渗入；留取痰标本应避免唾液的混入。

（2）抗凝剂的正确应用：抗凝剂选择不当会对检验结果有一定影响，采集标本时应根据具体项目选择合适的抗凝剂，且保证抗凝剂与血标本比例正确。

（3）避免溶血与容器污染：采集血液标本所用容器应洁净或无菌，避免化学物质、细菌污染，有时还需防止接触空气（如血气分析、厌氧菌培养等）。静脉抽血时，应避免穿刺针刺穿血管及各种原因造成的溶血。

（4）防止过失性采样：输液过程中同侧采集血样，对电解质、血糖等测定影响较大。

5. 静脉血标本采集顺序的要求 如果需要同时进行多项标本采血时，根据《静脉穿刺诊断血液标本的采集程序》（GLSI H3-A6）和我国卫生行业标准《静脉血液标本采集指南》（WS/T 661—2020）推荐的顺序，推荐按以下顺序采血。

（1）当有血培养时：①血培养管；②柠檬酸钠抗凝采血管（蓝色管）；③血清采血管，包括无抗凝剂管、促凝管或分离胶管（红色管、黄色管）；④肝素抗凝采血管（绿色管）；⑤血气分析专用管；⑥乙二胺四乙酸（EDTA）抗凝采血管（紫色管）；⑦其他管，葡萄糖酵解抑制采血管等（灰色管）。

（2）当无血培养管时：①血清采血管，包括无抗凝剂管、促凝管或分离胶管（红色管、黄色管）；②柠檬酸钠抗凝采血管（蓝色管）；③其他血清采血管，包括无抗凝剂管、促凝管或分离胶管（红色管、黄色管）；④肝素抗凝采血管（绿色管）；⑤血气分析专用管；⑥ EDTA 抗凝采血管（紫色管）；⑦其他管，葡萄糖酵解抑制采血管等（灰色管）。

二、采血方式对检验结果的影响

1. 采血时间 体内有些化学成分的浓度具有周期性变化。采血应：①尽可能在上午 9:00 前空腹进行，或者根据特殊要求时间进行；②尽可能在其他检查和治疗之前进行；③根据药物浓度峰值期和稳定期特点进行，以检测药物浓度；④在检验申请单上注明采血的具体时间。

2. 体位 采血时姿势的变化可影响到血清或血浆中某些成分的变化。

3. 压脉带的影响 静脉采血时，压脉带压迫时间过长可使多种血液成分发生改变，尤其对凝血试验结果影响较大。压脉带使用时间需控制在 1 min 以内，回血后应立即松开压脉带。

4. 输液的影响 为保证血液标本质量，应尽可能避免在输液过程中采血，因为输入的液体使血液被稀释，输入液体的成分也会严重干扰测试结果。

5. 采血部位 不同部位的血液成分有一定差异。

　　患者，男，43 岁，因长期血钾偏低、肢体麻痹入院，入院时查血钾 2.24 mmol/L，心电图出现 U 形波。医师给予静脉补钾，患者有好转。次日此患者复查血钾，结果为 8.6 mmol/L，属危急值，但患者生命体征平稳，无明显不良反应。检验人员与护理人员沟通，告知患者是在输液时从留置针中直接采集血液送检的。试问此结果可靠吗？为什么？

三、标本状态对检验结果的影响

标本状态通过改变被测物含量、活性或干扰检验方法而影响检验结果。

1. 溶血　溶血对检验结果的影响大致可分为以下三类。

（1）血细胞内被测成分的释放。

（2）干扰检测方法，血红素引起部分检验项目比色结果假性增高。

（3）溶血可使红细胞释放过氧化物酶、腺苷酸激酶等，前者对其偶联反应或氧化还原法影响较大，后者则干扰肌酸激酶的测定。常规条件下，溶血可作为标本拒收的标准，但对血管内溶血患者则应区别对待。

2. 脂血　脂血常由进食和高脂血症引起，对血脂测定及应用比色/比浊法的检测项目影响较大。

3. 黄疸　由于血清总胆红素增高，常会干扰许多指标的比色测定。

4. 巨酶　免疫球蛋白与酶的复合物称为巨酶，它几乎存在于所有的诊断酶中，这种结合可以延长酶的半寿期，从而导致酶的活性升高。

　　该患者此时的血钾结果不可靠。按照《静脉血液标本采集指南》要求，为保证血液标本质量，应尽可能避免在输液过程中采血，因为输入的液体使血液被稀释，输入液体的成分也会严重干扰测试结果。检验人员嘱护士输完液 1.5 h 后，于输液的对侧肢体采血，复查血钾结果正常。

四、抗凝剂及添加剂的选择

常见抗凝剂种类及其用法如下。

1. EDTA 盐类抗凝剂

（1）国际血液学标准化委员会推荐使用 EDTA-K_2 用于全血细胞计数和血液形态学检验，EDTA-K_2 的最佳浓度为 1.5 mg/ml 血液，可保持血液细胞体积不变；但应及时制作血涂片。若涂片血量少，制作延迟会导致以下两种情况：中性粒细胞肿胀，分叶核消失；血小板肿胀、崩解，产生血小板碎片，使分析结果产生错误。

（2）EDTA 由于能抑制或影响纤维蛋白凝块形成时纤维蛋白单体的聚合，故不适于凝血、血小板功能检测和钙、钾、钠及含氮物质测定标本的抗凝。此外，EDTA 能影响某些酶的活性和抑制红斑狼疮因子，故也不适用于组化染色和红斑狼疮细胞检测标本的抗凝。

2. 枸橼酸盐类抗凝剂　枸橼酸钠主要通过与血样中钙离子螯合而发挥抗凝作用，适用于凝血试验、血沉检测等。国家临床实验室标准化委员会推荐凝血试验的抗凝剂浓度是 3.2% 或 3.8%（相当于 0.109 mol/L 或 0.129 mol/L），抗凝剂与血液的比例为 1∶9。抗凝剂与血液比例对凝血酶原时间（PT）影响不大，但对活化部分凝血活酶时间有一定影响。血沉试验要求的枸橼酸钠浓度是 3.2%（相当于 0.109 mol/L），抗凝剂与血液的比例为 1∶4，抗凝剂多或血液少则血沉加速；反之，则血沉减慢。

3. 肝素类抗凝剂　肝素直接具有抗凝血酶的作用，可延长标本凝血时间，适用于红细胞脆性试验、血气分析、血氨测定、血细胞比容试验及普通生化测定，不适于做血凝试验。过量的肝素会引起白细胞的聚集，其抗凝标本制作涂片时会产生蓝色背景，故不能用于白细胞计数及白细胞分类。

4. 草酸钾/氟化钠 是一种弱效抗凝剂，一般常同草酸钾或乙碘酸钠联合使用，其比例为氟化钠 1 份，草酸钾 3 份。此混合物具有较好的抗凝效果，4 mg 可使 1 ml 血液在 23 日内不发生凝固。因其可抑制血糖分解及酶促反应，故推荐用于血糖检测，不能用于碱性磷酸酶和淀粉酶测定及尿素酶法测尿素。

5. 促凝剂和分离胶

（1）促凝剂可激活纤维蛋白酶，后者使可溶性纤维蛋白变为不可溶的纤维蛋白多聚体，进而形成稳定的纤维蛋白凝块。含有促凝剂的快速血清管可在 5 min 内使采集的血液凝固。本品适用于急诊血清系列生化试验。

（2）惰性分离胶能够将血液中的液体成分（血清或血浆）和固体成分（红细胞、白细胞、血小板、纤维蛋白等）彻底分开并完全积聚在试管中央而形成屏障，标本在 48 h 内保持稳定。临床常用惰性分离胶促凝管采集生化、免疫检验标本。

五、真空采血系统

由于真空采血系统干净、安全、简单、可靠等特点，已被广泛接受和采用，并被 NC-CLS 推荐为采血的标准器械，真空采血系统主要由三部分构成。

1. 双向无菌针头 专为采血特别设计而成，与普通注射针头不同，针尖斜面呈 15°，表面特殊润滑更锋利，进针更方便。

2. 持针器 有 13 mm 和 16 mm 两个型号，与配套且统一规格的采血管共同使用，一端连接双向针头，另一端接真空管。

3. 真空管 真空采血标准管直径 13 mm，长 75 mm（或 100 mm），由高质量玻璃或塑料制成，虽然大小恒定，但由于管内真空度不同，可以抽取不同体积血液。真空管分无添加剂和有添加剂两类，可根据不同检验项目选用。

知识拓展 10-2　真空采血系统

真空采血系统最早发明于 1937 年，后逐渐在欧美开始推广使用。20 世纪 90 年代，我国真空采血系统日趋成熟，并投入临床一线取代注射器采血。真空采血系统可以分为两类。一种是硬接式的采血，另一种是软接式采血。区别在于采血针，前者是硬接式采血针，配套需要一个持针器；而后者是软接式，只需要一个软接式采血针。国内医疗结构目前普遍以软接式为主。目前，因真空采血系统具有采血量准、采血流程规范、可满足自动化设备检测需求、安全性能及血清分离效果好等优点，受到临床、医学实验室的广泛欢迎。

知识拓展 10-3　全自动采血机器人

静脉穿刺抽血是门诊护士和检验科医护最常见的操作，操作者存在着工作强度大及易感染的风险。当下，这一工作有可能被全自动采血机器人所替代。采血机器人是结合机器视觉技术及基于生物识别技术的智能导航控制技术，精准识别血管的位置、深度及走向，智能规划导航穿刺路径，可实现静脉采血的智能化、信息化和标准化的操作，采血成功率高于人工，且可做到无人值守，24 h 待命。故应用全自动采血设备应该会成为采血工作发展的趋势。

第四节　标本的传送和保存

标本采集后，应尽量缩短其运输和储存时间，及时处理与检验。

一、标本的传送

标本自采集后到送达检验部门的过程即标本的传送。标本传送应做到专人、专业且有纪律约束，以避免标本传送过程因客观、主观因素造成检测结果的不准确。

1. 专人 目的是确保标本采集后能第一时间送达检验部门。在标本传送工作中切忌让患者自己送样（门诊患者自行留样，如粪便、尿液等标本除外）。

2. 专业 对负责标本传送的人员，医院（尤其是临床实验室）应对其进行业务培训，内容包括各种检验标本的来源，不同检验项目对标本传送的要求，标本采集合格与否的判断标准，送检标本的生物危害性及其防护措施等。

3. 传送原则 标本传送过程中应密闭、防震、防漏、防污染。检验申请单与标本应同时送达，但应将检验申请单与标本分开，以免申请单被污染。一般性检验标本在采集后尽快送至检验部门，时间应控制在 1 h 内，急诊检验项目，如血糖、电解质、抢救中的配血标本，以及一些特殊检验项目（如血气分析）等，应在标本采集后立即送检。此外，在夏季高温或冬季低温地区，应注意防蒸发或注意保温等。某些特殊生化标本运输方式极其重要，如胰岛素、前胰岛素、C 肽等采集标本后应立即置冰盒内送检，及时在 4℃ 分离血清，并保持低温至测定时为止。若进行较长距离的标本转运，一般应将标本进行预处理，如分离血清或血浆、采用特殊容器等。

4. 传送过程要有记录 记录收到标本的日期和时间，同时应记录标本的送检人和接收人，记录的方法可多种多样。

二、标本的保存

对不能及时检验的标本，必须对标本进行预处理或以适当方式保存，才能降低由于存放时间过长而带来的测定误差。标本保存应遵循以下原则。

（1）标本应加盖（塞）以防止蒸发。

（2）一般血液标本应尽快分离血清或血浆。

（3）保存温度一般为 4℃。

（4）保存中应注意避光，尽量隔绝空气。

（5）保存期限视标本种类及检验目的不同而定。

知识拓展 10-4 　　　　　　　　　 **医院物流传输系统**

随着相关学科的不断发展，各种自动化设备不断应用到临床实践中来。而作为医院后勤保障的重要组成部分，自动化物流传输系统的引入，是现代化医院的标志之一。对于我们临床检验标本转运而言，当下使用的物流系统主要包括轨道小车物流传输系统，气动物流传输系统和机器人传输系统等。

1. 轨道小车物流传输系统 医院轨道小车物流传输系统是将医院的各个科室通过收发工作站和运输轨道连接起来，通过受计算机控制的运载小车在各科室间进行物品传递的系统。本系统由轨道、智能小车、收发工作站、控制系统、防火窗、转轨器、空车存储站等组成。

2. 气动物流传输系统 气动管道物流传输系统是将医院的各个部门，通过专用管道连接在一起进行物流传输的系统，由空气压缩机、管道、管道换向器、风向切换器、计算机控制系统、系统控制软件、传送瓶等组成。

3. 机器人传输系统 采用导车机器人，分时段通过电梯及过道形式运输物资，设计可供机器人使用的垂直电梯，药梯仅药房和中心库相连，医梯在整栋楼均设置出入口。

第五节　保证标本质量的措施

一、检验前质量管理特点

1. 临床实验室的非可控性　分析检验前影响因素检验人员并非完全可控，需要医师、护士乃至患者的参与、配合，也需要医政、护理、门诊等职能部门协调与配合。

2. 质量缺陷的隐蔽性　质量缺陷标本部分可在检验前发现，部分在检测完成或回顾性分析时发现，但仍会有部分在整个检验流程中均无法发现。

> **案例 10-10：操作错误影响案例**
>
> 　　新生儿，出生 10 日。采用肝素锂抗凝管采血，测定钾离子 9.12 mmol/L，钙离子 0.82 mmol/L，排除采样管错误，还需考虑什么因素？

3. 责任难确定性　从患者准备、标本容器与抗凝剂/稳定剂/防腐剂使用、标本采集与运输直至检验前，标本处理的每一个环节发生问题，都会影响到标本质量，故追查原因及责任往往存在困难。

> **案例 10-10 分析**
>
> 　　新生儿采血普遍存在血量少、易于溶血等问题。该病例中除轻微溶血造成的钾离子偏高外，还存在血量少的问题，仪器采样时采到红细胞，造成钾高钙低，甚至造成负值的出现。此外，还有可能因标本少，护士把血常规管的血液少量混入了肝素管，导致 EDTA 螯合部分钙离子，EDTA-K_2 又可使钾离子测定结果偏高。

二、检验前质量管理体系的建立

> **案例 10-11：检验申请错误案例**
>
> 　　前列腺特异性抗原是前列腺肿瘤标志物，但临床时有给女性患者申请化验的现象，作为检验工作人员，应如何有效减少此类错误的发生。

1. 检验前质量管理工作　不仅是临床实验室质量管理体系的重要组成部分，也是医院医疗质量管理体系的重要内容之一，因此需要医院各相关科室人员共同参与和配合。

2. 检验前质量管理的结果取决条件　①相关科室及人员对这项工作的理解、重视和责任感；②医院职能科室（如医务处、护理部、门诊部）的重视、参与及协调；③要制订每一个环节的质量保证措施，有相应的检查、评比及考核制度及办法；④医院信息化管理及完善程度。

3. 检验人员在检验前质量管理过程中的作用　①宣传和指导；②质量把关；③问题反馈；④合理化建议。

4. 对检验人员的要求　①熟悉影响检验前质量的诸要素；②主动走出实验室，深入临床科室了解标本采集情况，进行帮助和指导；③坚持原则、坚持标准、严格把关。

> **案例 10-11 分析**
>
> 　　针对这一问题，可采取如下措施：①加强临床宣讲、培训；②加强临床沟通，定期问题反馈；③坚持标本质量把关，严格执行标本拒收制度；④充分发挥信息系统管理优势，从 HIS 端申请单开具、前处理信息标本识别、LIS 系统信息读取等阶段，实时监测、拦截此类错误。

三、保证标本质量的基本措施

为保证标本质量，应采取如下措施。

1. 实验室对各类标本采集的要求应有明确规定，并应以"采集标本须知"或"标本采集手册"等形式发放至标本采集部门，至少应包括如下基本内容：①检验项目名称；②各种标本的采集程序；③患者准备；④标本采集最佳时间；⑤标本采集量；⑥抗凝剂的选择和使用；⑦标本保存方法、运送时间及运送要求；⑧其他注意事项。

> **案例 10-12：标本检测时间案例**
>
> 　　患者，女，20 岁，白血病。入院检测血常规示白细胞 23.02×10^9/L，血糖 2.1 mmol/L。与临床沟通后，发现患者并无低血糖症状。试分析该结果的正确性及其原因。

2. 标本采集相关人员（医师、护士、检验人员、标本转运人员）要有责任心，在征得患者的配合后，按正确的采集程序采集标本。

3. 实验室应有专人（最好为检验医师）定期向全院医、护人员和标本转运人员讲解标本采集要求、方法、注意事项及其重要性，普及标本采集知识。

4. 建立标本验收和不合格标本拒收制度，定期向临床反馈标本质量及存在的问题。

5. 统一提供标本采集耗材与试剂（包括抗凝剂、防腐剂等），并在保质期内使用。

6. 提高标本采集、接收、拒收、记录等环节信息化水平，增强规范操作的实用性，降低人为因素造成的错误。

四、不合格标本的拒收依据及处理办法

1. 标本拒收标准　①标本标签信息与检验申请单信息不一致；②标本量太少无法完成检验目的所要求的检测、未按规定要求留取标本或留取过程中有遗洒（如定时尿）、凝血检验标本量过多或过少；③抗凝标本凝固；④标本容器破损，标本流失或受污染；⑤溶血和脂血标本；⑥标本送检延迟等。

2. 对不合格标本的处理　及时与送检部门相关人员联系，建议其重新核实或重新取样；对特殊标本或再次取样确有困难，则可与临床协商后进行检验，但须在检验报告上注明标本不合格原因及"检验结果仅作参考"字样。

> **案例 10-12 分析**
>
> 　　该患者血糖降低明显且无低血糖症状，考虑原因有两点，一是标本放置时间过长，红细胞葡萄糖酵解活跃，引起血糖值降低；二是患者为白血病，血液中白细胞数增高明显，标本久置也会引起血糖值降低。经与临床沟通发现，此标本于凌晨 5:00 采集，实验室上机已是上午 9:30，印证了我们的判断。建议临床使用含有抑制糖酵解物质的采血管采集标本，可保证结果的正确性。

本 章 小 结

检验前阶段是指从检验申请至检验分析启动这段时间，包括检验申请、患者准备、标本采集、标本运输、标本处理与保存等，检验前质量管理就是针对可能影响检验结果的上述各阶段中变量因素加以控制，或通过标准化操作，以降低或消除其对检验结果的影响。

患者准备期的变量因素主要有生理性变量和生活习性变量两大类，前者包括年龄、性别、月

经周期、昼夜节律变化及季节变化等，后者包括进食、服用药物、运动、酗酒、饮茶及咖啡等；标本采集及运输过程的变量因素包括容器、采样器、抗凝剂/防腐剂/稳定剂、体位及采集部位、标准化操作、标本质量与状态、容器及标本标识、无菌与安全、运输条件与运输时间等。

　　本章介绍了检验申请单信息、检验项目申请原则、检验人员参与检验项目选择的必要性、不合格标本的拒收与处理、检验前质量管理的特点等内容。

（明　亮　郭小兵）

第十一章 检验后质量管理

检验后过程（post-examination processes），是指标本检测后检验报告发布到临床应用的阶段。检验后质量管理是使检验结果准确、真实、无误并为临床提供疾病诊疗信息而确定的措施和方法。检验后质量管理是临床实验室全程质量控制的最后一道关口，是全面质量控制的进一步完善和检验工作服务于临床的延伸与扩展。检验后质量管理的主要内容包括检验结果的审核与发布、检验标本的保存及处理、咨询服务及临床沟通。

案例 11-1：检测结果审核与检验后质量管理知识要求

患者，女，71岁，因"急性脑出血"于某医院急诊科就诊。该院急诊检验室值班人员审核该患者血脂相关检测指标，结果提示总胆固醇 4.27 mmol/L，甘油三酯 15.23 mmol/L，高密度脂蛋白-胆固醇 1.07 mmol/L，低密度脂蛋白-胆固醇 3.07 mmol/L。经查证该患者当天上午（4 h 前）血脂检验结果为总胆固醇 4.27 mmol/L，甘油三酯 1.55 mmol/L，高密度脂蛋白-胆固醇 1.15 mmol/L，低密度脂蛋白-胆固醇 3.04 mmol/L。以上结果提示该患者 2 次检测中甘油三酯结果相差较大，且与患者临床症状不相符。

问题：

1. 检验结果审核应注意哪些问题？
2. 检验报告审核过程中发现异常的检验结果如何处理？
3. 检验报告如何发布？
4. 检验后的标本如何处理？

第一节 检验报告单的管理

案例 11-2：患者姓名录入错误

近日，临床生化检验室值班人员接到一起临床医师反馈：该科某临床药物试验项目的患者，其前一日生化检验报告单存在患者名字与病历记录不符，并要求临床生化检验室加做血清电解质的诉求。经检验科值班人员核对纸质检验申请单，提示患者名字为"××容"，而 LIS 系统中患者名字为"××蓉"。以上措施初步证实为检验人员手动输入患者姓名错误，需要进行检验报告单更改；但核查原始申请单证实检验项目录入无错误。

问题：

1. 如果您是当日值班老师，该如何处理此事？
2. 检验报告的修改，应履行哪些程序？
3. 该标本还能加做电解质项目吗？

一、报告单的形式

目前实验室检验结果报告单常有纸质检验报告单和电子检验报告单 2 种形式。

1. 纸质检验报告单 常适用于传统医疗模式的门诊患者。患者可凭就诊卡、二维码、条码到自助查询机打印，或到检验结果取单处人工打印检验报告单。

2. 电子检验报告单 是通过院内网络信息管理系统或远程互联网以电子报告单的方式将检验

结果报告给临床医师。电子检验报告单能够实现检验信息的无纸化传送，充分保护患者的隐私，避免实验室内检验报告单的交叉污染。随着云计算、大数据、物联网等新兴信息技术的应用，互联网平台的全新医疗模式对于电子检验报告单的使用将越来越广泛。

二、报告单的内容

一份完整的检验报告单应包含但不限于以下内容。

1. 检验项目的标识　检验项目的名称，可以标注英文简写、测定方法和检测仪器。

2. 实验室的标识　包括医院名称、实验室名称或委托实验室的名称，并标注实验室的联系方式，如地址、电话等。

3. 患者的标识　包括患者姓名、年龄、性别、科室、病床、住院号等，如报告存在多页的情况，应在每一页都有患者的识别标识。

4. 检验申请者的标识　包括申请医师姓名、日期等。

5. 标本的标识　包括标本类型、采集时间、采集人、检测项目等。

6. 标本轨迹　标本转运时间、接收时间、报告时间。

7. 检验结果　包括检验结果的数值、单位、生物参考区间、临床决定值、异常提示等。

8. 报告发布人的标识　报告审核和发布者信息，应符合实验室相关岗位规定的要求，并获得实验室负责人的授权。

9. 诊断性检验报告　需要时对结果解释，诊断性的检验报告应有必要的描述并有"初步诊断"或"诊断"意见，应由执业医师出具诊断性检验报告（乡、镇的医疗机构可由执业助理医师出具）。

10. 修改痕迹标识　检验结果如有修正，应提供修正后的结果，且在信息系统保留修改痕迹。

11. 报告单页数标识　应标注当前页数及总页数，如第 1 页共 5 页。

12. 其他标识　如需要，检验报告单上可注明"本检验结果仅对该份检测标本负责"字样。

第二节　检验结果的录入与检验报告的审核及人员管理

一、录入和审核人员的管理

临床实验室检验报告的审核是对检验全过程每一环节进行质控分析审核，确保检验结果的真实、准确和可靠。因此，检验报告审核人员的管理至关重要，应对检验报告的质量负责。

1. 检验结果录入人员基本条件　检验结果录入人员应取得检验相关专业教育学历资格，熟悉检验流程和结果录入相关要求，具有运用相关临床知识对检验结果的准确性和可靠性进行判断的能力。

2. 检验报告审核人员基本条件　检验报告审核人员应当具有临床检验执业资格并由实验室主任授权。他们熟悉检验管理的流程，具有运用相关临床知识对检验结果的准确性和可靠性进行判断的能力，方能保证检验报告的正确性。

3. 检验结果录入和报告审核人员的授权　结果录入人员和报告审核人必须有强烈的责任感、扎实的理论基础、过硬的检验技术及丰富的工作经验，经过严格的培训、考核合格后，实验室主任才能授权其报告审核的权限。在授权以后，还应定期对被授权人员进行培训考核，只有考核合格才能继续授权审核权限。

二、检验结果的录入与检验报告的审核

检验报告是实验室检测结果的呈现，对临床疾病的预防、诊断、治疗及预后具有重要的指导意义。检验报告的正确审核和发布是检验后质量管理工作的核心。

（一）检验结果的录入

检验结果的录入方式分为计算机自动录入和手工录入。自动录入是由计算机程序直接接收、存入数据库的过程，结果根据仪器、日期、标本号的不同来进行标识。分析仪器检测完成后其实验数据可以通过联机导入 LIS 数据库，联机导入参数设置应认真核对，修改参数的权限也应进行控制。为保证仪器检测结果导入 LIS 中的正确性，需要每年定期对数据传输正确性进行验证。手工录入是指各种手工项目检测结果的录入，如微生物、临检血液等阅片项目。

临床实验室手工录入须有相关质量管理制度来保证手工录入结果的准确性，通常可采用一人或双人录入，双人审核的形式。双人审核中有一人为授权签字人，授权签字人应对检测结果进行评估、确认，与临床诊断、历史结果、室内质量控制情况等进行分析，保证结果转录的准确性。

（二）检验报告的审核

检验报告的审核是分析结束后必须做的第一件事情，是审核者对检验结果发布前的全面评估和确认，也是检验后质量控制的关键环节。为了保证检验结果完整、准确、及时、有效地发布，检验报告的审核至关重要，全面评估和确认的过程也是复杂的，需要结合室内质量控制、标本状态、仪器状态、临床信息、历史结果等信息进行全面评估和确认。

1. 检验结果的确认 在检验结果的审核过程中，结果的确认和评估非常重要，内容主要包括如下。

（1）标本合格：标本的采集和送检合格，处理得当，即可认为标本合格。在特殊情况下，对于不合格而又进行了检验的标本，需要与临床进行联系，明确标本相关信息；不管结果正常与否，原则上应将标本退回，要求重新采集送检。

（2）分析系统正常：检验人员技术熟练、操作规范；仪器状态良好，定期进行校准与保养，系统误差在可接受范围内；检测试剂在有效期内、无质量问题；检测方法稳定，重复性好，定期进行性能验证；检测过程中的其他因素，如环境温度适当、水质良好、电压稳定等；当日室内质量控制在控。确定以上因素的影响，确保检测结果的准确可靠。

（3）异常结果的复查和确认：实验室应建立异常检验结果复查制度，针对检验项目、检验结果的异常进行确认、复查等处理。主要情况：①检测项目是否存在漏项，是否与医嘱吻合；②检验结果填写是否正确、清楚；③检验结果是否与临床病情相符；④检验结果与历史结果相比较，是否相差较大；⑤检验结果之间是否存在矛盾。

如审核过程中遇到上述情况，需要寻找具体的原因，如检查信息系统是否存在问题，联系 LIS 或 HIS 进行处理，避免数据传输及项目提取错误的情况；人工誊写是否存在错误，进行人员培训避免错误再次发生；标本质量是否合格，考虑是否进行原标本复查，或通知临床重新采集标本复查；必要时，查阅病历或与临床医师、患者进行联系，询问患者情况，评估检测结果的正确性。

2. 检验结果的审核方式 临床实验室检验结果均需进行评估确认，即审核。审核的方式包括人工审核和自动审核。

（1）人工审核：是指检验人员对检验结果逐一进行浏览、评估、确认的过程。具体规则制度参见检验结果的确认。

（2）自动审核（autoverification）：是在遵循操作规程的前提下，计算机系统按照临床实验室设置的已通过验证的规则、标准和逻辑，自动对检验结果进行审核并发布检验报告，成为医疗记录的行为。在此过程中，检验结果与实验室预设的可接受标准相符的结果自动输入到规定格式的患者报告中，无须任何外加干预。

目前，实验室自动审核已经成为临床实验室现代化与自动化建设中的重要组成部分，ISO、CAP 和 CLSI 出台了相关指导性文件，为实验室自动审核提供了重要指引。国家卫生健康委员会在 2018 年发布了《临床实验室定量检验结果的自动审核》（中华人民共和国卫生行业标准，WS/T616—2018），对临床实验室自动审核规则的制订、实施和验证提出了相关具体要求。自动审核的规则包括但不仅限于：①与患者历史结果比较，设置允许变异值，如超过允许值，即出现提示信息，审核不通过；②测定结果与生物参考区间、危急值范围、医学决定水平、最大允许误差等审核项比较，如超过此值，即出现提示信息，审核不通过；③根据逻辑关系判断，将相关性较强的项目检测结果进行比较与关联，包括同一报告单中不同项目的比较与关联，检测结果与临床诊断、用药、治疗是否相符，如违背相关逻辑关系，提示审核不通过；④重复检测设定，可对某些可能影响检测结果准确性的情况设置重复检测规则，系统可查询两次检测结果。相关规则设置后，每年应按照要求进行验证，验证内容包括自动审核程序涉及的所有功能、规则及参数等。

　　自动审核系统可以嵌入在 LIS 中，也可以建立在实验室自动化系统（laboratory automation system，LAS）中，两种模式各有利弊。设置在 LIS 中的自动审核系统，可以适用于不同品牌相同检测项目的检测系统，避免了针对不同检测系统重复设置规则的情况，但这种模式不能全面监控影响检验质量的所有要素，如标本、仪器、质控、试剂盒检测结果等。而对于在 LAS 中建立自动审核系统的情况则刚好相反。实验室可以根据具体情况选择适合自己的模式。使用自动审核的实验室，应建立完善的自动审核管理制度，规避风险，保证自动审核的正确性和高效性。

案例 11-1 分析

　　检验报告审核过程中，检测结果的评估和确认是至关重要的环节，包括分析系统的状态、标本是否合格、异常结果的复查和确认、检验前用药情况、病理生理状态、标本采集时间、采集部位等影响因素以及检测方法的影响均需考虑。本案例中，两次甘油三酯测定结果相差较大，审核过程确认为异常结果。在对该实验结果检验流程梳理过程中，确认当天所使用的实验室检测系统正常、室内质量控制结果在控，也无试剂失效等情况发生，因此我们推测两次甘油三酯检测结果相差较大并非由实验室内部因素引起。经电话与管床医师沟通，并查看其电子病历，均证实该患者在治疗过程中输注了甘油果糖。经查看本实验室甘油三酯检测试剂盒说明书，提示其检测采用单试剂一步法，其中甘油果糖中的甘油可参与反应，从而产生正干扰，最终导致本实验中甘油三酯结果异常增高的情况。此案例也提示我们在报告审核过程中，需要加强与临床医护人员的沟通，这对提高检验报告质量具有积极作用。

第三节　检验报告的发布

　　检验报告是临床医师对患者做出诊断、治疗及判断预后的重要依据，是重要的医疗文书，同时也是司法、医疗保险理赔、疾病和伤残事故鉴定及医疗纠纷与医疗事故处理的重要法律依据。检验报告发布是检验后质量管理的重要组成部分，直接反映实验室的管理水平，实验室应建立检验报告发布及发放的管理制度。

　　检验报告发布内容涉及较多，包括检验结果的确认、审核方式、审核人员的授权、检验数据的管理等，在本章都有具体的叙述。除以上外，还应注意以下几点。

　　1. 报告"双签"制　检验报告单实行"双签"制，即除操作人员签字外，还应由另一位授权报告发布人核查签字。目前大多数检验报告单均采用电子签名的方式，但均应有电子认证证据。在危急情况或单独一人值班时，可不实行双签制。

　　2. 检验结果报告时间　实验室对于日常检验及急诊检验项目的报告时限应做出规定，并向临床科室和患者公示。急诊检验项目（如心肌肌钙蛋白）应在最短时间内报告，须满足相关文件规定；日常检验以不影响临床及时诊断和治疗为原则；临床实验室如有特殊情况不能按时发布检验报告，应及时告知临床，说明原因。

　　3. 报告形式　实验室应尽量以纸质或电子报告单形式发放给临床和患者，但对于危急值、急诊的检验报告单，可先电话口头报告检验结果后补发纸质检验报告单。对于某些特殊检验报告（如血型检验结果），避免采用电话、口头方式发布报告。血培养报告程序有别于常规检验，应采取一级报告（初报告）、二级报告（补充报告）、三级报告（终报告）的分级报告模式，可参考2017年颁布的《临床微生物实验室血培养操作规范》（中华人民共和国卫生行业标准，WS/T 503—2017）。

此外，为了更好地解释检验结果的临床意义，给临床和患者提供更多的解释、指导、诊断性信息，实验室可以建立分级报告体系，按一级（简单地将检验结果报给临床）、二级（根据检验结果进行描述）、三级（诊断性建议报告）的层级报告模式进行报告发布。

4. 检验报告单的发放 临床实验室宜指定专人负责检验报告单的发放，防止检验报告单的丢失或错误发放；人工报告单发布宜设置专门窗口和专人负责，避免患者自行翻阅、取拿，防止报告单的丢失、遗落、隐私泄露。患者可凭相应的凭证在人工窗口或自助打印机打印检验报告。

5. 保护患者的隐私 隐私权是患者的基本权利之一。原则上所有检验结果都属于该患者隐私权的一部分，未经本人同意，不得公开；检验结果原则上只发送给检验申请者和患者；以电子检验单形式发布的检验结果，应设有密码等保护措施。特殊情况下，从患者保护角度出发，不宜将检验报告直接发给患者本人；HIV阳性或者高致病性病原微生物检验等结果，除报告给本人外，必要时需报告给院感及医务部。因此，临床实验室应有保护患者隐私权的规定及处理程序，应明确一般检验结果、特殊检验结果的报告方式及途径。

第四节 检验结果的查询与数据管理

一、检验结果的查询

检验结果的查询，也是临床实验室服务项目内容之一。一般情况下可以由检验单直接获取检验结果，但也存在一些情况需要重新查询检验结果的情况，如检验报告单丢失、患者病情分析需要以往检验结果做参考、检验报告发布前的历史结果比较，均需查询检验结果。

目前，信息系统已经在临床实验室广泛应用，绝大多数的检验报告均可在LIS或者HIS中通过患者病案号、姓名、检验项目、送检日期等进行查询。此外，对于应急、野外、无网络设备情况下手写检验报告的情况，需要保存完整原始结果，以供查询。

二、检验数据的管理

临床实验室大量的检验数据是临床检验报告的基础，为了保证检验报告的质量，需要对检验数据进行规范的管理。

1. 建立检验数据管理制度 临床实验室要建立检验数据管理制度，数据管理制度内容包括管理检验数据的范围、检验数据的保存、检验数据的修改及权限、检验数据的定期检查核对等。检验报告和原始记录应按要求进行归档保存，一般检验报告单至少保存2年，检验数据至少保存2年，细胞遗传及HIV等检测的相关记录保存时间应更长，质控和能力验证记录至少保存2年，仪器维修和状态记录保留至仪器使用终身。目前实验室相关检验数据大多采用电子版，保存更方便，时间可适当延长，但也需要加强备份保存管理，如LIS中的电子数据和报告，互联网技术（IT）部门要定期备份；实验室相关数据拷贝至少3份，保存在不同的地方，以防损失，以便后续查询核对。

2. 检验报告数据的修改 由于各种原因导致检验仪器出现错误的检测结果，应按检验报告数据修改制度进行修改。

（1）手工检验报告的修改：当发现错误时，在征得签发人员的同意后，可采取以下2种形式修改：①报告填写人员在报告中注明错误之处，并在错误处旁边加注正确的内容，然后签字、注明日期和时间，此报告经签发人签字后方可发布；②报告填写人员重新填写一份新的正确报告单，并注明补发原因，然后签字、注明日期和时间，此报告经报告签发人签字后方可发布，但修改前的报告单应追回。

（2）计算机打印检验报告的修改：打印报告的修改主要包括以下 2 种情况，①在输入 LIS 前需要修改时，由输入人员报告该项结果签发者，在征得其同意后，可将修正后内容输入检验结果报告中；②结果已经转录进 LIS 中后需要修改时，由操作人员报告该项结果签发者，由签发人员进行修正。

（3）检验报告签发者发现错误结果而无法解释其原因时，应报上级负责人或实验室主任，由负责人或主任进行修正并签字发布。

（4）检验结果修改与变更的相关内容需进行详细的记录，记录的内容包括被修改或变更的内容、修改或变更后的内容、修改或变更的原因、修改或变更者、修改或变更日期及时间、该项检验报告签发者的签字。

案例 11-2 分析

1. 本案例涉及检验报告的修改，修改流程需符合实验室管理制度的要求，需要核对原始申请单，核查是否存在录入错误的情况，如存在类似情况需由操作人员报告签发者，由签发人员进行修改；如为原始申请单错误，则需由申请者提出书面申请，由签发人员进行修改，书面申请需进行保存。整个修改痕迹及缘由都应在 LIS 中可以查询，如纸质报告已打印，还应追回修改前的纸质报告。

2. 本案例还涉及另一个附加检验的情况，所有附加检验都需申请者提出申请，并对申请需求进行登记；但案例中需要追加电解质项目检测，需要考虑标本保存后电解质项目稳定性的情况，因标本多保存在 $2\sim8\,^\circ\!\mathrm{C}$ 冰箱，低温会导致 Na^+,K^+-ATP 酶（钠钾泵）活性降低，钠钾泵逆浓度将钾离子泵入细胞内减少，细胞外的钾离子浓度升高，钠离子浓度降低。此时，如果标本采集管为红管，离心后上层血清与细胞之间还是直接接触的，低温会导致血清中的钾离子浓度升高，钠离子浓度降低，不能进行附加检验；但如果标本采集管为带分离胶的黄管，离心后分离胶会在上层血清与下层细胞之间形成分隔，上层血清中电解质比较稳定，可以用于电解质的附加检测。因此，低温保存的血液标本在用于电解质的附加检验时，应考虑标本采集管的种类对检测项目稳定性的影响。

第五节　危急值报告的管理

危急值（critical value）是由伦德贝格（Lundberg）在 1972 年首次提出，又称紧急值（panic value）或警告值（alert value），是指能够提示患者生命处于危险/危急状态的检查数据/结果，此时临床实验室必须迅速将结果报告给临床医师，临床医师应立即采取及时有效的干预措施。危急值除包括实验室常规检测的一些项目外，还包括国家重大传染病，能够反映那些需要引起我们足够重视的检验结果。20 世纪 90 年代，危急值的概念进入中国，2007 年卫生部将危急值报告列入患者安全目标，要求各级医疗机构根据其实际情况，制订适合本单位的危急值报告制度，并对其实行质量控制并提供咨询服务。2015 年，国家卫生健康委员会发布的 15 项临床检验专业医疗质量控制指标中，与危急值相关的有 2 项，强调了危急值通报的时效性。

案例 11-3：危急值报告流程

实验室人员在审核生化报告的过程中，发现连续 5 个高钙危急值，经异常值确认复查后，发现 5 个标本检测结果复查一致，排除实验室质控等影响，确定危急值，且 5 个标本来自同一临床科室，按实验室危急值报告流程报给临床。沟通过程中发现该 5 个患者标本采集时间均是进行血浆置换术后，治疗过程中存在补钙的情况。

问题：

1. 检验人员发现危急值后，应该启动哪些处理流程？

2. 对于该案例中的情况，我们可以采取什么措施优化流程？

一、危急值的确定

危急值项目和报告限的确定应根据医院服务对象和临床诊疗指南，由医院行政管理部门组织相关科室（临床科室、检验科、护理部、医院行政管理部门等）人员共同论证确定。论证方式包括但不限于检验临床联席会、书面评审、电子文件评审等，但需要保留带有评审人签字的评审记录。项目和报告限可参照国内外相关权威文献，如国家卫生健康委员会（原卫生部）颁布的《实施患者安全目标指南》、美国病理学家协会（CAP）发布的"危急值使用参数"、《医学检验危急值报告程序规范化专家共识》等，但医疗机构应根据具体特点选择合适的危急值项目和报告限，但均需进行论证，并在使用过程中定期进行修订评审，保证危急值项目和报告限的安全性与有效性。

二、危急值的识别与标识

为了及时准确地识别危急值，危急值在 LIS、HIS 中应有明确的标识，如醒目的颜色、箭头、屏幕闪烁、对话框或者警示音等，以便提示检验人员对该项目结果及时进行确认、审核及报告。实验室应制订危急值管理制度，对检验人员进行定期培训，在报告审核岗位张贴危急值项目及报告限，以便检验人员及时正确识别危急值并上报。

三、危急值的报告

当出现危急值时，应进行及时报告，实验室应对危急值报告时间进行规定。目前报告的常用方式包括电话报告、网络报告、短信及语音平台自动报告。随着信息技术的发展，网络报告、短信及语音平台自动报告已普遍应用，但电话报告的方式仍作为辅助，如超出规定时间报告人仍未接到"危急值接收确认信息"时，须立即进行电话报告。不管采用何种方式进行报告，都应遵循危急值报告相关制度规定，规定内容包括且不限于：危急值报告方式和路径、危急值确认、复核、审核流程、危急值报告时间、危急值报告人与被报告人等，且报告内容须得到临床护士或医师的复述或确认；临床医师接到"危急值"通知后，如确认与患者的病理生理状况相符，应立即按照诊疗规范进行相关处理，如不符合或标本采集有问题，应重新采集标本送检复查；检验科应建立与临床医师的危急值交流和沟通机制；报告记录需完善。

危急值报告记录需详细完整，电话口头报告方式需登记危急值报告登记本，网络报告、短信及语音平台自动报告均需能查阅相关电子记录，详细的记录包括患者姓名、科室、床号、住院号，标本登记号、类型、检测项目及结果，报告人及被报告人姓名、工号，结果审核及报告时间，被报告人是否复述，或者其他方式确认得知危急值。危急值报告（纸质版和电子版）建议保留≥2年。

> **案例 11-3 分析**
>
> 1. 审核过程中发现危急值时，应及时进行确认和报告。危急值的确认见本章第二节异常结果的复查和确认，当确认危急值为真实的危急值时，应在规定时间内（一般在 30 min 内）报告给临床（报告方式包括电话、微信、网络平台），并得到危急值接收确认信息，做好信息登记。
> 2. 案例中发现患者的危急值来自同一个科室，遂与临床沟通，为补钙过程采血导致的高钙危急值，可再次与临床沟通，强调补钙时采血时间点的选择，减少"假性危急值"。

四、危急值报告的质量保证

危急值报告是保证医疗安全的重要环节，医疗机构应建立完善的危急值质量控制程序，持续质量改进，保证危急值报告的质量，包括设置危急值质量管理目标，如实验室危急值通报率、危急值通报及时率、临床危急值处理及时率，对质量目标进行系统监控，定期考核；建立危急值报告评估体系，评估体系应由检验科、临床科室、医院行政部门定期共同参与完成，建议≥1次/年，评估方式可以采取"问卷调查""检验与临床沟通会"等；明确职责，建立有效的奖惩制度。

第六节　检验后的标本管理

> **案例 11-4：检验后标本处理案例**
>
> 　　某日，急诊检验组接到电话，对方称是某交警大队工作人员，需要查询李某前一日在该实验室检测的乙醇项目结果，并且需要到实验室取走李某的血液检测标本。
>
> 　　**问题：**
>
> 　　1. 如果你是当天值班工作人员，应该怎么处理？
>
> 　　2. 该行为符合实验室检验后标本管理制度吗？
>
> 　　3. 实验室标本管理的注意事项有哪些？

　　检验完成后，标本应进行妥善储存和处理，以备检验结果有疑惑时进行复查核对。实验室应建立检验后标本处理制度，内容包括标本的识别、收集、保留、检索、访问、储存、维护和安全处置。

一、标本储存的目的

　　检验后标本储存的最主要目的是必要时的复查。检验结果只能代表本次标本的某项指标水平，每份检验报告仅对送检标本负责。当对检验结果质疑时，除了分析当时检测系统原因外，往往需要对原始标本进行复检，证明初次检验结果的正确性，特别对于一些敏感的传染性疾病（如获得性免疫缺陷综合征、梅毒等）标志物，更需要对原始标本进行复检。此外，标本保存也可用于附加检验，有利于科研工作或流行病学调查研究。

二、标本储存的原则

　　标本储存的原则：①建立标本储存的规章制度，专人专管，敏感或重要标本可加锁重点保管；②标本保存前要进行必要的处理，如分离血清、添加防腐剂等；③保留标本的原始标识，规律存放，可增加新的标识；④对保存标本进行定期清除，减少不必要的资源消耗。

三、标本储存的种类与条件

　　临床检验标本常见的类型有血液、尿液、粪便，根据标本的种类和用途，保存的条件和时间也不同。尿液及粪便很少保存，且保存意义不大，但寄生物阳性的粪便标本除外。血液标本的保存因检验项目内容的不同，其保存条件、保存时间也各不相同。细胞形态学分析的骨髓、细胞涂片及病理组织等标本，需要以档案片的形式进行长期保存。此外，人工制备物（如组织块、染色切片、电泳带、免疫固定和免疫印迹、核酸提取物、微生物培养物、培养分离的微生物菌落等）也需要保存。

　　不同分析物其稳定性是不同的，实验室应根据标本的性状、检验和任何适用要求确定保留时间。通常血液标本放置 4~8℃冰箱保存，临床生化、临床免疫检验项目标本的保存不超过 1 周；感染性疾病抗原、抗体的标本可保存较长的时间，必要时可冷冻保存；激素类项目标本保存 3 天；凝血因子、血细胞、尿液、脑脊液、胸腔积液、腹水等一般不作保存。出于法律责任考虑，某些类型标本，如组织学检验、基因检验、儿科检验相关标本保留更长时间。

　　在 LIS 中应建立标本存放信息管理模块，具备监控标本的有效存放及按生物安全要求销毁处置时间，可通过患者信息快速定位查询标本存放位置。

四、标本储存的时间

根据标本的不同检验项目，其保存时间不同。临床医师对检验结果如有疑问，应及时反馈给实验室。为了避免医疗纠纷，应保存相关数据。实验室应根据相关规定制订相应标本储存时间。表 11-1 为血液标本部分分析物的储存时间。

特别注意的是：分析标本是指经前处理用于分析的标本，原始标本是指采集后送至实验室的标本，如临床生化检验测定时采集的静脉血为原始标本，离心分离后的血清或血浆为分析标本。

表 11-1 血液标本部分分析物的储存时间

项目名称	储存温度		项目名称	储存温度	
	2~8℃	−20℃		2~8℃	−20℃
AST	7 日	12 周	hCG	3 日	1 年
AMS	7 日	1 年	LH	1 日	1 年
GGT	7 日	数年	PT	1 日	1 个月
LDH	4 日	6 周	APTT	8 h	1 个月
CK	7 日	4 周	V 因子	4 h	1 个月
ALB	3 个月	3 个月	VII 因子	不稳定	不稳定
TP	4 周	数年	VIII 因子	4 h	2 周
Urea	7 日	1 年	D-二聚体	4 日	6 个月
Crea	7 日	3 个月	IgG	3 个月	6 个月
Glu	7 日	/	IgM	3 个月	6 个月
HDL-C	7 日	3 个月	IgA	3 个月	6 个月
LDL-C	7 日	3 个月	C3	8 日	8 日
Ch	7 日	3 个月	C4	2 日	/
TG	7 日	数年	AFP	7 日	3 个月
cTnT	1 日	3 个月	CEA	7 日	3 个月
Cl^-	7 日	数年	CA125	5 日	3 个月
K^+	1 周	1 年	CA15-3	5 日	3 个月
Na^+	2 周	1 年	CA19-9	30 日	3 个月
Ca^{2+}	3 周	8 个月	SCC	1 个月	1 个月
P	4 日	1 年	PSA	30 日	3 个月
FT_4	8 日	3 个月	RF	3 日	1 个月
FT_3	2 周	3 个月	ASO	2 日	6 个月
E_2	3 日	1 年	血气分析	2 h	/

五、附 加 检 验

临床实验室经常会遇到临床、科研、流行病学调查等需要附加检验的情况，实验室需在标本管理制度中进行相关说明，规定具体情况的处理流程和程序。当遇到以上情况时，实验室可根据相关检验项目的需求，检索标本进行附加检测，但需严格按照相关处理程序进行，如提供医师临床需求的申请、科研标本检测的申请及伦理批件、知情同意书等，实验室对此类文件进行记录和保存。

六、废弃标本的管理

临床实验室检验标本具有生物危害，因此，处理标本及容器、检验过程中接触这些标本的材料，需要符合国家、地区的相关法律或条例的要求。根据《医疗卫生机构医疗废物管理办法》及《医疗废物管理条例》相关规定，建立临床实验室医疗废弃物处理程序和实验室生物安全管理制度，临床实验室标本、培养物、污染物需储存于专门设计的、专用的、有"生物危害"标识的储存桶或黄色专用垃圾袋中，在实验室经高温高压或化学法消毒后，定期交付当地有资质的医疗废物处理机构进行处理。处理过程要保证检验质量，防止污染，保护环境，保护工作人员的身体健康。有关医疗废物处理方法详见临床实验室生物安全管理章节。

案例 11-4 分析

1. 患者的检测报告是患者的隐私，原则上不应透露给其他人员，如涉及民事或刑事案件，相关人员应携带身份证明和申请，才能提取检验结果。

2. 实验室检验后储存的标本可用于复查和附加检验，但应符合检验后标本管理制度，任何人需要使用标本时，都应有相关申请证明。实验室检验后标本管理应注意标本储存的条件、标识、时间、储存后的处理等。

本 章 小 结

检验后质量管理是临床实验室全程质量控制的最后一道关口，是全面质量控制的进一步完善和检验工作服务于临床的延伸和扩展。检验后质量管理过程主要包括检验结果的审核与发布、检验标本的保存与处理、咨询服务及临床沟通。检验报告的审核与发布又是检验后质量管理的核心工作，它直接反映了实验室质量管理水平，实验室应建立检验报告审核及发放管理制度，对检验报告单形式和内容、审核人员资质、查询、咨询等进行相应的管理。危急值的管理应建立危急值报告流程，包括危急值的确认、报告、记录等。实验室应建立检验后标本的管理制度，包括标本的储存条件、处理程序、附加检验规则等，并做好相关记录，符合《医疗废物管理条例》。

（贺　勇）

第十二章 临床实验室各专业质量管理

临床实验室在常规工作中主要涉及临床血液学、体液学、免疫学、生物化学、微生物学、分子生物学等专业的检验。各专业的质量管理有共性的方面，但也有各自的特点，本章主要依据相关法律法规、行业标准及指南的要求，对临床实验室质量管理要求及各专业质量管理的主要问题做简要介绍。

案例 12-1：临床实验室各专业技术特点与质量管理知识要求

实习生在检验科已轮组实习 6 个月，临床实习辅导员高老师在每周例行的实习生培训课上，组织实习生交流实习体会，主题内容为临床实验室各专业技术特点与质量管理。

问题：

1. 临床实验室各专业检验前、中、后质量管理的关键环节有哪些？
2. 各专业质量管理要素的特点是什么？
3. 各专业质量管理目前存在的主要问题有哪些？

第一节 临床实验室各专业检验过程质量管理要求

临床实验室各专业检验过程质量管理均应符合临床实验室管理的相关标准和规范要求。

一、检验前过程管理

（一）患者标本采集设施

患者标本采集设施应将接待/等候和采集区分隔开，条件满足时应设立独立的采集区，并满足国家法律法规或者医院伦理委员会对患者隐私保护的要求。

（二）申请单信息

所有检验都涉及申请单，可以是纸质的或电子的，根据不同实验室的情况，还有以下一些要求。

1. 输血实验室 申请单包括检验申请单、输血申请单和无偿献血登记表等。除通用要求外，申请单还应符合相关法律法规要求。

2. 微生物实验室 申请单应包括临床诊断，必要时说明感染类型和（或）目标微生物，宜提供抗菌药物使用信息。

3. 细胞病理实验室 申请单应注明标本的采集部位，需检查病灶的大体描述（采样由细胞病理室进行时适用）及特殊要求（如多点穿刺和需预留标本进行辅助检查时，应在申请单上注明）；细胞学标本应有采集日期、采集和固定时间（相关时）。

（三）采集活动的指导

1. 采集活动的指导应包括特殊患者身份的识别，如昏迷患者、新生儿、没有监护人在场的婴幼儿和儿童患者；小儿应通过父母或监护人识别。

2. 标本采集宜参考相关规范，如《全国临床检验操作规程》及相关国家/行业标准的要求等。

3. 微生物实验室： 以血培养、痰标本结核分枝杆菌检查为例，需明确说明并执行血培养标本采集的消毒技术、合适的标本量。用于诊断成人不明原因发热、菌血症、败血症等时，宜在不同部位抽血 2 套，每套 2 瓶（需氧、厌氧各 1 瓶）。痰标本直接显微镜检查找抗酸杆菌或结核分枝杆菌培养，应送检三份痰标本；最好至少连续 3 日，采集每日清晨第一口痰。

4. 细胞病理实验室： ①确认患者符合细胞学检查前要求，如食管拉网患者是否禁食、深部脏器穿刺患者的出凝血时间是否正常等。②细胞学检查标本容器应至少有 2 种标识（如患者姓名和另一种标识信息）。送检玻片应至少有一种标识（不能单独使用患者姓名作为标识），实验室接收后在送检玻片上所做的新标识不应毁去玻片原有的标识。每张玻片及每个容器均应分别标识。对标本容器和玻片的标识方法应文件化。③由临床医师或细胞病理人员进行的细胞学标本采集，应记录采集者的姓名、科室/单位、采集过程和采集日期，对于有特殊要求的检查（如需进行雌孕激素受体免疫组化检测的标本）应记录采集及固定时间（到分钟）；采集过程记录除操作过程、患者情况外，应包括对所采集标本的性状和数量的描写。

（四）标本运送

1. 微生物实验室　应有合适的运送培养基。

2. 体液实验室　所有体液标本应用密闭容器运送。

3. 细胞病理实验室　标本应在采集后完整地送至实验室进行检查，若有特殊取材需要，应通知细胞病理医师并由细胞病理医师操作。

（五）标本接收

1. 细胞病理实验室　所有接收的细胞病理标本应给予细胞病理编号，对标本/容器和申请单增加细胞病理号标识。

2. 输血实验室　急诊用血应建立绿色通道和紧急预案。应有急诊标本处理程序和与临床沟通程序，并有相应记录。对稀有血型标本应有明显的标识。

二、检验过程管理

（一）人员资质要求

1. 特殊岗位技术人员（如抗 HIV 抗体初筛、产前筛查、新生儿疾病筛查和分子生物学检测等）应取得相关规范要求的上岗证。

2. 有颜色视觉障碍的人员不应从事涉及辨色的相关检验（检查）项目，如微生物学及细胞形态学检验人员。

3. 实验室技术负责人应具备足够的能力，从事医学检验（检查）工作至少 3 年（可依据适当的教育、培训、经历、职称或所需技能证明等进行能力评价）。认可的授权签字人应达到中级及以上专业技术职务资格要求，从事申请认可授权签字领域专业技术/诊断工作至少 3 年。

（二）人员能力评估

1. 实验室应制定员工能力评估的内容、方法、频次和评估标准。评估间隔以不超过 1 年为宜。

2. 对新进员工，尤其是从事形态识别及微生物检验的人员，在最初 6 个月内应至少进行 2 次能力评估。

3. 当职责变更时，或离岗 6 个月以上再上岗时，或政策、程序、技术有变更时，应对员工进行再培训和再评估，合格后才可继续上岗，并记录。

（三）设施和环境条件要求

1. 实验室应实施安全风险评估，如果设置了不同的控制区域，应制订针对生物、化学、放射及物理等危害的防护措施和合适的警告。

2. 使用时，应配备必要的安全设施，如生物安全柜、通风设施，以及口罩、帽子、手套等个人防护用品。

3. 分子诊断实验室：各工作区域的设置、进入方向及气流控制等应符合《医疗机构临床基因扩增检验实验室管理办法》及《医疗机构临床基因扩增检验实验室工作导则》的要求。

（四）储存设施管理

1. 用以保存临床标本和试剂的设施应设置目标温度（必要时包括湿度）及允许范围，并记录。

2. 实验室应有温（湿）度失控时的处理措施并记录。

3. 易燃易爆、强腐蚀性等危险品、特殊传染病阳性标本按有关规定分别设库，单独储存，双人双锁，并有完善的登记和管理制度。

（五）设施维护和环境条件控制

1. 应依据所用分析设备和实验过程的要求，制订环境温湿度控制要求并记录。应有温湿度失控时的处理措施并记录。

2. 应依据用途（如试剂用水、分析仪用水、RNA 检测用水），参考国家/行业标准，制订适宜的水质标准（如电导率或电阻率、微生物含量、除 RNase 等），并定期检测。

3. 必要时，实验室可配置不间断电源（UPS）和（或）双路电源以保证关键设备的正常工作，如需要控制温度和连续监测的分析仪、培养箱、冰箱、LIS 服务器和数据处理有关的计算机等。

（六）设备校准和计量溯源性

1. 应进行外部校准的设备，可参考相关专业领域国家/行业标准的要求，至少对测量结果有重要影响的性能进行校准，如加样、检测、温控等。

2. 检验项目校准及校准验证周期应遵循制造商建议；在试剂批号改变、失控处理需要时、仪器重要部件更换后应再做项目校准。

（七）设备维护与维修

设备发生故障后，应首先分析故障原因，如果设备故障可能影响了方法学性能，故障修复后，可通过以下合适的方式进行相关的检测、验证：①可校准的项目实施校准验证，必要时，实施校准；②质控物检测；③与其他仪器或方法比对；④以前检验过的标本再检验。

（八）试剂和耗材管理

1. 实验室制订的试剂和耗材的管理程序，应有明确的判断符合性的方法和质量标准。实验室应选用有国家批准文号的试剂，特殊项目（如 HIV 抗体初筛试剂等）应有批批检定合格证书。应保留制造商提供的试剂性能参数。

2. 自制质控物应有制备程序，包括稳定性和均一性的评价方案，以及配制和评价记录。

3. 不同批号、相同批号不同试剂盒、同一试剂盒内的不同组分不应混用，如果混用则实验室应提供混用的方法及确认程序和结果。

4. 新批号试剂和同批号不同货运号试剂，应与之前或正在应用的旧批号、旧试剂用适宜检测区间内的患者标本或质控物进行平行检测比对。用于定性检验的试剂，选择阴性和弱阳性的标本或质控物进行试剂批号验证；用于定量检验的试剂，应进行新旧试剂批间差验证。

（九）检验程序的选择

检验程序应至少符合国家标准或卫生行业标准。抗菌药物敏感性试验方法及结果判断至少应遵循上一年的标准。法定传染病病原微生物的检验程序应至少符合国家标准或卫生行业标准，当培养过程中发现人间传染的高致病性病原微生物时，应按相关法规要求进行处理，或送至相应级别的生物安全实验室进行检验。

（十）检验程序的验证

1. 检验程序的验证宜参考相关国家/行业标准。

2. 定量检验程序的分析性能验证内容至少应包括正确度、精密度和可报告范围。

3. 定性检验程序的分析性能验证内容至少应包括符合率、适用时，还应包括检出限、灵敏度和特异性等。

（十一）检验程序的确认

血液、体液实验室应制订血细胞分析、尿液有形成分分析的显微镜复检程序，在检验结果出现异常计数、警示标志、异常图形等情况时对结果进行确认，结果假阴性率应≤5%。

（十二）生物参考区间评审

1. 实验室规定参考区间时，宜依据相关国家/行业标准。

2. 生物参考区间评审内容应包括参考区间来源、检测系统一致性、参考人群适用性等，评审应有临床医师参加。临床需要时，宜根据性别、年龄等划分参考区间。

（十三）质量控制

1. 宜参考相关国家/行业标准建立质量控制程序，内容包括质控规则，质控物的类型、浓度和检测频度，质控物位置（适用时，如酶联免疫试验用质控物应随机放置且应覆盖检测孔位），质控记录。

2. 分子诊断实验室：应对核酸的质量进行评价，并选择合适的内源性对照（如"管家"基因）或外源性对照（如假病毒）作为内对照以评价所提取核酸的完整性，并保留核酸质量评价记录及假阴性率监测记录。

3. 微生物实验室：应至少对使用中的染色剂、凝固酶、过氧化氢酶、氧化酶及抗菌药物敏感性试验等进行质量控制。

4. 细胞病理实验室：应监测细胞学与组织病理诊断的符合率；对于细胞学病例，应建立细胞病理报告结果对照的统计分析制度。

（十四）质控物

1. 质控物可为商品化质控物或自制质控物。定性检测项目，每次实验应设置阴性、弱阳性和（或）阳性质控物；定量检测项目，应至少使用两个浓度水平（正常和异常水平）的质控物。

2. 分子诊断实验室：如开展基因突变、基因多态性或基因型检测，质控物应包括临床常见的最具临床价值的突变类型或者基因型，每次使用至少 2 种型别，并在合理的时间段内覆盖其他型别。

3. 微生物实验室：应储存与诊断相配套的质控物，以便在染色、试剂、试验、鉴定系统和抗菌药物敏感性试验中使用。药物敏感试验用标准菌株种类和数量应满足工作要求，保存其来源和传代等记录，并有证据表明标准菌株性能满足要求。

（十五）质控数据

1. 实验室制订程序时宜参考相关国家/行业标准。

2. 定量检测项目的质控数据可利用质控图进行统计分析，包括质控结果，质控物名称、浓度、批号和有效期，质控图的中心线和控制界限，分析仪器名称和唯一标识，方法学名称，检验项目名称，试剂和校准物批号，每个数据点的日期和时间，干扰行为的记录，质控人员及审核人员的签字，失控时的分析处理程序和纠正措施等，质控规则应确保试验的稳定性和检验结果的可靠性。

3. 定性检测项目的质控数据［应包括阴性、弱阳性和（或）阳性结果］是否符合预期。

（十六）实验室间比对

1. 实验室应满足卫生行政管理部门对能力验证/室间质量评价的相关规定，应按照要求参加相应的能力验证/室间质量评价，只要存在可获得的能力验证活动，医学实验室参加能力验证活动的频次就应满足基本要求。

2. 应保留参加能力验证/室间质量评价的结果和证书。实验室负责人或指定人员应监控能力验证/室间质评活动的结果，并在结果报告上签字。

3. 能力验证/室间质量评价不可获得的检验（检查）项目，可通过与其他实验室（如已获认可的实验室或其他使用相同检测方法的同级别或高级别实验室）比对的方式确定检验结果的可接受性，并规定比对实验室的选择原则、比对标本数量、比对频次和判断标准等。

4. 如果与其他实验室的比对不可行，实验室应制订评价检验（检查）结果与临床诊断一致性的方法。

（十七）检验结果可比性

1. 实验室内部结果比对的程序文件应规定比对条件、周期、标本类型及数量、比对方案、判断标准及相关措施，可参考相关国家/行业标准。

2. 应规定由多个人员进行的手工检验项目比对的方法和判断标准，如显微镜检查、培养结果判读、抑菌圈测量和结果报告等，定期进行检验人员的结果比对及考核。

三、检验后过程管理

（一）结果复核

输血实验室 ABO 血型、RhD 血型和抗体筛查结果应与患者或者献血者以前的结果进行比较，如存在差异，实验室应分析原因，采取相应措施，确保结果准确，并记录相关情况。

（二）报告内容

1. LIS 中的报告格式应能提供结果解释等备注的功能。

2. 血液实验室：检验结果应使用规范的测量单位，尽可能使用国际单位制（SI）单位。例如，白细胞绝对计数的单位为（$\times 10^9$/L）；抗凝治疗监测时，凝血酶原时间（PT）的报告方式使用国际标准化比率（INR）；血涂片检验疟原虫阳性时，应同时报告鉴定结果；检验报告中的形态学检验项目，应只报告确认后的正确结果，必要时可另附相关说明。

3. 体液实验室：尿液沉渣显微镜检查宜以每高/低倍视野中的形态数量报告结果；检验报告中的形态学检验项目，应只报告筛查后的最终唯一结果，必要时可另附相关说明。

4. 流式细胞实验室：报告应包括异常细胞群（如确定）的百分率、免疫表型信息，并提供可能的专业判断。

5. 分子诊断实验室：报告内容还应包括方法的局限性、检测结果临床意义的简要解读、进一步检测的建议、相关咨询人员姓名及联系方式。

6. 微生物实验室：血液、脑脊液、国家规定立即上报的法定细菌性传染病显微镜检查及培养阳性结果应立即报告临床。应在收到标本 24 h 内报告分枝杆菌抗酸或荧光染色结果。

（三）结果报告

1. 实验室负责人应对 LIS 中实验室报告的内容和格式进行审核、批准，并征求临床医护人员的意见。

2. 应有防止数据传输错误的程序文件和记录，并核查 LIS 内的最终检验报告结果与原始输入数据是否一致。应定期核查数据在处理及存储过程中是否出现错误。当计算机系统出现变更时，如 LIS 软件升级或者更换数据中心服务器等，应再核查。

3. 结果的自动选择和报告：实验室制订程序时可参考《临床实验室定量检验结果的自动审核》（WS/T 616—2018）。LIS 宜有程序能在计算机发出报告前发现不合理或不可能的结果，患者数据修改后，原始数据应能显示。LIS 中应能显示患者的历史数据。

4. 免疫实验室：特殊检验项目的结果报告应符合相关规范及标准要求，如《全国艾滋病检测技术规范》等。产前筛查报告应由两个以上相关技术人员核对后方可签发，其中审核人应具备副高级以上检验或相关专业的技术职称；如羊水的核型分析、脱落细胞的报告根据最新的要求，需要副高以上的临床医师签名。

5. 输血实验室：对所有出现血型定型困难、疑难配血的标本应建立立即报告及记录程序。稀有血型、不规则抗体阳性及配血不相合等应及时报告。

（四）结果发布

1. LIS 应用程序能在计算机发出报告前发现危急值结果并发出预警。应通过相关程序及时通知临床（如医师、护士工作站闪屏）并记录（包括患者相关信息，危急值的接收者、接收的日期和时间，以及实验室通知者、通知的日期和时间）。

2. 微生物实验室：血液、脑脊液标本的培养鉴定应及时发送分级报告，如标本直接涂片或湿片直接镜检、培养结果的判读等阳性发现；其他无菌部位来源标本宜报告直接涂片镜检的阳性结果；应保存抗菌药物敏感性试验资料，至少每年向临床医师报告流行病学分析结果。

（五）临床标本的储存、保留和处置

1. 分子诊断实验室　应规定用于的原始标本、核酸提取物和（或）核酸扩增产物的保存期限。

2. 免疫实验室　为便于追溯，凝胶图像和斑点杂交条带和（或）通过扫描、拍照等方式保留的结果应作为技术记录保存，保存期限可参照相关行业要求。

3. 细胞学病理实验室　细胞学检查剩余的标本应保存至细胞病理报告发出后，阳性病例应保存至病理报告发出后 2 周，具传染性的标本（如痰和体腔积液等）保存困难者除外。

（黄宪章）

第二节　临床血液学检验质量管理的主要问题

临床血液学检验作为临床检验的一个亚专业，主要包括血液学一般检查、血液病的细胞形态学检查和出、凝血相关检查等。在质量管理方面除了一些共性的内容外，也存在一些需要重点关注的环节及今后需要进一步实施改进的地方。

一、检验前质量管理的困境

首先，在患者准备方面，运动、情绪、采血时的体位、采血时机及标本采集前的用药状况等都是影响血液学检验结果的重要因素；其次，血液学检验所用标本均为抗凝血标本，对标本采集质量要求较高，即使微小的凝集也可对检验结果造成严重影响，尤其是出、凝血检验标本对于标本采集时所用的针头大小、标本管采集顺序及采集量与抗凝剂的体积比等均有较严格的要求；再次，标本送检的温度、时间和标本检测前保存的温度及时间等也会影响到检测结果的准确性。检验前的质量管理在整个分析过程质量保证中占有先决地位，有研究表明，由于检验中和检验后质量管理的不断提升，检验前过程所引入的检测误差在全过程误差因素检验中占比越来越大。整个检验前过程涉及的环节及人员较多，包括医师、护士、护工及实验室的工作人员，管理过程有时会存在各方沟通不畅、配合欠佳的情况，一定程度上影响了标本的质量，也是检验前质量改进的难点。

二、一些检测项目缺少明确的性能验证方案

目前国家相关部门已发布了一些关于血液学检验项目性能验证和质量指标的行业标准，如《临床血液学检验常规项目分析质量要求》（WS/T 406—2012）和《D-二聚体定量检测》（WS/T 477—2015），涵盖了全血细胞计数、三项凝血初筛试验（凝血酶原时间、活化部分凝血活酶时间、纤维蛋白原测定）及 D-二聚体定量检测项目的性能验证方法。但诸如纤维蛋白（原）降解产物、凝血因子和抗凝蛋白等凝血试验项目及自动化数字图像分析系统等的性能验证方法与指标目前国内尚无权威性的标准或指南发布。虽然国外一些学术机构［如美国临床和实验室标准化协会（Clinical and Laboratory Standards Institute，CLSI）等］发布了一些方法学评价的指南，但这些指南中有些介绍的是通用方法，评价方案一般比较复杂，对于临床实验室的可实施性不高。考虑到不同项目、不同检测方法具有各自不同的性能特点及影响因素，需要更多结合实际需求的性能验证方案和评价指标来指导临床实验室开展性能验证工作。

三、凝血试验不同检测系统的可比性

有些凝血试验项目既无标准物质也无参考方法，检测系统不具溯源性，不同来源甚至不同批号试剂的敏感度也会存在差异，难以标准化，导致不同检测系统之间缺乏可比性。因此，如同一机构内使用多个品牌的检测系统检测同一项目，不同检测系统间的检测结果可能存在差异，需使用各自不同的参考区间，这种情况下实验室应采取有效措施避免向临床发出具有不同临床意义或解释的结果，并与用户讨论不可比结果对临床活动的影响。所以，为方便临床，建议尽可能确保同一项目使用同一品牌的检测系统进行检测，避免多个设备品牌用于同一项目检测时出现检测结果不可比的情况。

四、血常规分析异常报告的规范化

血常规分析是临床最常用的检验项目之一，随着实验室结果互认工作及复检工作的不断推进，检验后阶段的标准化越来越受到重视。但在目前的临床工作中，如标本中出现干扰因素或血涂片显微镜检查发现异常细胞或血细胞异常形态时，实验室间的报告常常不统一。目前国内外相关学术组织推出了一些指南或共识，旨在统一检验人员对外周血细胞的形态描述与分级标准，推动检验人员对全血细胞计数和白细胞分类，尤其是异常结果审核及报告的规范化，也期望经过相关工作的开展及大家对血涂片显微镜复检工作的逐步重视，不断提升临床实验室血常规分析异常报告的规范化，从而提高报告质量，使血液学检验能更好地服务于临床。

（崔 巍 王 力 高 佳）

第三节　临床体液学检验质量管理的主要问题

体液检验涉及尿液分析，脑脊液、浆膜腔液、心包腔积液、关节腔液、腹腔灌洗液、支气管肺泡灌洗液的检验，粪便检验，精液检验，前列腺液检验，阴道分泌物检验和羊水检验等方面。大多数体液检验没有国内外标准化规范可循，本节按我国卫生行业标准和医学实验室认可应用说明，以及 CLSI 标准中的规范化要求进行介绍。

一、人 员 配 备

按 CNAS-CL02-A001 要求，体液检验人员配置要求为每日 1~200 份体液学标本时至少配备2 人，每日 200~500 份体液学标本量时至少配备 3~4 人，采用自动化形态学筛检仪器，可适当减少人员数量；有颜色视觉障碍的人员不能从事涉及辨色的体液检验工作。但很多临床实验室在人员方面尚不能全部满足此要求，就会造成质量问题，如 TAT 不能满足临床需要等。

二、尿液分析的周转时间

为了减少患者尿液标本的检测时间，通过分析整个实验室流程，使用流程图、因果图，针对导致尿液分析 TAT 延长的原因，提出解决问题的路径。减少尿液分析 TAT 的方法是缩短标本采集时间、标本运送时间、实验操作时间和结果报告时间，其中缩短标本运送时间是关键，可通过真空压力管道系统来运送标本，以缩短 TAT 时间。

三、体液检验方法的性能验证

近年，加拿大、美国、英国和日本等国家在对体液自动化计数仪的性能验证情况调查后发现，各国对仪器性能进行评估的实验室比例差异很大，如精密度为 19%~83%、正确度为 26%~86%、

灵敏度为 11%～64%、特异性为 5%～33%、可报告范围为 2%～71%。与精密度和正确度相比，对灵敏度、特异度和可报告范围进行评估的实验室较少。北美地区验证仪器性能的实验室比例高于英国和日本。基于此，国际血液标准化委员会（ICSH）指出，提供仪器有能力报告可靠结果的证据是规范实验室的行为。与外周血相比，体液有不同于全血的基质，所含细胞种类也不同。因此，确保实验室对准备分析的每种体液类型的结果具有真实性和可靠性很重要。许多仪器有专用的体液模式，因此，对全血细胞计数的验证不能满足体液细胞计数报告的要求。每个实验室应确定自己的体液细胞计数模式的可接受性。

四、人员能力

实验室支持和提倡检验人员参加体液检验方面的各类继续教育活动。检验人员应保持其技术能力并不断发展。实验室提供相关书籍、图谱和张贴等参考资料，便于随时查找和使用。所有良好质量管理系统的基础是有效的文件和针对所有人员的规范化培训。检验人员只有经过规范化的培训，才能提供一致的、高质量的、准确的检验结果。为了保证体液检验的质量，检验人员应通过参加能力验证试验或盲样检测，证明其具有可靠的检验能力。

培训和培训后考核评估是影响检验操作的关键因素，实验室管理者或负责人应建立能力评估程序，以定期评估检验人员的能力，使之能够保持高水平。只有经过规范化培训的检验专业人员才能进行体液有形成分显微镜检查。若实验室缺乏有经验的人员，则只能开展试带检查，提供有关血尿、脓尿、菌尿的半定量信息。评估检验人员形态学检查能力资格的方法：CNAS 有明文规定，需采用最少有 50 张显微摄影照片（包括正常和异常成分）进行评价，这些照片可由实验室自制、商品化购置或从能力验证试验提供者处获取。为了确保分类的客观性，照片选择大多数形态学检查者有共识的病例，或来自能力验证试验调查的结论，或来自能力验证提供者的档案资料。内容包括正常和病理性有形成分，通常以正确识别最少 80% 的有形成分作为评判标准。

五、记录保存

保存记录是实验室质量保证的重要内容。工作人员应对各类体液分析的质量控制结果和文件规定内容进行记录，记录必须便于所有班次工作人员使用，至少包括仪器和试剂核查、质控、误差检出和纠正错误文件、失控结果、标本采集日期、时间和送达实验室时间、检测结果、必要实验结果复核、试剂、质控物批号和评价数据等。患者结果复核记录还需符合相关法规和实验室认可的要求，部门负责人应定期回顾和检查这些记录。

总之，体液检验的质量管理包括检验前、中、后质量管理。医学实验室质量和能力认可准则和体液学检验的相关行业标准如《尿液的物理学、化学及沉渣分析》（WS/T 229—2002）和《尿液标本的收集及处理指南》（WS/T 348—2011）、《临床体液检验技术要求》（WS/T 662—2020），对体液检验从标本采集、转送和储存，以及理学检验、化学和免疫学检验、细胞学检验和病原学检验提出了明确要求；质量保证程序不仅是质量体系建立和全面质量管理，还要持续质量改进，目前体液质量管理的重点是缩短 TAT，规范检验方法的性能验证及人员能力培训和考核。

（万腊根　黄清水　李俊明）

第四节　临床生物化学检验质量管理的主要问题

临床生物化学检验项目众多，过程复杂，每一个环节都会对检验结果产生影响，这些环节都不是孤立存在的，而是相互联系的。在临床工作中，往往会出现下列问题：

一、标本采集、送检、处理不规范

标本检验前阶段是一个复杂的过程，检验前误差导致出现随机误差，常规质量控制措施较难发现。标本采集、送检和处理是全程检验质量控制的"短板"，用不符合质量要求的标本进行检验，将直接导致错误的结果。常见问题：未建立检验标本采集程序文件，导致临床原始标本采集不规范；未建立标本运送环节的监管措施，标本未及时送检或未按要求送检，影响检验结果的可靠性；未建立标本接收和不合格标本拒收制度，不合格标本用于生物化学检测，直接影响了检验结果的质量；未建立标本检测前处理和保存制度，标本检测前处理和保存不当，影响后续检验结果。

二、全自动仪器设备检定和校准问题

全自动生化分析仪无法完全按照国家计量检定规程来进行检定。例如，波长准确度、重复性及中心波长、半宽度等检定项目都存在着光源灯及流动比色池拆卸问题，操作起来容易损坏机器。就全自动生化分析仪来说，在检定过程中还存在着如下问题：测定的吸光度准确度偏低；对试剂加注系统未定期检定，试剂加注系统的准确程度将直接影响仪器测量结果的准确性。因此需要建立一套较为完善的全自动生化分析仪性能指标评价的基本方法。

三、重视外部质量控制，忽视内部质量管理

为了保证生物化学检验结果达到预期的质量标准，内部质量控制是不可或缺的重要保证措施。在临床工作中，忽视内部质量管理的现象时有发生。主要表现：实验室虽然建立了室内质量控制制度，但执行机制不健全，质控监测缺乏连续性；或者是把室内质量控制当成例行公事，放在日常标本检测完毕甚至是检验报告发出后进行；或者是按程序要求及时进行了室内质量控制检测，但以各种借口为由，并未及时分析室内质量控制数据，或即使发现了"失控"问题，为了不耽误日常工作，也未及时采取补救措施，没有真正发挥室内质量控制对临床生物化学分析质量的监测和保证作用。

四、重视生物化学检验结果的重复性，忽视结果与患者临床信息的符合性

在临床生物化学检验过程中，实验室或工作人员对异常的结果高度重视，但一般只对原始标本进行复查，只要两次结果相近，就认为检验结果是正确的，并未深究其原因，从而忽视了检验结果与患者临床信息的符合性，影响了生物化学检验结果的临床信任度，甚至引发医疗投诉和纠纷。

总之，临床中常通过临床检验为疾病诊断提供重要依据，生化检验为临床检验的常规项目之一，在临床诊断中发挥重要的协调作用，并指导治疗方案的制订。加强临床生化检验测试的质量管理是确保疾病治疗效果、提高医疗安全性的重要保障。临床生化检验的质量管理必然是贯穿生化检验整个过程系统性、全面性的质量管理，任何因素或环节的重要性均是等同的，不能顾此失彼，必须齐驱并进，才能实现对临床生化检验质量的全面管理，最大限度地保证生化检验结果的可信度和可接受度。

（陈 鸣）

第五节 临床免疫学检验质量管理的主要问题

临床免疫学检验涉及内容广泛，学科发展迅速。近年来，不断出现的新的免疫学新技术为探究疾病发生机制，为做好疾病预防、诊断、治疗工作做出了重要贡献。同时，迅速更新的免疫学

技术对临床免疫学检验过程中各环节的质量控制提出了新的要求，须重视检验前过程、检验过程、检验后过程的影响因素，做好全面质量管理才能获得准确报告。在临床工作中主要关注的问题如下。

一、标本采集和运送管理

临床免疫学检验项目的标本采集和运送管理直接影响检验结果的准确性，须根据不同检验项目特点选择合适的采集时机。如感染性疾病的抗体血清标本可采集急性期、恢复期双份血清，第一份血清应当尽早（最好在发病后 7 日内）采集，第二份血清应当在发病后 3～4 周采集。同时，须根据不同检验项目特点选择正确的运送方式，如冰浴等，并及时送检。

二、室内质量控制

临床免疫学检验的室内质量控制管理可能存在以下的问题。

1. 未正确使用质控物　质控物的选择可能受质控物来源或价格因素的影响。

2. 检验人员对质控物的理解有误　检验人员可能混淆免疫学检验试剂盒的阴阳性对照品与质控物的概念。每一个免疫学定性项目的每一个分析批次，均应包括一个阴性和一个弱阳性质控物；对于产生分级或滴度结果的检测程序，应分别包括阴性质控物和具有分级或滴度反应性的阳性质控物。免疫学定量检测项目选择的质控物浓度建议选择在医学决定水平左右。如检测结果没有明确的医学决定水平，可在参考区间上限左右选一个浓度，再根据检验项目的特点在测量区间内选择另一个浓度。

3. 对免疫学定性/定量检测的室内质量控制的重要性认识不足　针对免疫学检验的特点，临床实验室须制订全面的室内质量控制程序，包括质控规则，质控物的类型、浓度和检测频度，质控物位置（如酶联免疫试验所用质控物应随机放置，且应覆盖所有检测孔位），质控记录。实施过程中，应分析评价室内质量控制程序的有效性，并不断持续改进，保证免疫学检验质量的有效控制。

三、室间质量评价

临床免疫学检验项目的室间质量评价可能存在以下问题。

1. 未将室间质评的标本与常规标本一样处理，而是进行特殊对待，如进行室间质量评价标本检测前对仪器设备进行特殊保养校准等。

2. 室间质量评价标本进行双份测定，然后上报平均值。

3. 检测结果有问题时，未采取措施解决后重测，而是直接抄袭其他实验室或厂家提供的检测结果。

4. 实验室开展的检验项目未参加室间质量评价活动，无法评估该检验结果的可接受性。

5. 室间质量评价机构未设立室间质量评价的项目，实验室未开展与其他实验室的比对，或者未通过其他方式（如评价检验结果与临床诊断的一致性等）确定检验结果的可接受性。

四、咨询服务

咨询及检验结果解释是临床免疫实验室应尽的职责之一。建立良好的临床免疫实验室与临床沟通，可以从循证医学的角度指导免疫检验工作，有助于临床免疫学检验结果的解释，辅助临床诊断和治疗评估，确保检验结果得到有效利用。

临床免疫实验室需要向临床说明，免疫学检验中的干扰因素是影响检验结果的重要因素之一，干扰因素导致的假阳性或假阴性结果，可对临床疾病的诊治造成严重后果。只要临床情况与检验结果不符合，就应及时与临床沟通，判断是否存在某些干扰因素。另外，临床免疫实验室需要向临床说明实验室各免疫学检验结果的不确定性及检测方法的局限性。因此，加强检验与临床沟通，把免疫学检验项目、检验结果更好地应用到临床，是实施全面质量管理的目标。

（杨天赐　刘莉莉）

第六节　临床微生物学检验质量管理的主要问题

临床微生物学检验因手工操作多，检测过程复杂，检测对象特殊，检验全过程易受定植菌、污染菌影响等诸多因素而难以甄别其临床意义，过程控制显得尤为重要。检验全过程每一个步骤的规范化是准确、及时地发出检验报告的基础。目前，临床微生物学检验质量管理在规范地实施检验全过程质量控制的基础上，需关注质量改进，以下几方面值得关注。

1. 标准化操作规程和记录　通过制订检验全过程标准化操作规程，规范标本采集和运送、检验操作、结果报告等行为，减少错误的发生。与此同时，记录检验过程，为资料分析奠定基础。以标本质量为例，通过明确规定无菌操作步骤，标本采集时机、采集部位、采集量、送检次数，标本运送条件和及时性等，提高标本采集和运送质量。

2. 监督、检查　实施监督、检查，保证标准化操作规程和记录的落实，及早发现缺陷，及时采取纠正和纠正措施。

3. 资料分析　通过分析资料，发现缺陷及趋势性变化，为调整质量指标，优化检验流程，完善标准化操作规程提供依据。

通常，质量改进建立在对改善的需求和所拥有资源评估的基础之上。在进行基线调查、评估所需资源，确定需要改善的项目后，应设定质量改进目标、质量指标及信息来源，制订并培训行动方案（包括有问题的阈值和所采取的行动），定期监督、检查、分析、反馈方案的落实情况及实施效果，必要时，修订行动方案。

临床微生物学检验质量改进涉及多学科、多部门、多环节，特别在标本采集和运送、结果解释和应用等方面，与检验医学其他专业相比，面临更大挑战，需要采取综合性措施，使相关人员了解并落实各自职责，提高协调和沟通技能。例如，临床医师需了解并落实检验项目和标本种类的选择，执行标本采集、运送的标准化操作规程，熟悉检验结果的解释和使用。临床微生物专业人员需了解并落实标本接收、检测（特别是优先检测标本），结果报告的标准化操作规程。此外，还需通过评估标本采集和运送，检测项目和标本种类的选择，分层分析血液、尿液或者呼吸道等标本的检测结果，结合所拥有的资源确定改善项目；通过向临床医师宣传实验室工作时间和可用的实验室服务，报告不寻常或意外发现、可疑的暴发等方式，建立临床与实验室之间的沟通和交流机制；通过综合性措施，及时报告微生物检测结果，为患者管理提供更安全、更有效的信息，以及提供准确和有代表性的抗微生物药物敏感性试验结果及耐药性监测数据，为制订抗感染治疗指南和耐药性控制策略提供信息。

（孙自镛　简　翠）

第七节　临床输血检验质量管理的主要问题

输血医学是临床医学的重要组成部分。根据医学实验室的定义，医疗机构和血站设置的临床输血实验室属于医学实验室的范畴，那么实验室的建立、运行和管理应当遵从医学实验室的相关要求。输血科或血库实验室是为临床提供输血服务的实验室，主要进行受血者和献血者的输血前相容性试验，为需要输血的患者提供安全的血液，保证输血治疗的安全和有效。实施临床输血检验质量管理，应重点对输血前相容性试验的检测过程进行有效控制和管理，只有从试验检验前、中、后过程进行全程质量控制，包括从输血申请和标本采集开始，血液的发出到患者完成输血治疗，使安全输血得到有效保证，才能达到全面质量管理的目的。在管理过程中，还应关注以下方面的问题。

一、输血管理信息系统的使用

随着医院的发展，输血科或血库的工作强度和工作量越来越大，应用设计合理的输血管理信息系统能准确、快速、完整、可靠、规范地处理血液的各种信息，可提高输血科工作效率，减少责任事故。建立功能完善、互联互通的输血管理信息系统是我国输血学发展的重要工作。但目前国内有些医疗机构缺乏输血管理信息系统，仍采用手工记录模式，烦琐且不规范，时有错登、漏登的情况，因输血是从"血管到血管"的全过程，所涉及的部门、人员、程序、环节多，任何一个细节的差错与失误，都有可能对患者造成严重的危害，采用人工记录的经验管理缺乏有效监管，存在较大的工作风险。部分医疗机构虽有输血管理信息系统，但是功能不完善，无法与院内 LIS、HIS 等网络连接，不能真正做到信息化覆盖临床输血全过程，临床用血管理不规范，用血不合理现象时有发生。

一套功能完善、使用方便、客户适用性强的输血管理信息系统是输血科或血库业务工作的关键，随着信息工程和人工智能理念的发展，输血管理信息系统的智能化程度也在提高。信息系统使工作人员从繁杂的手工书写登记工作中解放出来，可最大限度地提高工作效率，有效规避风险保障输血安全。信息记录的准确性和完整性有了根本的改善，相关记录的查询更是变得轻而易举，这不仅给临床科室提供了快速便捷的服务，而且有利于资料收集和总结。临床输血管理信息系统应能覆盖临床输血的全过程，涵盖血液出入库及配发血的全过程，应包括（但不限于）血液出入库、储存、发放，输血前评估，输血申请，标本接收，输血审核，输血相容性检测，自体输血，输血后评估，质量控制，质控指标统计和输血不良反应调查与追踪等管理模块，并制订分级授权的管理规程；规程设置具有操作日志记录；采取措施保证数据安全，对数据库进行定期备份；提供符合临床输血管理考核体系要求的统计功能需求。值得注意的是，用计算机管理尚不能完全替代人的工作，计算机程序也会出现错误，要对信息系统随时进行校验和存档，不断升级完善，不能因为有了信息系统而忽视了人的重要性。仍需加强工作人员的技能培训，并认识到责任心在任何时候都是最重要的。

二、室内质量控制方面

建立输血前相容性检测室内质量控制是确保临床输血实验室安全的重要措施。实验室绝不能盲目开展，应根据自身特点进行适宜调整，质控物不同于校准品，是专门用于质量控制目的的标本或溶液。质控物的来源主要有实验室自制、商品选购、质控计划的提供者。需要注意：①自制质控物应与检测标本相似（同质），其行为表现与真正的标本相同；测定值应处于能发现变异的水平；性能稳定；可长期提供；以小量分装储存。②商品化室内质控物的控制特点各有不同，可根据本实验室的检测系统特点进行选择，并编制适宜的操作规程严格操作。③质控物应严格按说明书规定的方法保存，不使用过期质控物；质控物要在与临床常规标本相同测定条件下检测。

输血科或血库应对实验室所有工作人员进行室内质量控制相关理论知识的培训。内容包括如下：相容性检测项目的基本原理和临床意义；熟悉本实验室检测系统的特点，包括仪器和试剂的原理及性能；熟悉检测流程、了解易出差错的环节和质量控制点；掌握结果分析处理的能力及特殊项目检测如疑难血型和疑难配血的处理程序等。另外，实验室还应对常用仪器设备实施定期的检查和校准，如专用离心机、移液器、孵育箱、全（半）自动血库系统等，做好相应计划和记录。

三、室间质量评价方面

输血前相容性检测室间质量评价对输血科或血库实验室的质量管理、检测能力水平及监控其持续改进与发展，都具有重要意义。输血科或血库应对本实验室参加室间质量评价的全过程（包括室间质量评价计划的制订、质评项目的确定、质控标本的接收、检测、结果报送、结果回报后质评结果的分析及不合格项的处理等）进行控制，以保证检验结果的可比性和准确性。

对于参评的实验室来说，应遵守既定的室间质量评价程序，按照处理和保存、检测过程、结果报告时间等规定，确保能够遵守组织方的要求；对室间质量评价组织提供的样品，应采取常规检测方法做测试，包括重复的频次，不能特殊对待；应实事求是地参与外部室间质量评价活动，如实回报检测结果；应制订本实验室的室间检测程序文件，参加室间质量评价的检验结果和反馈结果均记录于室间质量评价记录表，根据反馈结果分析室间质量评价的状态，室间质量评价结果回报后，由质量负责人根据组织单位对本实验室的质控结果评分进行总结；对于室间质量评价不合格的项目，实验室应当及时查找原因，采取纠正和持续改进措施。

四、加强与临床沟通方面

患者一旦需要输血治疗，临床输血过程所涉及的所有医护人员均要严格执行医院临床输血标准流程，都有责任确保正确的血液在正确的时间输注给正确的患者。输血科或血库不能仅限于做好实验室输血检测工作流程，还应完善与临床医护人员的沟通流程。应定期对医护人员进行输血过程控制的教育培训，包括输血前评估、输血治疗知情同意书的签署、输血申请单权限及审批、标本的正确采集和运送；输血过程中血液的领取、患者的评估、输血的心理护理、输血核对、血液的输注技术要求、血液的冷链管理、护理监控及输血不良反应的处置；输血后输血袋的处理、输血后评价和输血记录。应及时和临床医师沟通大力推广合理用血，输血科或血库负责监督审核输血适应证，提出输血合理化建议，定期对各临床科室用血情况进行分析评价，出现临床用血不良事件时及时沟通。发现疑难配血病例时，输血科医师应主动与临床联系了解患者病情，明确或排除因临床标本采集或临床治疗等因素造成的影响，以专业的方式认真分析处理用血过程中存在的问题。输血治疗会诊是临床安全有效输血的重要环节，输血医师应积极参与特殊输血治疗病例的会诊，为临床合理用血提供咨询。输血科或血库在开展临床新项目前应与临床充分沟通交流，了解临床对新项目的具体要求和期望，从而决定项目的开展范围和具体实施措施。输血科或血库加强和临床及时沟通是规范输血指征，提高医疗技术与水平，节约血源，科学安全合理用血的有效手段。

（胡俊华）

第八节　临床分子生物学检验质量管理的主要问题

临床分子生物学检验涉及临床检验科多个亚专业。近年来，临床分子生物学学科发展迅猛，新的技术和新的项目不断涌现，为探究疾病的发生机制，辅助临床诊断和监测疾病的预防和治疗提供了循证医学的手段和依据。然而，临床分子生物学检验新技术的临床应用也对其检验过程中各环节的质量控制提出了新的要求。只有重视检验前、中、后的全过程管理，做好全面质量控制，才能获得准确报告。在临床工作中主要关注的问题如下。

一、不够重视检测前的咨询

开具分子生物学检测项目申请单前，临床医师应该和患者充分地沟通，使其明了检测的意义价值和局限性及检测失败的可能风险。当患者对分子生物学检验项目的理解存在偏差时，常常有导致医疗安全隐患的风险。例如，无创产前基因检测（non-invasive prenatal testing，NIPT）项目是一个胎儿染色体非整倍体检测的筛查项目，但是临床医师和患者往往把它当作诊断项目，而且NIPT 主要检测 13、18、21 三体，而不是所有染色体的非整倍体异常。这些项目均需要进行充分的检测前沟通，否则后期如果出现 NIPT 结果的假阴性，患者直接把它当作诊断结果进行处理，将导致医疗安全事件。

二、试剂储存中容易忽视的问题

试剂和用于标本制备的耗材应直接运送至试剂储存和准备区，不能经过扩增区，但试剂盒中的阳性对照品及质控物应保存在标本处理区。

三、标本的采集

分子生物学检测项目涉及的标本种类繁多，相似的检测项目对应采集的标本并不相同。同样是检测病毒的核酸，乙型肝炎病毒作为血液传播的病毒，检测标本是外周血清或者血浆，呼吸道感染相关病毒是鼻咽拭子；同样是个体化医疗伴随诊断项目，叶酸代谢能力基因型检测患者的外周血，而肿瘤患者个体化用药检测的是患者的肿瘤组织。这些都需要认识清楚，防止标本不合格导致的医疗隐患。

四、实验室污染的问题

由于 PCR 检测技术的高度敏感性，分子生物学检验实验室容易出现污染。主要表现为以往扩增物的污染，强阳性标本的交叉污染和扩增反应试剂的污染或者气溶胶的广泛污染。在一段时间内大量地进行某个项目的检测时容易发生污染，可以通过实验室前期整理的项目检测结果阳性率的变化来发现和处理。分子生物学检验实验室的污染主要以预防为主，在分析中应该重视阴性质控物的使用。

五、标本准备中的质量控制

实验室常常十分重视标本扩增过程中的质量控制，不重视标本准备核酸提取过程中的质量控制。应该制订标本核酸提取质量控制的标准操作程序（SOP）文件，并严格执行。要按照项目的需求准备相应的设备和仪器，如做 RNA 检测项目需配备冷冻离心机，因为 RNA 不稳定容易降解。有些实验室的科研工作区与临床检测工作区有重叠，存在质量管理隐患。

六、检验后咨询和安全

检测后的咨询也非常重要，临床分子生物学检验实验室有责任对临床咨询进行完善的回复，并根据临床提出的问题进行持续的质量改进。此外，质控物虽经灭活处理，但仍具有潜在的传染性，仍应按生物标本对待，和其他的生物标本一样要注意做好生物安全防护措施。

总之，树立质量目标，建立质量管理制度，实施质量管理措施，帮助判断和分析患者的检验结果，为临床提供准确、可靠、及时的分子生物学检验报告是临床分子生物学检验质量管理工作的主要目的。临床分子生物学检验报告的质量与人力资源、设施与环境、检验方法、质控措施等要素相关，同时也受到检验全过程诸多因素的影响，因此建立完善的临床分子生物学检验质量管理体系是临床分子生物学检验质量的重要保证。

（郑　芳）

第九节　即时检验质量管理的主要问题

即时检验（point of care testing，POCT）是指在患者身旁进行的快速检测。因此也称为现场快速检测或床旁检测。POCT 的主要特点：第一，TAT 短。POCT 在采样现场即刻进行分析，省去标本在实验室检验时的复杂处理程序，能够快速得到检验结果。第二，方便实用。POCT 通常不一定是临床检验师来进行，医生、护士、患者或患者家属等均可操作。目前，POCT 发展迅速，各种新技术不断涌现。但是由于分散检测，如果操作不规范，质量控制不好，将严重影响检测结果的准确性。

一、正确评价即时检验的准确性和精密度

POCT 项目主要的优势为简单、快速和价廉，但其检测结果的准确性和精密度均较低。例如，cTnI 或 cTnT 是诊断心肌损伤的重要标志物，检测的灵敏度对早期诊断意义重大。目前，临床实验室采用免疫分析仪检测 cTn 时最低可检测到 1 ng/L 的 cTnI，或 3 ng/L 的 cTnT，而采用 POCT 方法最低只能检测到 50 ng/L 的 cTnI，或 30 ng/L 的 cTnT，即 POCT 检测 cTn 在临床应用时的检测灵敏度明显不能满足早期诊断的需求，在用于心肌损伤的早期诊断时应该慎重。

二、质量控制的方式

无论是标本采集、加样，还是检测环节，POCT 均与传统的临床实验室检测方式有明显不同。因此，质量控制方式也不能完全照搬临床实验室的模式。例如，对便携式血糖仪的质控管理，有文献报道采用静脉全血或血浆标本作为质控物，通过定量加样的方式检测，以观察判定检测结果是否准确可靠，而这种方式与患者检测的实际方式（采用外周毛细血管血、非定量加样）有较大不同。这样的质量控制方式难以真正达到控制检测质量的目的。

三、即时检验操作的不标准

POCT 操作人员大多数为非检验专业的人员，POCT 检测的分析误差在相当程度上是由操作人员引起的。因此，使用者在操作 POCT 之前应得到良好的操作培训。

四、即时检验装置的校准和维护

POCT 装置的定期校准十分重要，尤其是操作者为非检验专业人员时。应该认识到不准确的检测结果比没有结果对临床诊治的影响更坏。而校准和定期维护对保证检测结果的准确性至关重要。校准和维护要有一定的专业化知识，要严格按照生产厂商规定的要求和操作程序进行，有疑问时应请相关检验专业人员协助解决。

五、完善即时检验的法律和法规

目前，我国对 POCT 没有专门的法律或者法规。但是许多法律法规涉及 POCT 的管理。《中华人民共和国执业医师法》及《中华人民共和国护士管理办法》中有规定：医师或护士从事医师执业活动或护理工作必须通过"资格考试"及"执业注册"。另外，《医疗机构临床实验室管理办法》《医疗废物管理条例》《即时检验质量和能力的要求》和《医学实验室质量和能力的专用要求》等法规和标准均涉及 POCT 的管理。因此，临床机构开展 POCT 必须遵守相关规定。

此外，医院应成立专门的 POCT 委员会，委员会应该包括检验人员、医师、护理人员、管理人员等。委员会的作用是制订该学科的政策，选择和评价 POCT 的仪器和试剂，安排并监督 POCT 工作，协调各方面的矛盾，制订医院床旁检验项目。由委员会制订 POCT 的规章制度，规

章制度应对委员会的职责、POCT操作人员的配置、质控程序、结果的影响因素、标本取材、仪器操作、结果分析、报告发放、数据保存、仪器校准和维护保养等做出详细的规定。随着移动互联网终端和可穿戴智能设备的飞速发展，POCT的应用将越来越普遍，加强对POCT的质量管理任重而道远。

（徐克前）

本 章 小 结

随着检验医学的快速发展，临床实验室各专业均采用了许多新技术，也提供了许多具有较高临床价值的新项目，实验室应从标本、人员、设备、试剂和耗材、检验程序等方面全面加强质量管理。临床实验室各专业除按照相应的标准和规范进行质量体系建设外，还应关注各专业自己面临的主要问题，真正做到全面质量管理，充分发挥实验诊断的价值。

第十三章 沟通与咨询服务

临床实验室应提供咨询和解释服务，在检验项目申请、标本采集和运送及结果解释等环节为临床医师、护士与患者等提供沟通和咨询服务。应建立与用户良好的沟通机制，在确保临床实验室以主动咨询服务为主的同时，有章可循地提供被动咨询服务，在检验前、中、后过程中提供信息、建议和判断，提高用户对实验室服务利用的有效性。实验室应该积极主动地参与到临床疾病的预防、诊断、治疗和预后评估等医疗活动中，为疾病诊疗提供实验室诊断信息。

案例 13-1：新项目开展与临床沟通知识要求

某实验室拟引进开展新项目 AFP-L3，安排李老师负责项目开展相关工作。

问题：

1. 选择开展新项目的基本原则是什么？

2. 需要进行哪些沟通？

3. 沟通的流程和内容包括哪几个方面？

第一节 沟通与咨询服务的关系

在临床实验室中，每一个过程都需要精确的质量控制，只有每个过程的输出均能满足下一个过程的质量要求，并确保全过程输出的质量要求，才能最终保证检测结果准确可靠。建立并完善检验科沟通程序，确保对质量管理体系的有效性进行沟通，以发现和解决相关问题，促进实验室内各职能和层次间的信息交流，从而增进理解，确保和提高质量管理体系的有效性。检验过程涉及医师、护士、患者、检验和运送等众多人员，不同的岗位有各自的职责。医学的发展，要求不同人员不断地进行信息沟通与学术交流，从而把有限的检验数据变为高效的诊疗信息。

临床实验室在日常工作程序中往往将沟通和咨询服务融合在一起，在沟通中提供咨询服务内容，在咨询服务工作中涵盖沟通信息，两者之间既有区别又紧密联系。临床沟通泛指与检验相关的接触与交流，包括内部沟通和外部沟通。良好的沟通促进检验工作顺利开展，帮助临床了解检验，提高实验室的服务水平。而临床实验室的咨询服务一般泛指外部咨询，强调为临床诊疗活动等提供帮助或报告解读提供建议的过程。

知识拓展 13-1　　　　　　CNAS 关于沟通和咨询服务的规定

《医学实验室质量和能力认可准则》（CNAS-CL02：2012）对沟通和咨询服务的规定如下。

1. 沟通　实验室管理层应有与员工进行沟通的有效方法；应保留在沟通和会议中讨论事项的记录。

实验室管理层应确保在实验室及其利益方之间建立适宜的沟通程序，并确保就实验室检验前、检验中、检验后过程及质量管理体系的有效性进行沟通。

2. 咨询服务　实验室应建立与用户沟通的以下安排。

（1）为选择检验和使用服务提供建议，包括所需标本类型、临床指征和检验程序的局限性及申请检验的频率。

（2）为临床病例提供建议。

（3）为检验结果解释提供专业判断。

（4）推动实验室服务的有效利用。

（5）咨询科学和后勤事务，如标本不满足可接受标准的情况。

沟通与咨询服务的区别见表13-1。

表13-1　沟通与咨询服务的区别

内容	沟通	咨询服务
人员要求	实验室全体人员	以检验医师或资深技术骨干为主
服务范围	更广	窄
服务对象	包括实验室内部、其他部门人员或患者等	以医生或护士为主
服务内容	检验全过程相关内容，同时还包括对实验室的建议、意见和投诉等	为临床诊疗活动等提供帮助或报告解读提供建议

第二节　临床实验室沟通

一、临床实验室的内部沟通

建立良好的内部沟通程序是临床实验室开展检验活动和质量管理体系顺利运转的重要前提。实验室应建立良好的沟通程序，确保沟通及时、客观、准确和完整。

（一）内部沟通的主要沟通环节

1. 实验室管理层沟通：检验科主任、技术负责人和质量负责人等关于科室发展计划、质量保障、人员管理、教学和科研安排等涉及科室发展的重要事项在做出决定前应进行充分沟通。

2. 实验室管理层与各专业组长、试剂管理员、技术监督员、普通监督员、各级别技术人员和文员等对关于科室检验质量及服务水平的完善与改进应进行沟通，并对影响质量管理体系的问题进行及时反馈并改进。

3. 各专业组内组长与组员、组员与组员之间针对本组的质量与服务问题进行沟通，以识别并改进质量与服务等方面的不足并立即改进，确保质量体系的有效运行。

4. 实验室所有人员只要识别到影响质量体系有效运行的问题，就应主动采取措施与相关方进行沟通，并向质量负责人汇报，必要时，提交检验科管理层，以确保体系的有效运行。

5. 实验室内部各组之间的沟通，包括咨询服务、科内组间标本转检及对患者结果的不同专业的审核与讨论等。

6. 实验室全体员工例会沟通；不定期的组长会，提出需要沟通的问题。每天的交接班内容（标本、仪器和值班概况描述）、值班人员的换班等，换班需经值班双方人员同意后提出申请，并报科行政秘书批准后方可执行。

案例 13-2：科室满意度调查

临床实验室李主任开展科室满意度调查，收集员工对科室管理的建议。

问题：

如何开展满意度调查问卷？需要遵循什么原则？

（二）内部沟通的主要内容

1. 人员编制。

2. 工作制度、各岗位职责等。

3. 考勤、值班、轮岗、奖惩、档案管理、药品管理及消耗品管理制度等。

4. 检验报告、信息反馈及报告单管理制度等。

5. 检验科会议、质量管理及投诉与咨询服务管理制度等。

6. 检验科药物临床试验管理、科研教学及业务学习与继续教育制度等。

7. 生物安全、卫生管理、科室安全及消防安全管理制度等。

8. 实验室发展规划和培养培训制度等。

案例 13-2 分析

　　开展员工满意度调查，可以客观准确地了解员工对检验科及工作的满意度，发现存在的问题和不足，及时调整流程、制度和标准操作程序等，进一步提高检验工作的质量和效率。可采用问卷调查和员工访谈等抽样方式进行。应遵循如下基本原则：①诚实性原则，公正、公开发布有利和不利的调查结果；②时效性原则，越早发布越早改进；③区别性原则，分层分专业公布调查报告；④保密性原则，不公布个人信息泄露的内容，针对问题而不针对个人。

二、临床实验室的外部沟通

　　临床实验室与临床科室的良性沟通一直是一个老大难问题，主要原因是临床实验室与临床科室之间的知识结构、诊治信息和学科地位的不对称及缺乏有效的沟通途径等，特别体现在检验质量差错和质量抱怨的处理及责任认定上。医护人员在检验前质量保证中扮演了重要的角色，当前主要存在检验项目申请不合理、标本采集与运送不规范、标本全程管理缺失和不主动相互沟通等问题。

　　近年来，随着检验医学的飞速发展，临床急需与临床实验室在检验项目的正确选择和检验申请、检验结果合理解释、检验信息恰当应用及开展新项目等方面加强沟通，得到来自临床实验室方面的专业帮助。反过来，这种良性的沟通也极大地推动了检验医学的应用和发展。

　　沟通的执行者是临床实验室与临床科室沟通的灵魂。临床实验室与临床科室的沟通应由具备一定的资质并经过适当培训的资深检验医师或检验技师进行，在做这些"建议、解释和判断"时也应慎重，并随时与临床医护人员沟通，必要时根据患者的临床实际情况做出解释或建议，确保不误导临床医师的判断和诊治。检验技师更加适合与临床沟通关于检验技术方法学性能、标本采集和保存指导、检验方法影响因素及检验过程的质量管理等方面的问题。检验医师为临床提供检验项目的选择与应用评价、检验前及检验后的质量管理、检验结果报告与解释及临床病例会诊等方面开展工作将作为咨询服务的内容。

外部沟通的主要内容

　　临床实验室与临床科室的沟通涉及检验的全过程，为保证临床检验质量，提高医疗诊治水平，需要临床实验室与临床科室进行有效的沟通。

　　1. 与临床医师的沟通　临床医师应熟悉检验项目的临床意义和影响因素，熟悉疾病发生、发展过程中检验指标变化的内在机制及检验项目的诊断性能，选择适合病情需要的检验诊断项目或项目组合，指导各类标本正确采集，并能与实验室工作者有效沟通，正确分析检验结果，为疾病诊疗提供有效信息。

　　沟通内容：①临床实验室在开展新项目前应联合临床进行检验项目的诊断性能评价和成本效益分析，并根据临床需求和实验室实际情况合理设置临床检验项目或项目组合；②临床实验室应建立或验证适合本院的检验项目参考区间，并获得临床的认可；③临床实验室应广泛征询临床意见和建议，设立适合本院的危急值项目、危急值限、危急检测标本的 TAT 和危急值报告方式等，并严格执行危急值报告制度；④临床实验室应与临床医师讨论检验项目的检验周期和报告时间，以满足临床需要，必要时设立"快速通道"，保证特殊患者的特殊检验需要；⑤临床实验室还有义务向临床医师介绍检验项目的临床意义、诊断效能评价等检验医学信息，帮助临床医师正确选择检验项目或项目组合；⑥临床实验室应及时地将本学科最新的研究进展、本科室新近开展项目介绍给实验室服务对象，满足实验室服务对象的不同需求；⑦临床实验室应告知临床，不合格标本的拒收标准、让步检验的要求和有可能出现的检验结果与临床不符情况的原因等，以帮助临床实验室提升检验诊断质量。

案例 13-3：多发性骨髓瘤案例

患者，男，67岁。背部钝痛、乏力半年余入院。实验室检查：WBC $2.6×10^9$/L，Hb 75 g/L，PLT $85×10^9$/L，总蛋白 75.4 g/L，球蛋白 45.7 g/L，IgA 210 mg/L，IgG 4270 mg/L，IgM 420 mg/L。入院后查血清免疫固定电泳：IgM 单克隆免疫球蛋白阳性，KAP 游离轻链（Kappa-light chain）阳性。骨髓穿刺结果：原幼浆 63%。诊断符合多发性骨髓瘤，经化疗后出院。

问题：

1. 入院时血清 IgM 结果与免疫固定电泳结果不符合，如何与临床医师进行沟通？

2. 如何规避这种异常情况？

案例 13-3 分析

实验室人员首先应该进行内部沟通，分析造成两项检验结果不相符的原因，然后与临床进行沟通防止造成医疗影响。

此患者 IgM 检测时候发生了后带现象，出现了由于抗原、抗体浓度比例不合适而导致检测结果呈假阴性的现象。该患者球蛋白结果 45.7g/L，提示存在高球蛋白血症，高度怀疑 IgG、IgA 和 IgM 的其中之一存在假阴性。进一步稀释测定 IgG、IgA 和 IgM 水平用于排除后带现象，得到稀释后 IgM 结果为 32 340 mg/L 与血清免疫固定电泳结果一致。

遇到类似情况，实验室人员可以查看血清蛋白电泳和免疫固定电泳等结果，判断是否存在 M 蛋白，还可以增加尿蛋白电泳分析和免疫固定电泳测定，并结合血清球蛋白的水平进行综合分析。

---

2. 与临床护士的沟通　临床护士是检验申请的执行者，在指导患者做好采样前准备和采集标本等过程中出现的规范性不够甚至操作错误等问题，对检验前检验质量影响巨大。临床实验室应制订详细的临床标本采集手册，并使临床医护人员掌握，以获得合格的检测标本；同时应加强对标本的质量评估和考核，定期向医院管理层和临床各科室反馈，不断提高标本送检合格率。

案例 13-4：血常规结果显著差异案例

患者，男，36岁，拟入院行结肠息肉手术。门诊血常规示 WBC $12.3×10^9$/L，PLT $123×10^9$/L，入院后次日复查血常规示 WBC $8.3×10^9$/L，PLT $127×10^9$/L。间隔 1 日时间，但 2 次 WBC 结果有显著差异。

问题：

1. 两次结果差别比较大，如何和临床护士进行沟通？

2. 如何指导临床规范操作，确保检验结果的可比性？

（1）指导患者做好采样前准备：为了使检验结果如实地反映患者体内真实情况，要在标本采集前告知具体准备事宜，获得患者积极配合。标本采集前患者准备是检验前重要的组成部分，在采集检验标本之前，医护人员应详细了解患者的生活起居、饮食状况、生理状态、病理变化和治疗措施并指导患者正确留取标本，避免或减少存在影响检验结果的因素。生理和生活因素直接关系到患者的准备，影响检验质量。常见的生理性因素包括年龄、性别、民族、体重与体型、昼夜节律、体位改变、季节、海拔高度、情绪和运动等，女性还受妊娠和月经周期等的影响。生活因

素包括饮食、饮酒、吸烟、运动、应激和服药等。

（2）标本采集：检验标本包括血、尿液、脑脊液及胸腔积液、腹水等。静脉采血是最常见的侵入性医疗操作，主要由护士或检验人员承担。有调查显示，护士对试管的采血顺序、颠倒混匀定义和松压脉带时间等问题的错误率比较高，可能影响到标本采集的质量。应参照《静脉血液标本采集指南》（WS/T 661—2020）和《临床微生物学检验标本的采集和转运》（WS/T 640—2018）等要求，进行标准化的标本采集和运检。部分检验项目采集时机也需要进行沟通，根据检验目的的要求采集标本。

> **案例 13-4 分析**
>
> 当怀疑由于采血原因引起两次检验结果不相符时，首先应确认检验结果的准确性，再分析可能引起检验结果差异大的影响因素。血常规中 WBC 数值变异较大，与细胞分布有关。粒细胞生长过程分为储存池（骨髓）、循环池（血液）和边缘池（血管内壁）等。只有储存池 1/20 的 WBC 释放到外周血液中，其中 1/2 的成熟 WBC 在血液中循环，另外 1/2 存在于边缘池中，各个池之间保持动态平衡。血常规只是检测循环池里的细胞，病理和生理因素可使白细胞在储存池、循环池和边缘池来回移动，导致 WBC 结果出现一定幅度的波动。另外，血液中的粒细胞生命期只有 6～8 h，每小时有约 10% 的粒细胞进行更新。因此，WBC 结果变化太大，建议动态观察。通常，检验项目在同一时间段内，同一方法采血复查，全程进行规范化操作，检验结果才具有可比性。定期开展检验采血规范培训，确保标本质量。

3. 与标本运送人员的沟通 标本运送应采用符合生物安全的专门容器，并由经过专门培训的人来完成。在正确采集标本后，标本运送人员应尽量减少运送和保存时间，及时处理，尽快送检，防止标本离体后各种因素对标本质量的影响。

（1）标本运送的质量：标本在运输的过程中可能会发生丢失、污染、过度震荡、容器破损、唯一性标识丢失或混淆，以及高温、低温或阳光直射等使标本变质等情况，为了避免标本在运送过程中出现以上情况，运送时需使用专用的储存箱。对于疑为高致病性病原微生物的标本，应按照《病原微生物实验室生物安全管理条例》和各医疗机构制订的生物安全管理规定的相关要求进行传染性标识、运送和处理。若进行较长距离的标本传运，一般应将标本进行预处理，如分离血清或血浆、采用特殊容器等，传送运输时间越短、运输中标本温度越低，标本到达时的质量越好。

（2）标本运送的效率：有些检测项目的检验结果随着时间延长会变得不稳定，标本采集后应及时送至实验室进行检测。①采样后须立即送检的常规项目：血氨、血沉、血气分析、酸性磷酸酶、乳酸及各种细菌培养，特别是厌氧菌培养。②采样后 0.5 h 内送检的常规项目：血糖、电解质、血液细胞学、体液细胞学、涂片找细菌和霉菌等。③采样后 1～2 h 送检的常规项目：各种蛋白质类、激素类、脂类、酶类、抗原和抗体测定等。④采样后 2 h 以上才能送检者，则常对标本采取必要的保存手段。⑤标本保存 1 个月：一般对检测物分离后-20℃存放。⑥标本需长期保存（3 个月以上者）：对检测物分离后（包括菌种）-70℃保存，还应避免反复冻融。

4. 与医院职能部门的沟通 主要包括医院的行政和后勤管理部门，包括医务、教学、科研、设备、院感和后勤管理等，与各部门的良好沟通和合理调配资源有助于顺利开展检验工作，促进检验学科发展。

三、临床实验室沟通的方法和途径

临床实验室沟通的方法和途径较多，如利用网站、公众号、宣传栏为患者和用户提供实验室的服务信息、标本采集手册、采集前活动指导及标本拒收标准等。不同医院应根据医院的实际情况，选择适合本院的方法和途径，接受实验室服务对象口头、书面、电话、信函和微信等形式的咨询，并以咨询者可以接受的方式进行解答。加强与临床的联系，如参与临床查房、现场宣讲和提供网络资源等，不断探索实践，做到有效持久，促使检验与临床良性互动。

1. 建立实验室内部沟通程序 确保对质量管理体系的有效性进行沟通，以发现和解决相关问题，促进实验室内各职能和层次间的信息交流，从而增进理解，确保和提高质量管理体系的有效性。

2. 成立医院检验项目准入和应用管理委员会 医院应该成立包括医务、临床科室、实验室、医工、医保及财务等部门的临床检验项目准入和应用管理委员会。主要职责应涵盖新项目的诊断性能评价和成本效益分析、新项目的准入审批、建立或验证项目参考区间及组织检验项目的临床推广与循证评价。管理委员会可定期审核危急值制度的适宜性和有效性，对全院实验室资源进行统一的质量和技术管理，一方面有效地加强与临床科室的沟通；另一方面更有力地推动临床检验服务能力和服务质量的提升。

案例 13-1 分析

　　新项目、新技术是检验学科发展的重点内容，选择新项目的基本原则是遵循临床实际应用需求，提升临床诊疗价值，且符合体外诊断试剂、医保物价、生物安全和医学伦理等管理要求。AFP-L3 的测定对于 AFP 阳性时肝癌的早期预警诊断具有重要意义。开展 AFP-L3 前，可调查临床需求，评价项目的诊断性能，评估实验室开展条件，核实物价收费，评估生物安全和医学伦理风险，报医院批准，再进行临床沟通和宣传。新项目的沟通包括内部和外部沟通，内部沟通主要涉及检验前、中、后的质量管理，外部沟通包括宣贯临床意义、结果解释和案例讨论等。

3. 开展检验前检验质量管理的宣传和培训及考核 临床实验室可以利用医院网络（公众号和小程序）、宣传手册、多媒体课件和学术讲座等多种形式，动态立体地向临床医护人员和标本运送人员介绍全程检验质量管理的概念及保证措施。定期编辑《临床检验项目应用手册》等类型的资料。通过制作标本采集标准操作多媒体课件或举办相关学术讲座等形式，帮助临床科室掌握正确采集运送方法，以获得合格的检测标本。将检验前质量管理的基本知识和技能纳入"三基"培训或岗前培训并进行考核，更好地做好检验前的质量控制工作。

4. 建立临床科室的检验工作质量考评制度 在医务部门组织下，协助建立临床科室检验工作质量考评制度，严格执行不合格标本退回制度，定期进行质量评估，并向临床反馈，不断提高标本质量。标本质量评估指标包括适宜的标本量、标本采集部位、标本收集容器、标本的质量和血培养污染率等。临床实验室需采取各种方式反馈标本质量评估结果，引起临床对标本采集规范化的重视，必要时对相关人员进行培训，不断提高标本质量。

5. 建立标本全过程的闭环管理 随着信息系统的完善和普及，检验项目申请和检验标本流程均可以通过软件实施全程监控。通过系统监控，医师何时申请、护士采集、标本运送、实验室接收标本和结果审核等检验相关流程一目了然。全程电子监控每一操作步骤的执行人及执行时间都准确记录，甚至一些问题标本的处理也可在网络上完成，标本的拒收原因都可查询和追溯。

知识拓展 13-3 　　　　　　　　**标本流转全程跟踪**

　　为跟踪标本的去向和最新状态，用个人数字助理（PDA）、计算机或分拣机记录每次、每个节点的标本交接日期及时间、运送人员及运输方式，进行标本流转的全程跟踪。实验室标本流程中可控制的时间节点有门诊或住院检验申请、住院标本医嘱执行、门诊或住院标本采集、住院标本送出、检验科接收标本、各专业组收到标本、检验收费、开始检测、检测完成、检验结果审核及查询或打印报告。支持在各节点中或对某个特殊环节设置预警功能，提示运输时限要求。一旦有急诊标本，从医嘱下达、护士采集、采集后转运和检验科标本接收站等实时报警提示。一旦出现危急值结果，从仪器传输、结果审查、报告发送和临床结果查看等环节逐一预警。标本一旦采集，提供超时检测标本的预警，提供漏查项目的预警。

6. 建立临床沟通小组定期联络临床制度 临床实验室可以成立临床沟通小组到临床科室，面对面进行检验质量的沟通，搭建与临床沟通的长效平台。临床沟通小组成员应包括临床实验室管理层、技术主管和检验医师等，每个小组一般 2～3 人较为合适，分别负责若干个有关临床科室的沟通任务。联络临床的形式可以通过参加科室早交班、科室学术活动等形式，也可以通过微信群或钉钉群，主要内容包括介绍检验新项目、检验标本采集注意事项和检验项目临床意义，了解临床对检验质量的反馈及对检验服务的需求等，帮助临床医师和护士了解检验前影响因素，提供检验项目的选择和检验结果的解读等检验医学咨询服务。通过沟通可以消除临床对检验的很多错误理解，共同提高检验质量。因此，临床实验室通过成立科室群、专业组等若干沟通小组，负责临床科室的沟通，建立长效平台，共同促进检验质量的提升，为临床诊疗服务。

7. 建立质控员工作制度　医院应建立并实施质控员工作制度，在各科室设立相对固定的质控员，一般要求副高职称以上医务骨干担任，主要负责本科室医疗质量监督并定期参加全院质控员例会，互相交流，共同改进医疗质量。临床实验室也应指定一名副高级职称以上的检验医（技）师骨干担任临床实验室质控员，在全院质控例会上了解临床科室对检验质量的意见和建议，并向临床科室质控员提出临床检验工作质量评估结果，宣传和帮助临床建立检验质量管理体系的理念，特别是指导临床科室做好检验前质量控制工作。

临床实验室应成立质量控制小组。在实验室管理层领导下，执行实验室质量管理的规章制度和措施。小组组长可由质量主管担任，各亚专业组可再指定 1～2 名质量监督员，由质量控制小组负责临床实验室日常室内质量控制的组织和监督、各级室间质量评价计划的落实、员工质量控制技能的培训及临床检验质量抱怨的调查和处理等质量管理工作。

8. 开展检验质量管理宣传活动　临床医师在遇到检验结果与临床表现不符时，总是习惯性地怀疑临床实验室检测不准。一方面是由于临床医师对检验全程质量管理的概念和意识欠缺，对检验前因素影响认识不足；另一方面因为临床实验室平时不注重向临床介绍实验室质量保证的措施和效果，临床医师不了解实验室为保证质量付出的大量工作，遇到问题时就容易误解临床实验室。针对这一常见现象，临床实验室应积极主动向临床科室介绍实验室内部严格有效的质量管理的系列措施及质量管理的成效。

临床实验室通过举办"管理活动周"、"质量控制技能活动月"和"检验科开放工作日"等，既可采用学术报告或讲座、培训等方式，向临床科室介绍实验室质量保证措施，也可将临床医务骨干邀请到临床实验室工作现场，让他们真切地接触和认识临床实验室严密的质量管理体系，了解实验室是如何保证检验结果准确可靠的，这样临床医务工作者就会理性地评价临床实验室的检验质量，遇到检验结果与临床不符时也能全面客观地分析和查找原因。

9. 建立临床检验诊断案例分析报告制度　临床实验室应加强对实验室工作人员的临床医学基本知识和临床诊断思维的培训，帮助实验室员工搭建临床疾病实验诊断的知识架构，提升其与临床医师沟通交流的能力。临床实验室可以建立临床检验诊断案例分析报告制度，邀请临床医师讲解临床常见病、多发病的基本诊疗规律，通过收集整理典型病例的检验诊断结果，分析检验诊断项目结果变化的发生机制与疾病临床表现的内在联系，归纳常见病和多发病的实验室检查特点，并从实验诊断角度揭示临床疾病诊断思维。临床实验室应主动并定期组织临床检验诊断案例分析报告会，面向临床实验室检验医（技）师及全院临床医师，共同推动实验诊断在临床疾病诊疗中的应用水平，促进临床实验室学科地位的提升。

10. 建立检验结果"危急值"或特殊结果报告制度　一般而言，检验"危急值"是指检验结果过高或过低，可能危急患者生命的检验指标检测值。临床实验室应依据所在医院提供的医疗服务能力和服务对象，针对报告项目、报告范围、报告途径和重点对象等，在征询临床相关科室意见的基础上，制订出适合本单位的检验"危急值"项目和"危急值"报告范围。对于一些与病情不符的检验报告或与近期历史结果差异大的检验结果也应及时与临床进行沟通，提醒临床医师注意排除可能的检验前影响因素或患者病情的变化，以便及时做出适当的诊疗处理，确保医疗安全。对于一些关系重大的检验报告（如罕见病原体报告等）需由实验室负责人或实验室负责人授权的相关人员复核无误后签发。

第三节 临床实验室咨询服务

临床实验室通过建立咨询服务管理程序，向临床医护人员和患者提供全方位的检验前或（和）检验后的咨询服务，主动与临床医护人员进行交流和沟通，提高检验科服务质量水平，充分发挥检验医学在疾病诊治中的作用。

一、临床实验室咨询服务的工作程序

1. 成立咨询服务小组 各专业组根据工作需要派出具有丰富临床和检验知识的检验医师或技术骨干，组成医疗咨询小组。建立医疗咨询小组时，应考虑尽量有涉及检验各亚专业的技术骨干参加。

2. 咨询服务小组工作范围 医疗咨询服务小组工作由组长负责安排。咨询服务小组成员负责解答来自患者和临床医护人员提出的问题。咨询的类型包括以下内容。①为选择检验和使用服务提供建议：向用户提供检验项目的选择和使用、检验项目的临床意义、使用检验项目的临床指征和申请检验的频率等建议；说明检验项目的标本类型、标本采集和运送及处理等要求；不合格标本的拒收标准、让步检验的要求；有可能出现的检验结果与临床不符合的情况、原因等。②为临床病例的诊疗提供建议：参与临床各项诊疗活动，协助临床医师充分利用实验室检验结果为疾病诊治服务，为临床病例的诊疗提供建议，如参加疑难病例讨论、临床查房和会诊等，可以从实验室的角度对一些病例提出专业意见。③为检验结果解释提供专业判断：如检验项目的临床意义、检验方法的局限性和影响因素、检验结果测量的不确定度等。与其他检验项目的相关性及采取其他检查的进一步建议。

3. 咨询服务小组人员主动服务 定期或不定期地用短信或小册子、院内网和电子显示屏等方式发送检验信息，及时地将本学科最新的研究进展和本科室新近开展项目介绍给实验室服务对象，满足服务对象的不同需求。

4. 咨询服务小组工作记录 咨询服务对象主要包括临床科室和患者。所有咨询服务应用专用记录本或记录表。医疗咨询小组组织人员对咨询活动中服务对象对实验室服务质量的反馈意见及时做出解答，并将其反馈回各相关实验室服务对象。

5. 制订医疗咨询小组成员培训制度 为进一步提高检验科咨询服务质量，咨询小组成员应参加临床科室轮转，参与临床查房和会诊过程。一方面，医疗咨询小组成员可以进一步积累临床经验。另一方面，可以通过这些途径，让检验医学参与临床病例的诊断及疗效判断。

二、临床实验室咨询服务的方法和途径

设立检验医师岗位，推行检验医师工作制度。自 2001 年卫生部设立了检验医师岗位以来，临床检验被中国医师协会纳入建立专科医师准入制度的首批试点。目前检验医师规范化培训正在按照国家相关要求进行，努力培养出既具有检验技能，又具有临床能力，并将检验与临床相结合的人才队伍。检验医师的大部分工作内容，包括检验咨询、临床会诊或病例讨论等，都涉及对检验结果的合理解释和咨询。检验医师定期对咨询、沟通情况进行总结分析，提出解决方案，针对共性问题开展培训，可持续提升实验室服务能力。

案例 13-5：血培养案例

患者，女，57 岁，因"突发言语困难 1 日"入院。患者查体未见明显异常，既往有肠癌病史，肾移植术后 1 年。头颅磁共振成像（MRI）提示左侧额叶、侧脑室旁、基底节区及胼胝体体部

偏左侧异常信号灶。实验室检查：WBC $13.2×10^9/L$，中性粒细胞百分比78%，CRP 118 mg/L，PCT 1.2 ng/ml，TP 46.6 g/L，ALB 26.0 g/L，CREA 342 μmol/L，UREA 28.23 mmol/L，UA 376 μmol/L。给予头孢曲松2.0 g每日1次抗感染。入院第8日患者突发高热，体温39.8℃，右侧偏瘫，右侧咀嚼困难，右侧上下肢肌力下降，言语困难，大小便失禁。查体：无殊，送双侧双瓶血培养。次日细菌室血培养危急值报告：血培养Ⅰ级报告，检出革兰氏阳性杆菌（四瓶血）。

问题：

1. 血培养提示革兰氏阳性杆菌，检验医师如何与临床沟通？
2. 该患者的感染从何而来？还需进一步做何检查？
3. 治疗该菌感染如何选择抗菌药物？

1. 检验医师的职责　检验医师主要工作职责：①提供检验医学咨询服务。②开发检验新项目，引进新技术，并进行临床应用前的全面评估。③承担检验项目的质量管理，监督并及时纠正错误或不准确的检验报告，充分考虑各项检查的诊断效率，结合临床综合分析检验结果。④定期收集和评估临床医护人员和患者对检验效率、质量的反馈并组织改进。⑤参与临床疑难病例讨论和会诊，为临床提出有价值的诊疗建议。⑥参与临床科研合作，开展基础与应用的临床观察和研究。⑦承担临床医护人员、检验工作者的专业培训和继续教育。

2. 检验医师的工作形式　国内不少医疗机构已经在临床实验室设立了检验医师岗位。检验医师作为连接临床实验室与临床科室的桥梁，与临床医护及患者沟通的使者，在检验医学服务于患者诊疗、提升检验医学学科水平和地位方面，发挥着越来越重要的作用。目前，检验医师工作的主要形式包括以下内容。

（1）开展检验咨询服务：以设立检验咨询门诊或通过电话等形式解答来自临床或患者提出的检验医学相关问题。这种咨询不仅仅是在临床或患者得到检验结果后被提出来，也可以是在检验开始之前或不做检验仅为了解检验医学动态或常识而提出咨询。需要注意的是，在对检验结果进行解释时，检验医师对结果的判读跟临床医师的解释不相符的情况时有发生，是医疗纠纷的隐患，然而这也说明检验医师和临床医师对同一检测结果的理解可因角度不同而异，检验医师必要时应与临床医师进行沟通，使咨询服务更符合患者病情实际并被临床和患者理解和接受。

（2）参加临床查房：实验诊断新技术、新项目不断应用于临床，临床医师难免在检查项目的选择、方法学评估、临床意义、结果解释、标本种类、采集方法及重复次数等方面存在疑问，检验医师通过参加临床查房等医疗活动，向临床医师介绍最新的检验项目或诊断技术，以及选择检测项目组合，综合分析、评价各项检测结果及其意义，为临床提供鉴别诊断和排除诊断的依据。

案例 13-5 分析 1

血培养革兰氏阳性杆菌常见的有棒杆菌、痤疮丙酸杆菌等，多为污染菌，多次（套）培养阳性才考虑其临床意义。棒杆菌、痤疮丙酸杆菌形态有其特征性，容易辨别。该患者肾移植术后常规服用免疫抑制剂，同时MRI提示颅内有异常信号伴有神经系统症状，需考虑李斯特菌感染可能。单核细胞增生性李斯特菌感染常发生于新生儿、老年人、孕妇及免疫功能低下等特殊人群。糖皮质激素治疗、血液恶性肿瘤、实体肿瘤、器官移植（尤其是肾移植）、HIV感染、糖尿病和终末期肾病是最常见的危险因素。

单核细胞增生性李斯特菌是一种胞内寄生菌，主要分布于土壤和腐烂的植物中。多数成人获得感染的途径为摄入污染的食物，随后穿透肠道黏膜，引起血流感染，亦可播散至中枢从而引起中枢神经系统感染。免疫功能受损者发生中枢神经系统感染的风险更大。中枢神经系统李斯特菌感染最常见的表现为脑膜脑炎，轻者出现发热或精神状态改变，重者出现昏迷。多数成人呈亚急性，未出现脑膜刺激征，而存在局灶性神经系统症状，包括脑神经功能异常、共济失调、震颤、偏瘫、耳聋和癫痫等发作。怀疑中枢神经系统感染需进行脑脊液检查，包括常规、生化、涂片和培养。

（3）参与临床会诊和病例讨论：检验医师应积极参加临床会诊和病例讨论，侧重于从实验诊断角度解读检验结果，阐明实验室检查结果与临床表现的内在联系，提出进一步实验室检查的建议。通常临床血液分析或骨髓形态检查、止血与血栓检验、微生物检验等领域涉及临床会诊较多，检验医师的会诊意见对临床诊疗帮助较大。

案例 13-5 分析 2

单核细胞增生性李斯特菌对头孢菌素天然耐药，首选方案为氨苄西林联合庆大霉素，但考虑到该患者肾功能不全，应慎用氨基糖苷类。美罗培南是治疗李斯特菌中枢感染的替代方案，对青霉素类过敏可考虑万古霉素或复方新诺明，替加环素、达托霉素和利奈唑胺对李斯特菌体外有抗菌活性，也有临床治疗有效的报道。莫西沙星可用于青霉素类过敏的患者，体外研究表明其杀菌效力与阿莫西林相仿。对于中枢感染还需考虑药物是否能透过血脑屏障。

（4）参与检验质量临床沟通：检验医师应经常走进临床科室，调研和征询临床对实验室检验质量的意见和建议，不断改进临床实验室服务质量。对于临床提出的检验质量抱怨的处理是全面质量管理体系的重要组成部分，临床实验室应建立处理抱怨的制度与程序，可由检验医师负责质量抱怨的调查和处理。一旦抱怨的问题被确认为检验不合格时，应抓住造成问题的根本原因，有针对性地制订纠正措施，并对纠正措施的效果进行有效性评价。除制订纠正措施外，还应针对可能存在不合格的潜在原因，制订所需改进的预防措施。

（5）参与临床科研和教学：检验医师还应积极参加检验与临床结合的科学研究，包括诊断性试验新方法与新技术的临床评价、疾病发病机制研究、疾病实验诊断指标的参考值调查和应用规律研究、药物临床疗效研究等。一方面推动了临床实验室新业务的开展和检验医师业务水平的提升；另一方面赢得临床科室的信任和尊重，为临床沟通奠定坚实基础。检验医师还应发挥熟悉临床疾病实验室诊断知识的特长，承担对实验室人员的继续教育培训工作。

本 章 小 结

临床实验室与临床的交流和联系越来越密切，本章介绍了临床医师、护士、标本运送人员在临床实验室质量管理中的作用，临床实验室与临床科室沟通的主要内容，以及针对临床实验室提供咨询服务的方法和途径。近来检验医师岗位和制度的建立，极大地促进了检验和临床的交流，对检验医学学科发展和提高将产生积极的推动作用。

（陈　瑜　林海标）

第十四章　临床实验室质量管理体系

临床实验室检验质量对医疗决策起着至关重要的作用，而影响其检验质量的因素贯穿于检验前、中、后的全过程。建立并有效运行全面的质量管理体系，能减少检验工作过程中的误差，增加患者安全，提高实验室检验质量水平，满足全面质量管理的要求。

案例 14-1：检验质量与质量管理体系知识要求

某大型三甲医院检验科，每天要发出近万份的检验报告单，这些检验报告单是临床进行诊治的重要依据之一。为了保证检验质量，提高医疗服务水平，获得临床和患者的信任等，经检验科科室管理层讨论决定，建立质量管理体系，指定质量管理负责人王某负责提高质量管理体系知识水平，策划并推进相关工作。

问题：
1. 如何解决质量管理体系的组成及建立、作业指导书的内容要求等方面的问题？
2. 举例说明质量管理体系的运行。
3. 简述质量管理体系的持续改进，医学实验室认可。

第一节　临床实验室质量管理体系的概念和组成

一、质量管理体系的概念

ISO 发布的质量管理体系最新标准 ISO9000：2015，我国等同采用为国家标准《质量管理体系 基础和术语》（GB/T 19000—2016）。它们对质量管理体系的相关概念进行了定义。质量是指"客体的一组固有特性满足要求的程度"。管理是指"指挥和控制组织的协调活动"。质量管理是指"关于质量的管理。质量管理可包括制订质量方针和质量目标，以及通过质量策划、质量保证、质量控制和质量改进实现这些质量目标的过程"。管理体系是指"组织建立方针和目标，以及实现这些目标的过程的相互关联或相互作用的一组要素"。体系是指"相互关联或相互作用的一组要素"。国家标准《医学实验室 质量和能力的要求 第 1 部分：通用要求》（GB/T 22576.1—2018，等同采用 ISO15189：2022）针对临床实验室能力与质量的专用要求，将质量体系定义为"在质量方面指挥和控制组织的管理体系"。对临床实验室而言，两者的含义是一致的，前者着重于质量管理体系的精确含义，而后者更侧重于质量管理体系的组成。综合起来，临床实验室质量管理体系是指指挥和控制实验室建立质量方针和质量目标，以及通过质量策划、质量保证、质量控制和质量改进实现质量目标的相互关联或相互作用的一组要素。医学实验室主要工作是为临床诊断和治疗提供实验数据，最终成果主要体现在检验报告上，因此，能否满足患者和临床的要求，得到患者和临床的信赖与认可，始终是医学实验室质量管理体系的核心问题。

二、质量管理体系的构成和要求

《检测和校准实验室能力的通用要求》（GB/T 27025—2019，等同采用 ISO/IEC 17025：2017）是《医学实验室 质量和能力的要求 第 1 部分：通用要求》（GB/T 22576.1—2018）的基础，GB/T 27025—2019 对文件结构内容调整为通用要求、结构要求、资源要求、过程要求和管理体系要求五个方面。其质量管理体系由组织结构、程序、过程和资源四部分组成，彼此间既相对独立，又有互相依存的内在联系。

（一）组织结构

组织结构是指一个组织为行使其职能，按某种方式建立的职责权限及其相互关系。组织结构的本质是实验室职工的分工协作关系，目的是为实现质量方针、目标，内涵是实验室职工在职、责、权方面的结构体系。

（二）程序

为进行某项活动所规定的途径称为程序。实验室为了保证组织结构能按预定要求正常进行，除了要进行纵横向的协调设计外，程序或管理标准的设计也非常必要。程序性文件是实验室人员工作的行为规范和准则。其明确规定从事与某一程序文件对应的工作应由哪个部门去做，由谁去做，怎样做，使用何种设备，需要何种环境条件下去做，等等。凡是形成文件的程序，称为"书面程序"或"文件化程序"。

（三）过程

将输入转化为输出的一组彼此相关的资源和活动称为过程。从过程的定义可以理解为：任何一个过程都有输入和输出，输入是实施过程的依据或基础，输出是完成过程的结果，完成过程必须投入适当的资源和活动。过程是一个重要的概念，有关实验室认可的 ISO 标准或导则都是建立在"所有工作是通过过程来完成"这样一种认识的基础之上。

（四）资源

资源包括人员、设备、设施、资金、技术和方法。衡量一个实验室的资源保障，主要反映在是否具有满足检验工作所需的各种仪器、设备、设施和一批具有丰富经验、有资历的技术人员和管理人员，这是保证具有高质量检验报告的必要条件。检验科若要维持、发展和提高学术素质与技术水平必须做好六个方向的工作，即全面管理、人才培养、仪器装备、全面质量保证、创新和特色建设及临床意识。

第二节　临床实验室质量管理体系的建立

建立质量管理体系的过程首先是一种自我认识、自我评价的过程，然后才是引进先进的管理经验，提高管理水平，不断发展的过程。建立质量管理体系的目标是促进临床实验室向临床提供准确、可靠、及时的检验报告，并提供良好的服务，满足患者和临床医护部门的要求，得到他们的信赖与认可。

一、建立质量管理体系的依据及基本要求

（一）建立质量管理体系的依据

医学实验室质量管理体系建立的依据包括《医学实验室 质量和能力的要求 第 1 部分：通用要求》（GB/T 22576.1—2018）、《医疗机构临床实验室管理办法》、《全国临床检验操作规程》和《实验室 生物安全通用要求》（GB 19489）等标准，而国家标准《医学实验室 质量和能力的要求第 1 部分：通用要求》（GB/T 22576.1—2018）是基于 ISO9000 系列标准以及 ISO/IEC 17025 而制定的，是针对临床实验室能力与质量的专用要求，对管理要求和技术要求均做出了详细的规定，是医学实验室可优先采用的标准。

（二）建立质量管理体系的基本要求

1. 注重质量策划　策划是一个组织对今后工作的构思和安排。没有好的策划，建立质量管理体系是不可能的；有效的质量管理体系也不是偶然能达到的，往往需要经过精心的策划和周密部署。事实上，质量管理体系的任何一项活动，要取得成功，第一步就是要做好质量策划。

2. 注重整体优化　质量管理体系是一种体系，是相互关联或相互作用的一组要素组成的整体。研究体系的方法是系统工程，系统工程的核心是整体优化。实验室在建立、运行和改进质量管理体系的各个阶段，包括质量管理体系的策划、质量管理体系文件的编制、协调各部门和各要素质量活动之间的接口，都必须树立总体优化的思想。

3. 强调以预防为主　以预防为主，就是将质量管理的重点从管理"结果"向管理"因素"转移，不是等出现不合格才去采取措施，而是恰当地使用来自各方面的信息，分析针对潜在的风险因素，将可能产生的不合格消灭在形成过程中，做到防患于未然。

4. 一切以满足患者和临床医护部门的要求为中心　满足患者和临床医护部门的要求是医学实验室建立质量管理体系的核心，所建立的质量管理体系是否有效，最终应体现在能否满足患者和临床医护部门的要求上。

5. 强调过程概念　将活动和相关的资源作为过程进行管理，可以更高效地得到期望的结果。任何利用资源并通过管理，将输入转化为输出的活动，都可视为过程。

6. 重视质量和效益的统一　质量是医学实验室生存的目的，效益是实验室生存的基础。一个有效的医学实验室质量管理体系，既要能满足患者和临床医护部门的要求，也要能充分实现实验室本身的利益。实验室应在考虑利益、成本和风险的基础上使质量最佳化。

7. 强调持续的质量改进　所有的有关质量管理体系的国家或国际标准都特别重视质量改进，不能得到持续改进的质量管理体系不能长期维持。当然，持续改进也是实验室生存、发展的内在要求。

8. 强调全员参与　全体员工是医学实验室的基础。实验室的质量管理不仅需要管理者的正确领导，还有赖于全员的参与。在质量管理体系中，要特别强调团队精神。

二、建立质量管理体系的策划与准备

策划与准备是成功建立质量管理体系的关键。基本工作方法：首先制订质量方针，根据质量方针设定质量目标，根据质量目标确定工作内容（措施）、职责和权限，然后确定程序和要求，最后才付诸实施。策划是质量管理的一部分，作用是致力于制订质量目标并规定必要的运行过程和相关资源以实现质量目标。策划过程中重点关注以下方面。

1. 对实验室全员进行教育培训　让每个成员对质量管理体系的概念、目的、方法、所依据的原理和国际标准都有充分的认识，同时要让他们认识到实验室的质量管理现状与先进管理模式之间的差异，认识到建立先进质量管理体系的意义。对决策层，要在对有关质量管理体系国际标准的充分认识上，明确建立、完善质量体系的迫切性和重要性，明确决策层在质量体系建设中的关键地位和主导作用；对管理层，要让他们全面了解质量管理体系的内容；对于执行层，主要培训与本岗位质量活动有关的内容。

2. 制订质量方针　质量方针是由实验室最高管理者正式发布的质量宗旨和质量方向，它是指引实验室开展质量管理的大纲，是建立质量管理体系的出发点。质量方针是实验室质量管理文件中必不可少的部分。质量方针应涵盖以下内容：实验室计划提供的服务范围，如检验、咨询等；实验室管理层制订的服务标准及相应的向服务对象的承诺；质量管理体系的中长期目标，一般为3～5年；所有的实验室成员熟悉并遵守该实验室质量管理体系文件规定的承诺；实验室保证具有良好的职业规范、合格的检验质量及所有活动符合质量管理体系规定的承诺等。如上所述，质量方针包括的内容较多，但应尽可能简明扼要，因为它是以"口号"的形式来表述的。

3. 设定质量目标　质量目标是质量方针的具体化，为在一定的时间范围内或限定的范围内，实验室所规定的与质量有关的预期应达到的具体要求、标准或结果。质量目标是与质量有关的目标，它是围绕质量方针来展开的，与质量无关的实验室目标不应写进质量目标中。质量目标应尽量量化，具有可测量性。

质量管理体系都有其方针和目标，但每个实验室的具体情况不同，质量方针和目标也不同，质量目标要符合实验室的实际情况，不可过高或过低，是实验室预期能达到的，且能反映实验室的能力。依据国际标准建立的质量管理体系最终受益的将是三方，即实验室本身、服务对象及实验室资源供应方。不同的医学实验室，应根据自己的具体情况，即根据与自己相关的以上三方的具体情况，来制订质量管理体系。

质量方针和质量目标的制订应考虑以下四个方面的内容。①实验室的服务对象和任务：是以检测为主，还是以校准为主；是以服务临床患者为主，还是科研为主；是综合性医院的实验室还是专科医院实验室；是否服务疑难危重患者；是否服务特殊患者等。一般而言，科研的医学实验室要求实验结果的准确性和精确性，临床实验室还应考虑临床医护人员和患者的满意度；综合大医院要求实验项目齐全，社区小医院则具备一般实验项目即可。实验室的服务对象和任务不同，其质量方针和目标肯定不同。②实验室的人力资源、物质资源及资源供应方情况。③要与上级组织保持一致，实验室的质量方针和目标应是上级组织的质量方针和目标的细化和补充，绝对不能偏离。④各个实验室成员能否理解和坚决执行，不能理解和执行的方针和目标是毫无意义的。

4. 对实验室的现状调查和分析，为合理选择质量体系要素提供依据　调查和分析的具体内容包括实验室已有的质量体系情况、检测结果要达到何种要求、实验室组织结构、检测设备、人力资源等。经过调查和分析后，确定要素和控制程序时要注意：是否符合有关质量体系的国际标准；是否适合本实验室检测/校准的特点；是否适合本实验室实施要素的能力；是否符合相关法规的规定。

三、组织结构的确定和资源的配置

（一）组织结构的确定

1. 明确各个组成部分（部门），并对各个部分（部门）的隶属、管理关系进行清晰的描述。

2. 明确实验室的隶属关系，见图 14-1。

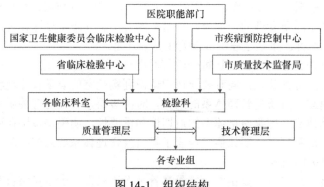

图 14-1　组织结构

3. 实验室还应规定内部所有成员的关系（图 14-2），这就要求对所有实验室成员进行岗位描述，这种描述层次可从上至下进行，如先描述质量主管，然后再描述质量管理小组各成员；先描述专业实验室组长，再描述专业实验室成员。各岗位职责描述，要求简单明确地指出该岗位的工作内容、职责和权利、与组织中其他部门和职务的关系。实验室可以实行一人多岗，也可以多人一岗。当然，实验室应该规定各岗位的任职条件，如岗位要求的基本素质、技术知识、工作经验等条件。并对成员的资质进行评定，没有相应资质的人员就不能委任相应的岗位。

4. 依据国家实验室认可的准则《医学实验室 质量和能力的专用要求》，实验室还必须（非全部）设置的职能单位如下。

（1）负责培训及其监督的管理者（或机构）：实验室成员的培训在此标准中占有十分重要的地位。负责成员培训和监督的人员应具备相当的资质。标准规定他们应熟悉相关检验目的、程序和

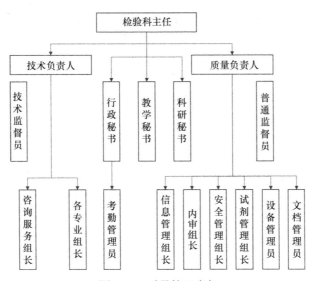

图 14-2　质量管理责任

检验结果评价。

（2）技术管理层：应该由多名在实验室某个专业领域内基本知识、基本技能、学术研究等方面领先的人员组成。他们的主要职责是对实验室的运作和发展进行技术指导，并提供相应的资源。

（3）任命一名质量主管（也可以采用其他名称）：质量主管应有明确的职责和权利，拥有一定的实验室资源，以保证他能监督实验室整个质量管理体系的有效运行；质量主管直接对实验室管理层（者）负责，其工作不受实验室内其他机构和个人的干扰。

（二）资源配置

资源包括人员、设备、设施、资金、技术和方法。资源是实验室建立质量管理体系的必要条件。例如，医学实验室要建立血常规分析管理体系，管理者就应该配备有能力进行血常规分析的人员和相应的仪器设备，提供一定的设施和确保环境条件符合要求，以保证血常规分析能正常运行，还需给予一定的资金支持。但对于资源的配置应以满足要求为目的，不可造成浪费。

四、过程分析与过程管理

系统地识别和管理实验室所有的过程，特别是这些过程之间的相互作用，就是"过程管理方法"；识别出过程中的各个环节及其相互作用，即为过程分析。质量管理体系的策划就是要通过识别过程，确定输入和输出，确定将输入转为输出所需的各项活动、职责和义务，所需的资源、活动间的接口等，通过一系列的过程管理来实现其质量目标。

（一）过程分析时的注意事项

1. 每一个标本的检查或分析过程就是一组相互关联的与实施检测有关的资源、活动和影响量相互作用的过程。资源包括检测人员、仪器（包括试剂）、程序（包括各项规章制度、操作手册）、检测方法等。影响量是指由环境引起的，对测量结果有影响的各种因素。

2. 检测过程的输入是被测标本，在一个测量过程中，通常由检测人员根据选定的方法、校准的仪器，经过溯源的标准进行分析，检测过程的输出为测量结果，即向临床发出的检验报告。我们用测量结果和其不确定度是否符合预先规定的要求来衡量测量过程的质量。

3. 根据过程的大小不同，一个过程可能包含多个纵向（直接）过程，也可能涉及多个横向（间接）过程，当逐步或同时完成这些过程时才能完成一个全过程。在检验科日常工作中，每一项检验报告都要经历医师申请检查项目、标本采集与运送、编号、检测、记录、发生报告、实验数据准确地运用于临床等多个过程，这些过程的集合形成全过程。上一过程质量控制完成后即作为下一过程的输入,下一过程得到上一过程的输入结果,经过质量控制再将结果输入给它的下一过程。如此传递,并涉及过程相关的横向过程,从而形成完成检验报告的全过程。

医学检验过程可分为3个阶段,即检验前质量控制、检验中质量控制和检验后质量控制。①检验前质量控制主要包括两个过程,第一是医师能否根据患者的临床表现和体征,为了明确诊断和治疗,从循证医学的角度选择最直接、最合理、最有效、最经济的项目或项目组合申请检测。第二是标本在采集过程、保存与运送方向的质量控制措施,这一点非常重要。如果医护人员不能及时送检标本,标本长时间未检测,就已经有了使实验结果不准确的潜在因素。②检验中的质量控制主要涉及人员素质、仪器校准、量值溯源、方法选择、试剂匹配等多方面因素。这些都需实验室以完整的质量体系和标准化、规范化管理为基础。③检验后质量控制方面涉及实验结果的再分析、再确认,保证准确的实验结果及合格的报告发给临床,临床医师能合理地分析报告,正确地运用数据,用于诊断和治疗。这就需要检验科经常地与临床科室进行信息交流和学术往来。在这个全过程中,只有每个过程的输出均能满足下一个过程的质量要求时,才能确保全过程输出的质量要求。因此,在检验报告形式的全过程中,任何一个小过程或相关过程的输出质量都会影响全过程的最终输出结果。所以要对所有质量活动过程进行全面控制,即全面质量管理体系。

(二)过程分析的方法

1. 一般采用先主干后分支的分析方法 如实验室对试剂的管理先可分析成以下主干(图14-3)。

2. 解决过程检验中的困惑问题 如人员管理,多数人认为人员管理是一件事,并非一个过程。这就要求过程分析人员树立一个观念,即任何事物均有一个发展的过程,事物的发展过程即为"过程",所以质量管理体系中各要素均可分析为一个过程,人员管理可分析如下(图14-4)。

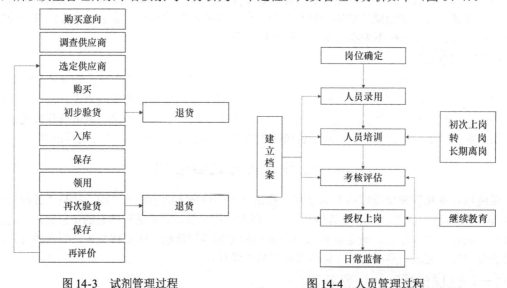

图 14-3 试剂管理过程   图 14-4 人员管理过程

3. 对主干中各分支或分支的分支进行分析 如岗前培训(图14-4)可分为初次上岗、长期离岗、转岗等情况;转岗又可分为专业内转岗和专业间转岗。当然,从事新的岗位前,必须经过相对应的专业技能培训和质量管理培训。上述的专业内转岗,在医学实验室也比较常见,例如,某位员工原先在免疫实验室从事检测工作,但现在要从事检验结果的确认和检验报告的审核工作,这种情况下也应经过培训。

知识拓展 14-1	人员管理要求

实验室应制订文件化程序,对人员进行管理并保持所有人员记录,以证明其满足要求。

1. 人员资质与岗位要求

（1）人员资质：实验室管理层应将每个岗位的人员资质要求文件化。该资质应反映适当的教育、培训、经历和所需的技能证明，并且与所承担的工作相适应。对检验做专业判断的人员应具备适当的理论和实践背景及经验。对PCR等检验项目检验人员需获得专业资质。特殊检验项目需检验医师批准报告。

（2）岗位描述：实验室应对所有人员的岗位进行描述，包括资历要求、职责、权限和任务。

2. 人员培训

（1）岗前教育：实验室应有程序向新员工、新上岗或换岗调动人员介绍组长及其将要工作的部门或区域、聘用的条件和期限、员工设施、健康和安全要求（包括火灾和应急事件），以及职业卫生保健服务。

（2）培训内容：实验室应为所有员工提供培训。培训内容包括质量管理体系、所分派的工作过程和程序、适用的LIS、健康与安全，以及防止或控制不良事件的影响，伦理、公正性和患者信息的保密等。

（3）能力评估：实验室应根据所建立的标准，评估每一位员工在适当的培训后，执行所指派的管理或技术工作的能力，应定期进行再评估。

（4）员工表现的评估：除技术能力评估外，实验室应确保对员工表现的评估考虑了实验室和个体的需求，以保持和改进对用户的服务质量，激励富有成效的工作关系。

（5）继续教育和专业发展：应对从事管理和技术工作的人员提供继续教育计划。员工应参加继续教育。应定期评估继续教育计划的有效性。

3. 人员记录　应保持全体人员相关教育和专业资质、培训、经历与能力评估的记录。这些记录应随时可供相关人员利用，并应包括以下内容：教育和专业资质、证书或执照的复印件、以前的工作经历、岗位描述、新员工入岗前介绍；当前岗位的培训、能力评估、继续教育和成果登记、员工的表现评估、事故报告和职业危险暴露记录、免疫状态（必要时）等。

4. 得出主干、分支中的各环节、各要素，然后对各环节、各要素进行规定　环节、要素的规定要满足四个条件：什么人负责或做这件事，怎么做这件事，在什么时限内做这件事，做完这件事后要留下什么记录。如图14-5中，在对检验结果修改这一环节进行分析时，可分析出检验结果修改可发生在检测完毕后、数据传输或输入、确认结果后、检验报告发出后、回顾性分析的几个时段；在各个时段修改检验结果要明确修改的权限、如何修改、修改完后要留下何种记录等。

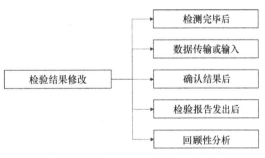

图 14-5　检验结果修改各环节分析

五、质量指标

（一）定义

质量指标（quality indicator，QI）是一组对内在特征满足要求程度的度量。

质量指标是质量的测量"标尺"，其可度量影响实验室服务和检测质量的因素或过程，衡量实验室满足用户要求的程度，是传统质量控制方法的有益补充。2017年1月15日我国发布了卫生行业标准《临床实验室质量指标》（WS/T 496—2017），指出临床检验质量指标包括检验前、中、后和支持过程检验质量指标等，其可用具体的数值、产出百分数、缺陷百分率、百万机会缺陷数或六西格玛级别等形式表示，参见表14-1～表14-4。

表 14-1 检验前质量指标

质量指标	计算方法
标本标签不合格率	标签不合格的标本数/标本总数×100%
标本类型错误率	类型错误或不适当的标本数/标本总数×100%
标本容器错误率	采集容器错误的标本数/标本总数×100%
标本量不正确率	量不足或过多（抗凝标本）标本数/标本总数×100%
标本采集时机不正确率	采集时机不正确的标本数/标本总数×100%
血培养污染率	血培养污染的标本数/血培养标本总数×100%
标本运输丢失率	丢失的标本数/标本总数×100%
标本运输时间不当率	运输时间不合理的标本数/标本总数×100%
标本运输温度不当率	运输温度不合理的标本数/标本总数×100%
抗凝标本凝集率	凝集的标本数/需抗凝的标本总数×100%
标本溶血率	溶血的标本数/标本总数×100%
检验前 TAT	标本采集到标本接收时间中位数（min）和第 90 位百分数（min）

表 14-2 检验中质量指标

质量指标	计算方法
检验设备故障数	检验分析设备故障导致检验报告延迟的次数
LIS 故障数	每年 LIS 故障导致的检验报告延迟的次数
LIS 传输准确性验证符合率	LIS 传输准确性验证符合数/LIS 传输结果总数×100%
室内质量控制项目开展率	开展室内质量控制项目/检验项目总数×100%
室内质量控制项目变异系数	室内质量控制项目变异系数值
室间质量评价项目覆盖率	参加室间质量评价项目数/已有室间质量评价项目总数×100%
室间质量评价项目不合格率	每年参加室间质量评价不合格项目数/参加室间质量评价项目总数×100%
实验室间比对率（无室间质评计划项目）	实验室间比对项目数/无室间质评计划项目数×100%

表 14-3 检验后质量指标

质量指标	计算方法
实验室内 TAT	实验室标本接收到报告发出时间中位数（min）和第 90 位百分数（min）
检验报告错误率	实验室发出不正确报告数/报告总数×100%
报告召回率	召回的报告数/报告总数×100%
危急值通报率	已通报的危急值数/需要通报的危急值数×100%
危急值通报及时率	危急值通报时间（从结果确认到与临床医师交流的时间）满足规定时间的检验项目数/需要危急值通报的检验项目数×100%

表 14-4 支持过程质量指标

质量指标	计算方法
医护满意度	医师或护士对实验室服务满意的人数/调查的医师或护士总数×100%
患者满意度	患者对实验室服务满意的人数/调查的患者总数×100%
实验室投诉数	实验室收到的投诉数

（二）质量指标的意义

医学实验室认可的核心是建立全面的质量管理体系，实施过程分析和过程管理，其中过程控制手段的方法之一即为建立质量指标。质量指标就是从实验室服务的各个过程中挖掘出来用以评价质量过程好坏的量度，其可用于检测和评价检验全过程中各个关键步骤的性能是否满足要求或者满足要求的程度。同时还可以监测实验室非检验的过程，包括实验室安全和环境、设备性能、人员能力、文件控制系统的有效性等。因此临床实验室质量指标是质量和患者安全的基本工具。

（三）质量指标的用途

质量指标的纵向数据比较，可帮助实验室发现检验全过程中存在的潜在危险因素，及时采取适当的应急措施和（或）纠正措施，甚至导出预防措施。同时通过质量指标的外部评价，与同行比较数据，可评价和定位自身的实验室服务质量。

六、质量管理体系文件的编制

（一）质量体系文件的编制要领

1.质量体系文件的层次　一般分为三个层次，即质量手册、质量体系程序文件、其他质量文件。质量手册是指按规定的质量方针和目标及适用的国际标准描述质量体系；质量体系程序是指描述为实施质量体系要素所涉及的各职能部门的活动；其他质量文件是指详细的作业文件，如详细作业指导书、表格和记录。

2.体系文件编制的基本步骤　①根据准则确定适用的质量管理体系文件要求；②通过各种手段，如问卷调查和面谈，收集有关现有质量管理体系和过程的数据；③列出现有适用的质量管理体系文件，分析这些文件以确定其可用性；④对参与文件编制人员进行文件编制及适用的质量管理体系标准或选择的其他准则的培训；⑤从执行部门寻求并获得其他源文件或引用文件；⑥确定拟编制文件的结构和格式；⑦编制覆盖质量管理体系范围中所有过程的流程图；⑧对流程图进行分析以识别可能的改进并实施这些改进；⑨通过试运行，确认这些文件；⑩在实验室内使用其他适宜的方法完成质量管理体系文件，以及在发布前对文件评审和批准。

3.编制过程的注意事项　①文件应具有系统性：质量体系文件应反映一个实验室质量体系的系统特征，是全面的，各种文件之间的关系是协调的，任何片面的、相互矛盾的规定都不应在文件体系中存在。②文件应具有法规性：文件经最高管理者批准后，对实验室的每个成员而言，它是必须执行的法规文件。③文件应具有增值效用：文件的建立应达到改善和促进质量管理的目的，它不应是夸夸其谈的实验室装饰品。④文件应具有见证性：编制好的质量体系文件应可作为实验室质量体系有效运行的客观证据，这也是文件的重要作用之一。⑤文件应具有适应性。

（二）质量手册

1.质量手册的作用　质量手册是纲领性文件，规定了实验室的工作范围和内容等，其核心是质量方针和质量目标、组织机构及质量体系等要素描述。质量手册中"质量方针目标"章节，应规定实验室的质量方针，明确实验室对质量的承诺，概述质量目标，还应证明该质量方针如何为所有员工熟悉和理解，并加以贯彻和保持。"组织机构"章节应明确实验室内部的机构设置，可详细阐明影响到质量的各管理、执行和验证职能部门的职责、权限及其接口和联系方式。"质量体系要素"章节应明确规定质量体系由哪些要素组成，并分别描述这些要素。

2.质量手册的内容　通常包括以下内容。①标题、引言和范围：通常情况下，实验室的质量管理体系如未涉及某些专业，则应在适用范围内说明，如"本质量管理体系不适用分子生物学专业"。②目次。③评审、批准和修订：质量手册的文件控制信息。④授权书：包括实验室母体组织法人对实验室负责人的授权书。⑤医学实验室简介、资源及主要任务。⑥实验室公正性声明：包括实验室保证员工公正、诚实的声明以及遵守有关标准准则的声明。⑦质量方针和质量目标。⑧组织、职责和权限。⑨质量管理体系的描述。⑩质量管理体系文件构架的描述。⑪附录：如支持性文件附录、程序文件汇总表、作业文件汇总表、检验项目一览表、记录汇总表等。

（三）质量体系程序文件

1. 程序文件的作用　它是质量手册的具体化，主要回答如何做的问题，是描述为实施质量管理体系要求所涉及的各项活动和具体工作程序的文件，对质量管理活动具体工作过程中的细则做出规定，属于支持性文件，以保证过程和活动的策划、运行得到有效组织，并能得到持续有效的控制。

2. 程序文件的含义　可从如下方面加以理解：①对影响质量的活动进行全面策划和管理，规定的对象是"影响质量的活动"；②包括质量体系的一个逻辑上独立的部分；③不涉及纯技术性的细节，这些细节应在作业指导书中加以规定；④不是工作程序文件，是质量管理的程序文件。程序文件是质量手册的核心内容，是质量手册的支持性文件，是质量手册中原则性要求的展开与落实。因此，编写程序文件时，必须以手册为依据，符合手册的规定和要求。程序文件应具有承上启下的功能，上承质量手册，下接作业指导书和控制作业文件，并把手册纲要性的规定具体落实到作业文件中，从而为实现对报告/证书的有效控制创造条件。

3. 程序文件的内容　通常包括标题、目的、范围、职责和权限、工作流程、引用文件和所使用的记录、表格等。内容编写应遵循"5w+1h"原则。① why（目的）：指执行程序文件的目的，即执行程序文件要达到什么目的。② what（做何事）：指程序的主要内容，执行程序文件要做什么事。③ who（何人做）：规定哪些人为程序的执行者。④ when（何时做）：规定程序的执行时间或时间顺序。⑤ where（何地做）：规定程序的执行地点或空间顺序。⑥ how（如何做）：规定程序的具体执行过程。

4. 程序文件编写的基本方法　①根据类似的程序文件结构的流程图进行展开；②流程图中的内容作为文件中主要考虑的大构架，即大条款；③根据构架增加具体的内容细则，即结构内容，将结构内容作为大条款中的分条款；④结构内容中应主要描述谁实施这些工作、实施的步骤及实施后应保存的记录等。

（四）作业指导书

1. 作业指导书的作用　作业指导书是为了完成某一项或某一类型工作而专门编写的指导性文件，规定某项工作的具体操作程序的文件。它是质量体系质量手册和程序文件的支持性文件，也是对质量手册和程序文件的进一步细化与补充，可以根据国家或行业等标准或规范、厂商仪器操作说明书、试剂说明书、工作流程或经验等编制而成。

2. 作业指导书的分类　可以分为通用类（岗位与职责，工作细则等）、方法类（检验项目方法学，性能评价方法等）、设备类（仪器操作，信息系统操作等）、标本类（标本接收处理等）和数据类（质控分析，结果判断等）。

（1）按发布形式可分为书面作业指导书、视频作业指导书等。

（2）按内容可分为①用于操作、检验、安装等具体过程的作业指导书；②用于指导具体管理工作的各种工作细则、计划和规章制度等；③用于指导自动化程度高而操作相对独立的标准操作规范。

3. 作业指导书的编写要求

（1）内容要求：①满足 5w1h 原则，即目的、做何事、何人做、何时做、何地做和如何做。任何操作规程都须用不同的方式表达出以下内容：在哪里使用此操作规程；什么样的人使用该操作规程；此项操作的名称及内容是什么；此项操作的目的是什么；如何按步骤完成操作。②"最好，最实际"原则：最科学、最有效的方法；良好的可操作性和良好的综合效果。

（2）数量要求：①不一定每一个工位，每一项工作都需要成文的操作规程；②"没有操作规程就不能保证质量时"才用；③描述质量体系的质量手册之中究竟要引用多少个程序文件和操作规程，应根据各组织的要求来确定；④培训充分有效时，操作规程可适量减少。

4. 作业指导书的编写步骤

（1）作业指导书的编写任务一般由具体部门承担。

（2）明确编写目的是编写作业指导书的首要环节。

（3）当作业指导书涉及其他过程（或工作）时，要认真处理好接口。

（4）编写作业指导书时应吸收操作人员参与，并使他们清楚作业指导书的内容。

标本采集作业指导书是对原始样品采集进行规定的一类重要文件，主要包括以下两部分内容。

1. 实验室对采集前活动的指导 应包括以下内容。

（1）申请单或电子申请单的填写。

（2）患者准备（如为护理人员、采血者、标本采集者或患者提供的指导）。

（3）原始标本采集的类型和量，原始标本采集所用容器及必需添加物。

（4）特殊采集时机（需要时）。

（5）影响标本采集、检验或结果解释，或与其相关的临床资料（如用药史）。

2. 实验室对采集活动的指导 应包括以下内容。

（1）接受原始标本采集的患者身份的确认。

（2）确认患者符合检验前要求，如禁食、用药情况（最后服药时间、停药时间）、在预先规定的时间或时间间隔采集标本等。

（3）血液和非血液原始标本的采集说明、原始标本容器及必需添加物的说明。

（4）当原始标本采作为临床操作的一部分时，应确认与原始标本容器、必需添加物、必需的处理、标本运输条件等相关的信息和说明，并告知适当的临床工作人员。

（5）可明确追溯到被采集患者的原始标本标记方式的说明。

（6）原始标本采集者身份及采集日期的记录，以及采集时间的记录（必要时）。

（7）采集的标本运送到实验室之前的正确储存条件的说明。

（8）采样物品使用后的安全处置。

（五）表格和记录

1. 表格编制要求 制订和保持表格是为了记录有关的数据，以证实满足了质量管理体系的要求，属于证实性监督文件。表格包括标题、标识号、修订的状态和日期。表格应被引用或附在质量手册、程序文件和（或）作业指导书中。表格要具有自明性，用填空、选择方式或有填写说明，即不用看程序、作业文件等也可操作填写；表格还要具有简便性，能画钩的就不写数字，能写数字的就不写字母，能写字母的就不写汉字，能写汉字的就不做简答题，能做简答题的就不做论述题，简洁为上。宜用电子记录。

1. 客观 质量记录是一种客观证据，是一个组织质量保证的证实文件。

2. 及时 当时记录，以免数据或过程可信度不高，对后期质量分析造成误导。

3. 准确 按实际记录，以免造成数据或过程出现偏差，不能真实体现情况。

4. 清晰 记录时字迹工整，清晰，如有修改使用杆改；不得模棱两可，以便于检索者查阅和准确理解。

5. 完整 填写记录时信息应记录完整，简写、缩写、空白等可能造成差错。

2. 记录编制要求 记录是质量管理的一项重要基础工作，是质量体系中的一个关键要素。记录的定义：阐明所取得的结果或提供所完成活动的证据的文件。它为可追溯性文件，是实验室活动结果的表达方式之一，是活动已经发生及其效果的证据性文件。如实验室对所有仪器进行了校准并形成记录，那么仪器校准这一活动的结果就可在记录上表达出来，仪器校准这一活动就可追溯，如果没有记录，所有活动的可追溯性就无从谈起。它是记载过程状态和过程结果的文件，是一种客观证据，是实验室的质量保证。它可为采取纠正措施和预防措施提供依据。实验室采取纠正措施、预防措施，此过程如何、达到何种效果，都可以通过相应的记录得到验证。记录还是信息管理的重要内容，离开及时、真实的质量记录，信息管理就没有实际意义。

3. 记录的管理　实验室应建立记录管理程序，对下述方面进行规范：记录应有唯一标识，便于识别；记录的采集，即如何进行记录，应包括记录的方式与形式（实验室有各种各样的活动，产生各种各样的结果，记录的方式和形式自然有所不同）；实验室应对记录有统一管理，建立记录目录或索引；规定记录查取的方式和权限；规定记录保存的方式、责任人及持续时间；记录的维护及安全处理，如记录出现破损的处理方式，如何防止记录的丢失、盗用等。

记录的存放形式，特别是实验室中有重要意义的医疗记录，要符合国家、地区或当地法规的要求。记录的存放要注意安全，防止丢失或被人盗用；要有一个适宜的环境，以防损毁、破坏。

七、质量管理体系文件的管理

（一）建立文件控制程序

实验室应建立文件控制程序，对文件的制订、批准、唯一性识别、发布、使用、保存、修订、废止等进行详细规定。实验室应对制订质量文件所依据的文件和信息（内源性和外源性信息）进行控制，以保证文件的正确性和有效性。例如，实验室在制订红细胞计数的作业指导书时，可能要参考某些标准和科研资料，在引用时要对这些标准和科研资料进行详细审核，以保证正确引用。所有文件均应有副本。文件的原版在交付使用部门使用后，副本用于保存。实验室负责人应规定每一文件副本的保存时限。文件保存的时限、方式要遵循国家、地区的相关规定。

（二）文件的管理过程中应注意的问题

1. 文件在发布前，必须由获授权人员对之进行审核并签字批准后方可投入使用，以保证现行文件的权威性和有效性。

2. 记录文件现行版本的有效性是指标明审核人、批准人及批准时间；文件的发行情况指文件的发布部门、已发布到哪些部门、发布时间、接收文件者的姓名等。编制文件控制记录，目的是便于查阅、管理，避免使用失效或作废。

3. 在使用部门的文件应是现行的、经审核和签字批准的文件版本。无效或废止的文件不可再存放在所有使用部门，禁止使用未经批准的、废止的或已过文件使用时限的文件。

4. 实验室应根据各种文件的内容和具体情况，定期对文件进行评审、修订，修订后的文件须经被授权人签字批准后方可再投入使用。

5. 保留或存档的被废止文件必须有明显标志，如标有"作废"字样。

6. 文件的手写修改需注意以下问题：①实验室的文件控制程序允许对该文件进行手写修改，并经被授权人签字后可有效使用；②实验室的文件控制规定中有该文件手写修改的程序和授权；③手写修改之处必须有签字和日期，修改的内容必须书写清楚（不得字迹潦草，难以辨认）；④实验室应尽快对已手写修改的文件进行再版重新发布，不应长期使用手写修改的文件。

7. 计算机系统中运行文件的更改和控制具有一定的特殊性，实验室应制订程序对之进行控制。如将计算机中文件设置成可供所有实验室成员浏览、仅可被授权者修改，等等。

（三）文件的唯一标识

其标识内容应包括标题、版本号（如已修订，应加上修订号）、发布日期（如已修订，应加上修订号）、总页数及每页的页码、文件发布部门、来源的标识。

第三节　质量管理体系运行的影响因素

质量管理体系的运行过程是按照体系文件要求完成检验工作的过程，为保证体系运行时的效果和检验质量，应充分管理各种影响因素。

一、全员参与和执行的程度

实验室质量管理需要全员参与，那么质量管理体系运行的第一步是质量管理层对所有成员进行质量体系文件的宣贯。由于质量管理体系文件是质量管理体系运行的依据，所以实验室成员必须熟悉并准确理解与自己有关的所有文件。

1. 质量手册是对质量方针、质量目标、组织机构及质量体系所有要素的描述，所以所有的成员都必须认真学习，掌握实验室质量管理体系的基本构成，并准确理解实验室的质量方针和质量目标。

2. 程序文件是"为进行某项活动或过程所规定的途径"，它可能与实验室所有成员有关，也可能仅与部分或个别实验室成员有关，其宣贯针对有关部门和人员进行即可。

3. 作业指导书主要与具体的操作者有关，其宣贯针对全部操作者。质量记录是一类源于上述文件执行过程中的文件，所以附加在上述文件的宣贯过程即可。

二、建立的质量管理体系的适用性

实验室质量管理体系建立所依据的国际或国家标准是通用标准，实验室在执行过程中符合其要求即可，而满足其要求的形式可以是多种多样的。《医学实验室 质量和能力的要求》（ISO15189：2022）规定检验申请表中患者应具有唯一标识，但患者的唯一标识可采用多种形式。例如，患者所住医院名称加上患者所住病房的名称，再加上患者在此病房的床号，即可构成患者的唯一标识（因为在一定时刻，某医院某病房的某病床上只可能有一个患者）；患者的身份证号码；患者所在医院的名称及其门诊号；患者所在医院的名称及其住院号等。实验室质量管理体系运行过程中要准确及时地收集反馈信息。任何一件事情的成功都需要经过反复实践，质量管理体系的成功运行也不例外。质量管理体系文件通过试运行必然会出现问题，实验室管理层应根据出现的问题进行全面分析，及时提出纠正措施，使质量管理体系得以逐步完善。

三、体系运行各个方面和部门的协调性

质量管理体系是一个系统，各方面的工作是相互关联的，某个方面出现问题有可能跟多个方面、多个部门有关，所以要注意综合处理问题。还要加强监督作用，因为质量管理体系运行初期，实验室成员往往根据以往的工作经验，有许多不自觉违背质量管理体系文件的行为，实验室管理层应严格进行监督，并及时纠正。

第四节　质量管理体系的持续改进

建立质量管理体系是实验室提高管理水平的一种有效途径，但仅仅建立是不够的，还要保证它有效运行，因此，在质量管理体系运行一段时间后，要及时进行内部评审、检验程序评审、管理评审，并采取纠正措施、预防措施，使质量管理体系得到持续改进。

一、持续质量改进活动的途径

持续质量改进活动可按照以下途径进行：①分析和评价组织的现状，识别需改进的领域；②确

定改进目标；③寻找可能达到质量改进目标的解决办法；④评价这些解决方法并做出选择；⑤实施选定的解决方法；⑥测量、验证、分析和评价实施的结果，确定质量改进目标是否实现；⑦正式采纳质量改进的措施。

上述途径可以大致概括为找到需要改进的领域、寻找并确定改进方法加以实施、对实施结果进行评价并确定改进措施。

二、持续质量改进活动的主要环节

（一）收集外部信息，识别需改进的领域

实验室认可的国家标准《医学实验室 质量和能力的要求 第1部分：通用要求》（GB/T 22576.1—2018）4.14.7条款规定："实验室应建立质量指标以监控和评估检验前、检验和检验后过程中的关键环节。"标准中提到的质量指标，可包括多个方面，既包括内部的信息，也包括外部的信息。前者如质量体系的内部审核、实验室检验程序的全面评审、管理评审等，后者如实验室面向患者和临床部门的实验室服务质量问卷调查、参加的外部质量评价、参加的实验室间的比对等，这样的指标非常有利于实验室发现质量改进的机会。

1. 实验室可以建立与外部交流的程序，规范和加强实验室与患者、临床医护部门、供应商等进行的交流，收集关于实验室的意见与建议，提高服务质量。

（1）我国医学实验室在日常工作中接触最频繁的是临床医护部门及其有关人员，因此，实验室应定期召开与临床医护部门的交流会议，会议内容可包括实验室服务中涉及临床医护部门的全部内容，如检测项目的应用范围是否合适、检测项目是否出现新的局限性、检验申请单的书写格式是否需要变动、检测项目所需标本的采集方式是否合适、标本运送中存在的问题、检测结果的报告方式是否合适、检验报告的发放时间、检测结果的正常参考范围是否合适、检测方法的干扰因素、检验过程的安全性等。当然，实验室与临床医护部门的交流方式还有很多，如实验室参与的查房、病例讨论、临床医护部门直接向上级组织反映的关于实验室的意见和建议等，实验室可以通过这些交流，从临床医护部门那里获取质量改进的信息。

（2）大多数实验室与患者交流的方式是被动接受患者的抱怨。值得注意的是，实验室人员应更主动地从患者那里获取有关质量改进的信息，如对一定群体的患者进行问卷调查、在医疗服务过程中征求患者的建议、在提供解释咨询服务中征求患者的建议、定期召开检验与临床医护沟通会议等。

（3）实验室可以建立与供应商的交流沟通机制，从供应商那里获取新产品、新技术的信息，要求供应商提供更好的服务，从供应商那里获取仪器、试剂使用的经验和技术支持等。

2. 实验室可以建立满意度监测的程序，及时掌握实验室的服务质量情况。由质量管理小组定期进行调查，调查内容可包括工作人员的服务态度、工作人员医德医风表现、患者的就诊环境是否合适、实验室检测结果与患者临床情况的符合度、医师和患者对实验室提供的医疗咨询是否满意、检验报告单的书写是否正确规范、检测报告单发放是否及时、检测报告单是否存在丢失现象、不满意的人和事、满意的人和事及对科室的建议等。

3. 外部组织对实验室质量的评价：这种评价对实验室的质量改进是至关重要的。这种评价可包括多个方面，如第三方对实验室质量体系的评审、实验室参加的由权威实验室组织的室间质量评价活动等。这种外部组织的评价不但能直接指出实验室的问题所在，且往往具有指导意义。

（二）实验室的自身评审及相应的质量改进

实验室认可的国家标准《医学实验室 质量和能力的要求 第1部分：通用要求》（GB/T 22576.1—2018）4.12条款规定："实验室应通过实施管理评审，将实验室在评估活动、纠正措施和预防措施中显示出的实际表现与其质量方针和质量目标中规定的预期进行比较，以持续改进质量管理体系（包括检验前、检验和检验后过程）的有效性。"从外部获取的质量改进信息往往是有限

的，实验室持续改进的主要途径是通过定期对所有运行程序进行的系统评审。现简单介绍实验室认可的国家标准中强调的质量体系内部审核（以下简称内部审核）和管理评审。

案例 14-3：不符合项整改案例

　　检验科质量负责人王某组织开展每年一次的内审，其中与科室质量指标相关的不符合项 1 项，其具体情况如下：2020 年度科室共接收标本 1 679 523 份，不合格标本 9 803 份，不合格率为 0.58%，这与科室不合格标本送检率不相符（≤0.50%）。

　　问题：

　　对于该不符合项，将如何进行整改？

　　1. 内部审核　内部审核的依据一般应包括实验室的质量管理体系文件、认可准则及其认可准则在特殊领域的应用说明、国家实验室认可委员会的其他认可要求等。实验室也可以根据审核目的的不同，来决定审核的依据。内部审核的组织管理要求如下。

　　（1）实验室管理者应认真研究如何建立内部审核的组织机构，确定其职责和制订其工作方针，其中最重要的是任命负责内部审核的管理者代表，或称内部审核组组长。

　　（2）内部审核组组长负责组建内部审核小组，建立内部审核的组织和程序，培训人员，制订计划，实施内部审核和审批审核报告。当审核组和被审部门发生争执时，应由组长或由其报请实验室负责人进行仲裁。

　　（3）应在实验室选择一批熟悉实验室业务、了解质量管理的基本知识、有一定的学历或职称及工作经验、有交流表达能力和正直的人员进行培训，使之成为质量体系内部审核员。内部审核员的培训，可以派遣到国家培训中心或认证机构的培训班去学习，也可以请教师到实验室进行讲课。内部审核员应有一定的数量，足以应付例行的和特殊的内部审核任务，还要尽量保证其独立于被审核的部门和活动，即内部审核员应与受审部门和活动没有责任关系，以确保内部审核的独立性和公正性。

　　（4）实验室应建立并保持实验室内部审核的书面程序。内部审核程序是实验室内部审核各项活动总的指导和规定，其内容通常包括目的、范围、职责、内部审核的组织、内部审核的基本要求、内部审核员的确定与职责、内部审核计划、内部审核的基本步骤、方法和要求、内部审核结果的分析与记录、内部审核报告的编写、跟踪审核等。

案例 14-4：ISO15189：2022 内部审核要求

　　1. 审核策划　实验室应按照策划的时间间隔进行内部审核，以提供信息证明管理体系是否达到以下标准。

　　（1）符合实验室自身的管理体系要求，包括实验室活动。

　　（2）符合本准则的要求。

　　（3）有效实施和保持。

　　2. 审核准备　实验室应策划、制订、实施和保持内部审核方案，包括以下内容。

　　（1）优先考虑实验室活动对患者的风险。

　　（2）计划表，考虑到识别出的风险、外部评估及之前内部审核的输出、不符合的发生、事件、投诉、影响实验室活动的变化等。

　　（3）明确每次审核的目标、准则和范围。

　　（4）选择经培训、合格并授权的审核员审核实验室质量管理体系的表现，只要资源允许，审核员应独立于被审核的活动。

　　（5）确保审核过程客观公正。

　　（6）确保将审核结果报告给相关员工。

（7）及时采取适当的纠正和预防措施。

（8）保存记录，作为实施审核方案和审核结果的证据。

2. 管理评审 管理评审是一项重要的质量活动，是实验室最高层次的对质量体系的全面检查。《医学实验室 质量和能力的要求》（GB/T 22576.1—2018）对管理评审的要求："实验室管理层应定期评审质量管理体系，以确保其持续的适宜性、充分性和有效性以及对患者医疗的支持。"它与内部审核不同，是针对实验室质量管理体系及实验室全部的医疗服务（包括检验及咨询工作）而言的，内部审核是针对实验室整个质量管理体系而言的，内部审核的结果是管理评审的内容之一。《质量管理体系 要求》（GB/T 19001—2016）、实验室认可的国家标准都要求实验室不仅要建立内部审核的书面程序，也要建立管理评审程序。管理评审的大致内容如下。

（1）评审的依据：一般应包括实验室的质量管理体系文件、认可准则及其认可准则在特殊领域的应用说明、国家实验室认可委员会的其他认可要求、有关的行业标准和法规、临床和患者的需求。

（2）评审频次：管理评审至少每年进行 1 次，如实验室质量体系发生重大变化或出现重要情况可随时增加管理评审的次数。

（3）评审内容：以往管理评审所采取措施的情况，管理体系内外部因素的变化，实验室活动的量和类型的变化及资源的充分性；目标实现及方针和程序的适宜性；近期评估、使用质量指标监控过程、内部审核、不符合分析、纠正措施、外部机构评审等的结果；患者、用户和员工的反馈及投诉；结果有效性的质量保证；实施改进及应对风险和改进机遇措施的有效性；外部供应方的表现；参加实验室间比对计划的结果；POCT 活动的评审；其他相关因素，如监控活动和培训。

（4）管理评审会议：管理评审以会议的形式进行，由实验室管理者负责制订管理评审计划，明确评审会议的时间、议程、参加人员和各实验室应准备的评审资料、计划。会议由实验室主任主持，参加人员包括科室部门领导、各实验室负责人、质量管理小组成员、技术管理层人员、教育与培训管理层人员、安全管理人员等。参加会议的人员根据会议议程对评审内容进行评审，对出现的问题制订相应的纠正、预防和改进措施，并形成会议记录。

（5）管理评审报告：实验室管理者根据会议记录组织编写管理评审报告，然后发至各部门执行。管理评审报告应妥善保存。管理评审报告中决定的事项，由各有关部门负责实施。实验室管理层负责组织监督检查和验证，直到评审报告符合要求。

当然，实验室质量改进可能还有更多的方法和途径，实验室管理者应致力于经常寻找改进的机会，不断使实验室质量体系更加完善。

第五节　医学实验室认可

实验室认可是指由第三方权威机构对实验室能力进行评价并予以正式承认的活动。它是一项国际制度安排和通行做法，在规范各国实验室质量管理工作、推动实验室能力建设、促进检验结果相互承认方面具有重要意义。我国国家认可的机构是国际组织全权成员并加入国际互认协议（MRA），认可结果得到广泛承认。本节简要介绍国内外实验室认可和标准化有关内容。

知识拓展 14-3 　　　　　**ISO9000 质量管理体系认证**

ISO9000 质量管理体系认证简称 ISO9000 认证，以 ISO9000 质量管理体系标准为依据。它是一种认证（certification）活动，而非认可（accreditation）。认证和认可是两个层面的事务，具有不同的效力，认可包括了对认证机构的认可，认证机构需要获得认可机构的认可才有资格开展认证活动。

ISO9000 认证活动的对象主要是制造型企业和服务型企业。主要内容是依据《质量管理体系 要求》等对企业的质量管理体系的符合性进行审核（audit）。通过了依据 ISO9000 标准进行的质量管理体系认证，只能向客户保证某组织是处于有效的质量管理体系中，并不能转变测试结果的技术可信度，即获得了 ISO9000 认证并不能证明实验室具有出具技术上的有效数据的能力，因此认证并不适用于实验室，包括医学实验室。

一、实验室认可基础知识

（一）国际实验室认可概述

1. 国际实验室认可体系　在经济全球化和区域经济一体化趋势的推动下，克服技术壁垒、减少不必要的重复检测和重复评价的要求愈加迫切，"一个标准，一次检测，全球承认"成为国际共识。于是，各国认可机构认可结果的相互承认成为迫切需求，并需要有相应国际和区域认可合作组织来协调各国认可工作，国际实验室认可体系应运而生。

（1）国际实验室认可合作组织（International Laboratory Accreditation Cooperation，ILAC）：实验室认可制度起源于 1947 年。澳大利亚率先建立起世界上第一个国家实验室认可体系澳大利亚国家检测机构协会（NATA）。当前，形成了在 ILAC 领导下的由亚太认可合作组织（Asia Pacific Accreditation Cooperation，APAC）、欧洲认可合作组织（European Accreditation，EA）、美洲认可合作组织（Inter American Accreditation Cooperation，IAAC）等六个区域性认可合作组织组成的国际体系。ILAC 成立于 1996 年，其前身为 1977 年成立的国际实验室认可合作大会（International Laboratory Accreditation Conference，ILAC）。

ILAC 的主要工作目标：①研究实验室认可的程序和规范；②推动实验室认可的发展，促进国际贸易和交流；③帮助发展中国家建立实验室认可体系；④促进世界范围的实验室互认，避免不必要的重复评审。

（2）国际多边互认协议（Mutual Recognition Agreement，MRA）：为实现"一个标准，一次检测，全球承认"的目标，ILAC 建立了 MRA 制度，并通过签署该协议促进各国对由其他国家认可机构认可的实验室出具的检验检测和校准结果的承认和利用，从而减少重复评价。APAC、EA 等区域合作组织的 MRA 是 ILAC-MRA 的基础。

区域认可合作组织通过实施同行评审来评价各国认可机构是否符合上述要求，并根据评价结果决定各国认可机构能否加入区域互认协议。加入区域组织互认协议的认可机构通过 ILAC 互认委员会推荐、全体成员大会批准后方可签署 ILAC-MRA。目前，已有来自亚太、欧洲、非洲和美洲的 80 多个国家和经济体的超过 100 个认可机构签署了 ILAC-MRA。ILAC 互认制度极大地促进了国际检验检测校准结果的相互承认，并得到联合国（UN）、WHO、国际奥委会（IOC）、国际计量局（BIPM）、欧盟（EU）、亚太经合组织（APEC）、国际医学溯源联合委员会（JCTLM）等众多国际组织的承认。

2. 美国的实验室认可制度　这里将美国认可制度单列出来介绍，基于两个原因：其一是美国的认可制度与国际认可思路有根本性不同；二是在医学领域，美国的实验室认可对发展中国家（包括我国）的卫生行业和医学实验室有一定的影响力，因此有必要单独进行说明。

（1）美国的实验室认可制度：美国的实验室认可制度与 ILAC 的理念及绝大多数国家的认可制度不同。国际和区域认可合作组织倡导每个国家建立一套统一的国家认可制度，欧盟更是以法律（如欧盟 EC765 法案）规定了其各成员国只能设立一个国家认可机构，该认可机构必须是欧洲认可合作组织（EA）成员，且为非商业化和非营利性的公共机构，或是直接参与政府管理的机构，但美国的认可制度是一种动态的、多层次的和市场化的体系。

（2）美国的医学实验室认可制度：美国的医学实验室认可并没有授权给美国国家实验室自愿

认可程序（NVLAP）和美国实验室认可协会（A2LA）这两个得到国际承认的国家认可机构负责。美国要求医疗检测机构必须符合其 CLIA "临床实验室改进修订法案" 的要求，同时要求这些医学实验室必须持有美国医疗保险和医疗补助服务中心（Center for Medicare and Medicaid Services，CMS）的证书，才可以接受人体标本进行诊断检测。

（二）我国实验室认可制度概述

1. 我国实验室认可制度的建立和发展现状

（1）我国统一的认可体系的形成：我国的实验室认可起始于 1993 年。1994 年，国家技术监督局正式批准成立了我国第一个实验室认可机构——中国实验室国家认可委员会（CNACL），标志着我国实验室认可制度的正式建立。1996 年，国家进出口商品检验局成立了负责进出口领域的中国国家进出口商品检验实验室认可委员会（CCIBLAC）。2002 年，CNACL 与 CCIBLAC 合并，成立了新的中国实验室国家认可委员会（CNAL）；2006 年，CNAL 与中国认证机构国家认可委员会（CNAB）合并，形成中国合格评定国家认可委员会（China National Accreditation Service for Conformity Assessment，CNAS）。自此，我国建立了统一的国家认可体系。CNAS 是当前世界第一大认可机构，并加入了国际现有的全部互认协议（MKA）项目。

（2）我国已建立的认可服务门类：所谓合格评定，是指所有证明产品、过程、体系、人员及机构满足规定要求的活动，是检验、检测、校准及认证认可活动的总称。我国已开展的认可服务涵盖了认证机构、核查机构、实验室及其相关机构、检验机构四大门类。其中，实验室及其相关机构的细分认可制度有检测实验室（含司法鉴定机构）和校准实验室（含医学参考测量实验室）（ISO/IEC 17025）、医学实验室（ISO15189）、生物安全实验室（GB 19489）、标准物质/标准标本生产者（reference material producer，RMP）（ISO17043）、能力验证提供者（proficiency testing provider，PTP）（ISO/IEC 17043）、科研实验室（GB/T 27425）、实验动物生产机构（GB/T 27416）、生物标本库（biobank）（ISO20387）。

上述制度中，标准物质（RM 和有证标准物质（CRM）是确保检验结果溯源性和正确性的基础，能力验证是通过实验室间比对判定检验能力的有效方法，两者对于临床实验室检验结果质量均具有重要影响，因此标准物质/标准标本生产者（RMP）研制生产 RM 的能力、能力验证提供者（PTP）运作能力验证计划的能力也都需要有保证。

2. CNAS

（1）CNAS 的法律地位和属性：CNAS 是根据《中华人民共和国认证认可条例》的规定，由国家认证认可监督管理委员会确立的我国国家认可机构，统一负责我国认证机构、实验室及相关机构、检验机构等的认可工作，同时，也代表我国参与国际和区域认可合作组织的工作。① CNAS 依据我国相关法律法规、国际组织要求及国际和国家标准、技术规范等开展认可工作，遵循客观公正、科学规范、权威信誉、廉洁高效的工作原则，确保认可工作的公正性和权威性，并对做出的认可决定负责。② CNAS 的宗旨：推进合格评定机构按照相关标准和规范等加强能力建设，促进合格评定机构以公正的行为、科学的手段、准确的结果，有效地为社会提供服务。③ CNAS 的使命：证实能力，传递信任。④ CNAS 的任务：按照我国有关法律法规、国际和国家标准、规范等，建立并运行合格评定机构国家认可体系，制定并发布认可工作的规则、准则、指南等规范性文件；对境内外提出申请的合格评定机构开展能力评价，做出认可决定，并对获得认可的合格评定机构进行认可监督管理；负责对认可委员会徽标和认可标识的使用进行指导和监督管理；组织开展与认可相关的人员培训工作，对评审人员进行资格评定和聘用管理；为合格评定机构提供相关技术服务，为社会各界提供获得认可的合格评定机构的公开信息；参加与合格评定及认可相关的国际活动，与有关认可及相关机构和国际合作组织签署双边或多边认可合作协议；处理与认可有关的申诉和投诉工作；承担政府有关部门委托的工作；开展与认可相关的其他活动。

（2）CNAS 的组织结构和公正性保证：CNAS 的组织机构包括全体委员会、执行委员会、认证机构专门委员会、实验室专门委员会、检验机构专门委员会、评定专门委员会、申诉专门委员会、最终用户专门委员会和秘书处。

CNAS 全体委员会由政府部门、合格评定机构合格评定服务对象、合格评定使用方、专业机构与技术专家等五个方面总计 64 个单位代表组成，其中每一方代表人数均衡，均不占支配地位，以确保 CNAS 的认可政策不被任何一方利益集团所左右。

秘书处是 CNAS 的常设工作机构，设在中国合格评定国家认可中心。中国合格评定国家认可中心是 CNAS 的法律实体，承担 CNAS 开展认可活动所引发的法律责任。CNAS 秘书处负责日常认可评审工作安排，具有推荐认可的建议权，认可决定则由评定委员会做出，以避免"既当运动员又当裁判员"带来的不公正。

3. CNAS 参与的国际活动

（1）履行成员义务，签署互认协议：我国认可机构是 ILAC 和亚太认可合作组织 APAC 的缔约机构，为该两个国际组织全权成员。CNAS 积极参与国际组织各项工作，参加国际认可规则的制修订以确保我国的利益。

当前，CNAS 有近 20 人参加 ILAC 和 APAC 各委员会和工作组的工作，全面参与了国际和区域组织实验室认可政策和技术要求的制定，如承担着 ILAC 对口国际标准化组织标准物质委员会（ISO/REMCO）的官方联络人、ILAC 医学工作组（WG6）组长及 ILAC 对口国际标准化组织医学实验室检验与体外诊断系统技术委员会（ISO/TC 212）的官方联络人、ISO/TC 212 指定对口 ILAC 的官方联络人等职责，负责协调 ILAC 与 ISO/TC 212、ISO/REMCO 等相关国际标准化组织的工作。

CNAS 签署了国际和区域认可合作组织当前存在的全部领域的互认协议（MRA），包括 ILAC 的检测与校准实验室、医学实验室、检验机构、认证机构认可国际互认协议（MRA）和 APLAC 的检测和校准实验室、医学实验室、检验机构、能力验证提供者（PTP）和标准物质/标准标本生产者（RMP）认可互认协议（MRA）。

这些国际互认协议的签署，为我国实验室及相关机构的数据得到国际承认搭建了桥梁，对促进我国对外贸易和国际交流发挥了重要作用。

（2）积极参与标准化工作，推动我国国家标准保持国际同步：CNAS 一直重视参与认可有关的标准化工作。当前，CNAS 承担着国家标准委（SAC）全国认证认可标准化技术委员会（SAC/TC 261）实验室认可分委会（SC）秘书处的工作，对口 ISO 合格评定委员会（ISO/CASCO）、ISO/REMCO 等国际标准化组织，积极参与《检测和校准实验室能力的通用要求》（ISO/IEC 17025）、《各类检验机构能力的通用要求》（ISO/IEC 17020）、《合格评定 能力验证通用要求》（ISO/IEC 17043）、《标准物质生产者能力要求》（ISO17034）等国际认可标准和我国认可领域国家标准、行业标准的制修订工作。

CNAS 还作为全国医学实验室检验和体外诊断系统标准化技术委员会（SAC/TC136）的代表，积极参与 ISO/TC 212 的医学国际标准和我国医学实验室质量管理相关国家标准的制修订工作，为《医学实验室 质量和能力的要求》（ISO15189）、《医学实验室 安全要求》（ISO15190）和《检验医学 参考测量实验室的要求》（ISO15195）等医学相关国际标准的制修订做出了贡献，同时，在将这些国际标准转换成我国国家标准工作中也发挥了重要作用。

（3）加强国际交流合作，提升我国认可的国际影响力：CNAS 严格按照国际规则和要求运行认可体系，开展认可工作，并以优异成绩通过了国际组织的历次同行评审，加入并保持了 MRA 签署国地位，国际影响力不断提升。同时，CNAS 还积极支持我国政府履行大国责任。CNAS 先后应邀派员为马来西亚、巴基斯坦、乌兹别克斯坦、巴西等发展中国家开展了认可体系建设的培训，为"一带一路"沿途近 20 个国家的代表开展认可知识培训。CNAS 还代表我国政府与其他国家签署双边和多边政府间合作协议。

（三）我国医学实验室认可概述

1. 我国医学实验室认可制度的建立 我国医学实验室 ISO15189 认可起始于 20 世纪初。

CNAS 的前身原中国实验室国家认可委员会从 2001 年开始跟踪、翻译、研讨 ISO/DIS 15189 草案，并向国际标准化组织临床实验室检测和体外诊断实验系统技术委员会（ISO/TC 212）提出反馈意见，参与该国际标准的制定工作。随着 ISO15189: 2003 的正式出版，中国实验室国家认可委员会又积极组织了将该标准转化为我国国家标准的工作，并于 2003 年 12 月发布了《医学实验室质量和能力认可准则》（CNAL/AC23），2004 年完成医学实验室质量和能力认可体系建设，4 月开始正式受理医学实验室 ISO15189 的认可申请，2005 年 5 月和 6 月，完成对解放军总医院临床检验科、广东省中医院检验科、广东省中医院二沙岛医院检验科、广东省中医院芳村医院检验科的认可评审，开启了我国医学实验室 ISO15189 认可的先河。

CNAS 于 2006 年成立后，继续积极研究和不断完善医学实验室认可工作。2007 年，CNAS 发布了 CNAS-CL02（CNAL/AC23 的换版）在各专业领域的应用说明和实施指南文件；同年 8 月，CNAS 顺利通过了 APLAC 的国际同行评审，12 月签署 APLAC 署医学实验室认可互认协议（MRA），成为首批签署 APLAC 医学实验室认可 MRA 的认可机构；2011 年、2015 年及 2019 年，CNAS 均顺利通过 APLAC/APAC 复评审，维持了 APLAC-MRA 互认资格。截至 2023 年 1 月，CNAS 认可了超过 700 家医学实验室。

ISO15189 是国际上第一个专门为医学实验室质量管理"量身定制"的国际标准，它不仅为我国医学实验室的管理提供了科学的模式和方法，也将全球医学实验室的质量管理和认可工作拉回到同一起跑线上，从而为我国医学实验室质量管理和认可工作保持国际同步提供了良好契机。

2. 医学实验室认可在我国的作用和意义　医学实验室认可不仅推动了我国医学实验室质量管理水平和能力建设，推动检验医学学科的发展，还在支持我国举办大型国际活动方面发挥了积极作用。医院检验科申请医学实验室认可的作用和意义：①获得国际互认联合标志；②列入获准认可机构名录，提高知名度；③可在认可的范围内使用 CNAS 国家认可标识和 ILAC 标识；④增强市场竞争力，赢得政府部门、社会各界的信任；⑤获得签署互认协议方国家和地区认可机构的承认；⑥具备按相应认可准则开展检测和校准服务的技术能力；⑦提高检验科质量管理和服务水平，提升在医院内的地位；⑧提高员工素质，促进人才培养。

当前，我国医学实验室认可制度已得到广大医学实验室的认同，认可结果也被国家和越来越多的地方卫生主管部门采信，如被地方卫生主管部门应用于医院等级评审、临床药理基地指定等工作中。随着我国进一步的改革开放和国际化程度的深化，作为国际通行做法的医学实验室认可无疑将会成为我国医学实验室质量管理和能力证明的必由之路。

二、实验室认可标准简介

医学是一个很大的概念，既包含临床检验，也涵盖了公共卫生、卫生检疫等领域。根据不同机构检验检测活动的特点及国际标准的适用性，在我国，当前公共卫生领域的疾病控制预防中心（CDC 实验室）、卫生检疫实验室采用 ISO/IEC 17025 作为认可依据；医学参考测量（即校准）实验室，应用 ISO/IEC 17025 加 ISO15195 作为认可依据；医学检验实验室（包括血站）则采用 ISO15189 作为认可准则。

1.《检测和校准实验室能力的通用要求》（ISO/IEC 17025：2017）　该标准被我国等同采纳为国家标准《检测和校准实验室能力的通用要求》（GB/T 27025）及《检测和校准实验室能力认可准则》（CNAS-CL01）。

该标准规定了实验室能力、公正性及一致运作的通用要求。该标准适用于所有从事实验室活动的组织，不论其人员数量多少。实验室的客户、法定管理机构、使用同行评审的组织和方案、认可机构及其他机构采用该标准确认或承认实验室能力。ISO/IEC 17025 是当前国际上对实验室能力的基本通用要求，是全球应用最广泛的国际标准之一。

2.《医学实验室 质量和能力的要求》（ISO15189：2022）　该标准规定了临床实验室质量和能力的要求，既可用于临床实验室建立质量管理体系和评估自己的能力，也可用于实验室客户、监管机构和认可机构承认或认可临床实验室的能力。简而言之，ISO15189既可被临床实验室用于自身质量管理和能力建设，也可被外部机构作为评价的依据。

3.《医学实验室 安全要求》（ISO15190：2020） 该标准为当前更新版本，其2003版被我国等同采纳为国家标准《医学实验室 安全要求》（GB 19781—2005）。

该标准规定了临床实验室中安全行为的要求。

4.《检验医学 使用参考测量程序的校准实验室能力的要求》（ISO15195：2018） 该标准被我国等同采纳为《医学参考测量实验室能力认可准则》（CNAS-CLO7：2021）。

5.《实验室 生物安全通用要求》（GB 19489—2008） 该标准是我国自主制定并发布的强制性国家标准。

该国家标准的内容参考了ISO15190、WHO《实验室生物安全手册》，考虑了我国相关行业标准，适用于所有进行生物因子操作的实验室（包括临床实验室），尤其适用于对P3、P4级防护水平的实验室。

6.《医学实验室 样品采集、运送、接收和处理要求》（ISO/TS 20658：2019） 该技术规范是ISO/TC 212发布的关于检验前标本从采集到处理的指导文件。

该文件规定了对医学实验室检验的标本采集、运送、接收和处理的要求与良好规范的建议。该文件适用于涉及检验前过程的医学实验室和其他医疗服务机构，这些过程包括检验申请，患者准备和识别，标本采集、运送、接收、保存和处理。本文件也可适用于某些生物标本库。该文件不适用于输血所用的血液及血液制品。

7.其他相关标准 除上述标准外，ISO/TC 212还针对医学实验室制定一系列相关标准或国际文件。①《体外诊断医疗器械 建立校准品、正确度控制物质和人类样品赋值的计量溯源性的要求》（ISO17511：2021）；②《医学实验室 测量不确定度评估实用指南》（ISO/TS 20914：2019）；③《医学实验室 风险管理在医学实验室中的应用》（ISO22367：2020）；④《实验室及其他相关机构生物风险管理》（ISO35001：2019+A1：2024）。这些标准对医学实验室检验具有重要指导作用，值得跟踪和参与。

三、我国医学实验室认可过程

（一）医学实验室认可流程概述
我国医学实验室认可过程大致分为实验室申请、文件及现场评审，以及评定批准三个阶段。

（二）认可准备及申请

1.认可准备 准备申请认可的医学实验室应该从以下几个方面做好充分准备，以保证申请后相关工作的顺利进行。

（1）思想准备：实验室首先需要明确认可的目的，即按照ISO15189建立和运行质量管理体系，并通过持续改进，达到确保实验室操作的规范化和结果的准确可靠，加强患者的安全和诊治，满足临床和患者需求的目的，这是实验室建立质量管理体系的根本出发点。而申请认可，是通过增加外部的检查和监督来帮助实验室完善质量管理体系、提高能力、寻求证实的一种手段。此外，由于医学实验室认可不同于其他类型的实验室认可，检验前的相关要求需取得临床部门的支持和配合，所以准备认可的医学实验室需要加强与相关领导及临床部门的沟通，确保其可以实现ISO15189对于检验前的要求。另外，与其他所有的管理体系相同，医学实验室管理体系的建立和运行需要领导的重视和全体工作人员的参与，只有保证了全员参与，才能保证体系运行持续符合要求并不断得到改进，所以调动工作人员的主观能动性也是进行认可准备的重要环节。

（2）知识准备：了解并熟悉CNAS对医学实验室认可的相关政策、规定和文件对于认可申请是非常重要的，包括认可规则、认可准则、认可应用说明、认可指南、技术报告、申请要求等，可以指导实验室按照比较规范的程序进行相关的准备工作，如参考《实验室和检验机构内部审核指南》（CNAS-GL011）进行实验室管理体系的内部审核、参考《实验室和检验机构管理评审指南》（CNAS-GL012）进行实验室管理体系的管理评审。此外，组织全部工作人员学习讨论和研讨管理体系和技术能力等方面的知识，增进对 ISO15189 和相关应用说明的正确理解，了解国家相关的法律法规、行业规范要求等都是进行认可知识准备的重要工作。

（3）工作准备：经过以上的准备工作之后，即进入了实质性的实验室认可准备工作。需要注意的是，建立符合 ISO15189 要求的管理体系并不意味着需要将实验室原来一直在用的一些文件或程序废除，重新建立，与此相反，实验室应该在梳理管理及技术现状的基础上，尽量利用实验室现有的文件体系，结合实验室日常的工作流程，经过整合、补充和完善，建立起既符合 ISO15189 要求、又最大限度地保留自身文化和习惯的管理体系，严格执行体系要求并保存好运行记录；按照不同专业的相关要求进行技术准备，关注诸如室内质量控制（IQC）、能力验证/室间质量评价（EQA）、性能验证、检验程序确认、不确定度评定、分析系统比对等技术点。

实验室开展质量管理时，需注意严格执行以下八项原则。①以顾客为中心：医学实验室的主要客户有两个，即患者和临床医护。实验室应满足他们的要求并争取超越他们的期望。临床是实验室的直接服务对象，从检验前过程（如申请单的内容设计），到检验后（如对检验结果的使用及反馈），对检验全过程均会产生影响，因此要格外重视与临床的沟通。②领导作用：实验室主任和管理层必须注重质量，确定实验室的宗旨、方向、资源并为员工创造一个他们能充分参与实现目标及实现自身发展的环境。ISO15189 中规定了管理层的具体职责。从认可实践来看，即使实验室管理层重视，没有院长的支持，实验室也很难落实 ISO15189。③全员参与：每个员工的工作都会给检验结果质量带来影响。决定一个木桶容量的是最短的那块木板。尤其在执行层面，每个员工都是管理体系的参与者。④过程方法：将相关资源和活动按照过程来进行管理，可以更高效地得到期望的结果。ISO15189 为医学检验清晰地界定出检验前、中、后三个过程并分别提出了要求，涉及负责采样的护理部门和使用检验结果的临床部门。⑤管理的系统方法：不能孤立地看待标准中的每个要素，更要思考它们之间的相互关系、相互影响和相互作用，才能建立起有机的整体。⑥持续改进：任何事物没有最好，只有更好。善于使用标准中给出的持续改进工具，理解 PDCA 方法。持续改进是实验检验工作永恒的追求，实验室正是在一轮一轮的持续改进中不断取得进步和提升的。⑦基于事实的决策方法：以事实为依据做决策可防止决策失误。要善于使用统计技术，如在质控、满意度分析等活动中开展统计分析，要不回避问题，善于发现问题，持续改进。⑧互利的合作关系：无论对供方还是客户，没有互利就没有良好的合作。临床实验室要重视与护理和临床部门的沟通，不断了解他们的需求和要求。

知识拓展 14-4　　　　　　　PDCA 循环

PDCA 循环是美国质量管理专家沃特·阿曼德·休哈特（Walter A. Shewhart）首先提出的，由戴明采纳、宣传，获得普及，所以又称戴明环。全面质量管理的思想基础和方法依据的就是 PDCA 循环。PDCA 循环的含义是将质量管理分为四个阶段，即计划（Plan）、执行（Do）、检查（Check）和处理（Act）。在质量管理活动中，要求把各项工作按照做出计划、计划实施、检查实施效果，然后将成功的纳入标准，不成功的留待下一循环去解决。这一工作方法是质量管理的基本方法，也是企业管理各项工作的一般规律。

2. 认可申请　CNAS 规定了受理医学实验室认可申请的条件。

（1）提交的申请资料应真实可靠，申请人不存在欺诈、隐瞒信息或故意违反认可要求的行为。

（2）申请人应对 CNAS 的相关要求基本了解，且进行了有效的自我评估，提交的申请资料齐全完整、表述准确、文字清晰。

（3）申请人具有明确的法律地位，其活动应符合国家法律法规的要求。

（4）建立了符合认可要求的管理体系，且正式、有效运行 6 个月以上，即管理体系覆盖了全部申请范围，满足认可准则及其在特殊领域的应用说明的要求，并具有可操作性的文件。组织机构设置合理，岗位职责明确，各层文件之间接口清晰。

（5）进行过完整的内审和管理评审，并能达到预期目的。

（6）申请的技术能力满足《能力验证规则》（CNAS-RL02）的要求。

（7）申请人具有开展申请范围内的检测/校准/鉴定活动所需的足够资源，如主要人员，包括授权签字人应能满足相关资格要求等。

（8）使用的仪器设备的量值溯源应能满足 CNAS 相关要求。

（9）申请认可的技术能力有相应的检测/校准/鉴定经历。

经过程序性审查、风险识别和初步文件审查后，如果满足受理要求即可受理；如果不能通过文件审查确定是否满足受理要求，则需要实验室继续改进。

（三）评审

1. 文件评审 在正式受理实验室的申请后，一般由评审组长负责组织全面文件审查，包括实验室的质量管理体系文件及相应的技术能力文件，在审查后给出是否可以进行现场评审的结论。某些情况下，不能通过文件审查确认实验室是否可以接受现场评审时，CNAS 会与实验室协商以预评审方式确认实验室是否满足可以进行现场评审的条件。

2. 预评审 当评审组长有充分理由认为确有必要安排预评审时，须提交书面申请，CNAS 批准后可进行预评审。预评审中发现的问题，应提交给实验室，并向 CNAS 提交《预评审报告》，明确说明实验室是否可在短期内接受正式评审。

3. 现场评审 在进行现场评审之前，评审组长应负责组织评审策划，包括需查阅的文件、观察的场所和操作、现场试验、考核的人员、座谈会需了解的问题等，并将现场评审策划在进入现场之前发给实验室及 CNAS。

现场评审过程主要有预备会、首次会、现场观察、现场评审、检验前过程见证、与临床医护人员的座谈会、与实验室人员的沟通会及末次会等环节对实验室管理体系与 ISO15189 的符合性进行全要素评审，评审依据还包括认可规则、认可准则的应用说明和实验室的管理体系文件，并覆盖实验室申请的全部专业项目和所涉及的部门。评审组会在末次会之前形成评审结论，与实验室商定整改方法和完成时间，完成评审报告现场评审部分的内容，并得到实验室的确认。

4. 跟踪评审 一般情况下，现场评审发现的不符合项可以通过审查整改文件的方式予以确认，某些情况下，为验证纠正措施是否得到有效实施，可由评审组长或其指定的评审员对被评审实验室进行跟踪评审。跟踪评审内容仅限于实验室评审中发现的不符合项纠正措施的实施情况，一般不扩大评审范围。跟踪评审采取现场验证和（或）文件评审的方法。

（四）评定批准

1. 评定 CNAS 指定独立于评审过程的专家组成评定工作组，对秘书处提交的评审报告进行评定。评定工作组重点对秘书处提交的资料与认可规范的要求，进行符合性和完整性审查与评价。评定工作组根据评定委员的意见或建议，进行研究讨论；形成的评定结论须至少获得2/3成员的同意。根据评定结论，秘书处办理批准或向相关业务处反馈评定工作组意见，要求评审组进行改正。

2. 整改 对于评定工作组提出的整改意见，由 CNAS 相关业务处（室）组织落实。对于整改意见，可能需要补充评审、现场验证或其他整改工作。整改工作完成并经评定处（室）审核符合要求后，办理批准。

3. 批准 对于评定委员会做出的评定结论，由 CNAS 秘书长或其授权人批准，签发认可证书。秘书长或其授权人不能更改评定委员会的评定结论，但若发现有不妥之处或疑问，可暂缓批准，提请评定委员会澄清、修正或重新评定。

本 章 小 结

　　临床实验室质量管理体系依据国家标准或国际标准的要求建立，国际标准《医学实验室 质量和能力的要求》（ISO15189）对管理要求和技术要求均做出了详细的规定。实验室质量管理体系的有效运行和持续改进，有助于识别风险、预防风险、规避风险，并及时发现问题和解决问题。

（王　前　黄宪章　林海标）

第十五章 临床实验室的教学与科研管理

临床实验室不仅有医疗工作，还有教学与科研工作。因此在做好临床医疗工作前提下，还应该做好教学和科研工作。不同单位的临床实验室对教学和科研的要求不同，应根据单位的总体要求，结合实际情况，做好临床实验室教学与科研工作的规划与管理。

案例 15-1：临床教学与科研知识要求

某医院为教学医院，检验科不仅要做好新员工的岗前培训，还负责来自不同院校本科和研究生的实习教学工作，李老师负责实习生带教工作。

问题：

1. 新员工和实习生进入实验室需要接受哪些培训？
2. 临床实验室的教学内容包括哪些？
3. 临床实验室如何对教学质量监督和评估？
4. 问题导向学习（problem-based learning，PBL）的评估内容有哪些？
5. 如何培养实习生科学研究的素质和态度？

第一节 临床实验室的教学管理

一、概　　述

教学管理是应用教学论与管理科学的基本原理和方法，运用计划、统筹、组织、分析等管理职能，合理安排教学过程中的多个环节和因素，使教学有序进行，提升教学效率的一门科学。教学管理的理论与方法可以按照实践时的具体需求，应用于人文、社科等多个领域。

实验室教学综合了理论知识的实践并与临床应用紧密结合，在教学管理中具有尤为重要的地位。临床实验室教学涉及教学规范化管理、实验室日常管理、教学准备、实验教学与评估等多个方面。

二、临床实验室的教学对象及规范管理

（一）教学对象

临床实验室的教学对象主要为在校学生、进修生和新进工作人员等，应根据教学对象的不同适时调整教学方式、教学方法和教学内容。

1. 在校学生　主要为医学相关专业的专科、本科生和研究生等，该阶段教学以成人教学、高等教育为主，应根据不同学历阶段学生所需掌握的临床实验室基本操作、仪器使用、实验设计能力开展教学。强调从"学生"到"临床实验室人员"的身份转变，对初入实验室的学生进行临床实验室规章制度、安全守则培训。同时根据学生的具体专业开展侧重点不同的实验方案设计、检验操作、检验结果解读等教学内容，相关专业包括医学检验技术、医学实验技术、临床检验诊断学、基础医学和临床医学等。

2. 在职人员　临床实验室教学也涵盖进修人员、住院医师规范化培训生及新入职的员工等。此类教学对象通常具有一定的实验室规则意识及实验基础，开展基本检验、实验内容教学的同时，进一步强化包括实验室管理、实验质量提升等方面的教学。

（二）临床实验室的规范管理

1. 实验室准入制度 教学对象，尤其是初入实验室的医学生，应严格对照实验室准入制度，确认符合后按程序获得批准方可进入。实验室准入制度的建立，有助于阻止不符合要求的人员进出实验室或承担相关工作，尽量避免生物安全事故的发生，保障实验室人员的安全和健康。

知识拓展 15-1	实验室准入制度示例

所有实验室工作人员必须要接受生物安全知识、法规制度培训并考核合格。实验室工作人员必须进行上岗前体检并按时参加医院组织的职工体检。体检指标除常规项目外还应包括与准备从事工作有关的特异性抗原、抗体检测。

实验室技术人员必须具备相关专业教育经历、相应专业技术知识及工作经验，熟练掌握自己工作范围的技术标准、方法和设备技术性能，能独立进行检验和结果处理，分析和解决检验工作中的一般技术问题，有效保证所承担环节的工作质量。

实验活动辅助人员（废弃物处理人员和清洁人员等）应掌握责任区内生物安全基本情况，了解所从事工作的生物安全风险，接受与所承担职责有关的生物安全知识、个体防护方法等内容的培训，熟悉岗位所需消毒知识和技术，了解意外事件和生物安全事故的应急处置原则和上报程序。

参观、学习和工作等所有人员进入实验室控制区域应获得相关领导批准并遵守实验室的生物安全相关规章制度。进入实验室的一般申请由实验室负责人批准，一个月及以上的准入需到科研处和教学处备案。

2. 实验室其他规章制度 无论是没有任何实践经验的医学生还是已参加工作的进修医师，在进入教学实验室前都应充分了解并严格遵守实验室规章制度。其涵盖实验室各方面的要求和标准，是实验室教学活动安全、顺利开展的前提保障。实验室教学规章制度应涵盖：实验室安全守则、实验室学生守则、实验室日常管理制度、危险及管制化学品使用制度和实验室仪器设备管理制度、考勤制度和考核制度等。根据各实验室需求，还可建立包括大型精密仪器使用制度，实验仪器损坏、丢失赔偿制度，文件档案管理制度等。相关人员需进行详细的制度培训，并进行考核，通过考核后才可进入专业组轮转培训。

知识拓展 15-2	实验室安全制度示例

进入实验室，要配备必需的安全防护用品和用具，做好个人防护，必须穿符合要求的实验服或防护服，按需要佩戴防护眼镜，正确选择和佩戴防护手套，同时注意着装，禁止穿拖鞋、短裤等，女生不能穿裙子，并应把长发束好，涉及化学和高温实验时，不能佩戴接触镜。实验室设施的操作人员须事先培训，特种设备的操作者要求持证上岗。危险化学品的领取、保管、使用及废弃物处理都要记录完整。实验室人员应熟悉应急冲淋与洗眼装置的位置和使用方法，熟悉消防器材的位置，不准随意移动或破坏消防设施，应急出口处应保持畅通，熟悉逃离路线和紧急疏散应急预案。发现安全隐患或发生安全事故时要及时采取措施，并报告实验室负责人。

3. 实验室日常管理 包括设备仪器的维保检修、试剂耗材规范化管理及生物标本和废弃物规范化处理等方面。

实验室不同专业组之间仪器的分析技术和功能不同，涉及的仪器种类繁多。实验室应遵循制造商的要求定期进行做好仪器的维护与保养，培养实验室人员仪器日常维护与保养的意识。实验过程中发现仪器故障应及时上报，相关专业人员进行检修并做好检修记录，必要时请厂家的工程师处理故障。实验室试剂及耗材种类多、数量大，试剂耗材的规范化管理（包括出入库、储存使用等方面）十分重要。试剂耗材的日常消耗与采购应做好记录，采购按照实验计划合理安排，必要时可由专人负责出入库的记录与定期盘点。试剂耗材的储存使用应做好安全管理与质量管理，应注意试剂的防潮、防分解、防挥发、防氧化、防燃烧、防爆炸、防粘结、防毒、防失效及防腐蚀等，及时更新标签，保证试剂质量。应定期检查教学耗材的质量以确保实验的顺利进行。

　　临床实验室的生物标本及医疗废弃物应规范化处理。生物标本的规范化处理包括相关岗位工作人员负责标本的接收、登记、编号和前处理等。实验人员对标本进行实验操作时，应及时、完整、清晰地记录实验过程。使用标本后将标本放回原处，并告知标本管理人员，及时更新标本登记信息。当有保存必要时，应通过相关处理方式确保生物标本长期保存、合理使用和信息完整。实验室废弃物处理应遵循及时处理、分类收集、防止二次污染的原则，根据废弃物的成分、性质和特点选择适宜的方法进行废弃处理。

三、临床实验室的教学内容

（一）实验室教学准备

　　1. 实验环境整洁规范　临床实验室为临床检验工作开展的主要场所，其环境整洁规范有利于检验工作有序、安全地开展。卫生要求包括医疗垃圾及时清理，地面和台面的清洁与消毒等。

　　2. 实验仪器、试剂、耗材有序齐全　作为教学实验室，应根据需求配置齐全仪器、试剂和耗材等，并妥善有序管理。实验室仪器可区分为通用仪器及专用仪器。通用仪器包括生物安全柜、医用冰箱、离心机、烘箱、水浴锅和移液枪等，应合理放置在各专业组或公共区域的固定位置。而专用仪器（如测序仪、PCR 仪、质谱仪、生化仪、恒温培养箱、酶标仪和荧光显微镜）应根据临床实际情况隶属不同专业组。仪器状态通常包括正常使用、故障和停用三种情况，应定期对实验室内的仪器进行盘点，明确仪器位置及状态，并对仪器进行定期校准。

　　常用的试剂与耗材包括商业化试剂盒、化学试剂、生理盐水、培养皿、离心管、移液枪头和橡胶手套等。普通试剂与耗材可固定存放于避光、通风的位置，需要低温/冷冻保存的试剂按要求存放于冷库/低温冰箱内，而对于易燃、易爆、有毒、有害或具腐蚀性的试剂，应按要求分区存放于专人保管的试剂柜内。实验耗材的存放需兼顾存储安全及取用的便捷性。

（二）主要教学内容

　　1. 实践教学　根据教学主管的安排，实习生按时间顺序进行实验室内的轮转，通常包括门诊组、急诊组、生化组、免疫组、微生物组和分子生物组等。各专业组长负责安排实习生的带教老师和学习任务。实习生首先应认真阅读各相应的作业指导书并签名确认，若遇不能理解的问题应及时请教带教老师，实验过程中必须严格按作业指导书操作，发生操作错误或有任何不能解决的问题应即刻向带教老师报告，不得擅自处理。实习生在每个专业组需要重点学习和掌握的内容不尽相同，具体以教学大纲为准，通常包括以下主要内容。

　　（1）门诊组和急诊组的工作以常规检测为主，如血常规、尿常规、便常规和体液常规检测等，实习生除了需要学会仪器操作，还需要学会标本的镜检复核。为了满足患者急救的需求，急诊组还会开展一些常规的生化、免疫检测项目，频繁涉及危急值的上报，能够培养实习生的应急处理能力。此外，门诊组和急诊组的岗位通常被认为是"窗口"岗位，能够培养实习生的表达能力和沟通技巧，强化其全心全意为人民服务的意识。

　　（2）生化组和免疫组的日常工作以操作自动化程度较高的大型仪器为主，实习生需要重点掌握以下内容：①常规标本处理要求，标本的前处理是否妥当与检测结果的准确与否有直接的关系，尤其是溶血、脂血、标本量偏少、标本凝固异常等特殊情况，需要对每一份标本进行仔细观察；②仪器的开机程序、关机程序和日常保养与维护；③常规项目的检测原理及临床意义，影响结果准确性的干扰因素；④项目室内质量控制与室间质量评价的检测程序；⑤检测报告的核发标准与标本复查标准，以及危急值的报告流程等。

　　（3）微生物组和分子生物组的日常工作自动化程度较低，以手工操作为主，实习生需要重点掌握具体的操作细节，如微生物组标本的接种和菌种的鉴定等，对于无菌操作的意识要求较高；分子生物组标本核酸的抽提与检测结果的解读、判断等，对于分子污染的防控意识要求较高。

2. 业务培训 实验室应定期安排学习交流或专题讲座，内容以培训检验知识技能、新开展项目讲解、学习作业指导书、培训仪器维护和保养等为主。可由专业组长或组内员工负责相关知识的讲解培训，也可请外院同行专家或厂家工程师对大家进行业务培训，还可邀请临床医师或专家教授，讲解临床医学领域的诊疗指南和科研成果，不断提高实习生的理论水平和业务能力。培训过程做好详细记录，并按实验室要求将记录材料存档。每位学生至少参加80%的实验室内部培训课程，若因故未能参加，可自行至教学主管处自学培训内容完成培训，并在培训记录中予以签名确认。

3. 能力考核 实习生完成每个专业组的学习时，均需对其进行业务能力的评估与考核，包括操作能力考核、笔试和其他考核。操作能力考核可以包括但不限于以下方法。

（1）实际操作能力考核：实习生独立检测5个临床标本和（或）室间质量评价（能力验证）标本，考核的内容包括标本的处理、标本的检测、检测结果的报告和分析等，主要以检测结果的符合率考核实习生的实际操作能力，综合评估其独立处理本学科常见问题的能力。

（2）笔试考核：内容可包括但不限于项目的检测原理、临床结果的解释、失控分析和检测注意事项等，重点考核实习生的基本临床知识掌握情况和临床思维能力。

（3）其他考核：内容包括思想政治、医德医风、人文素养、劳动纪律、工作责任感和轮转学习体会等。

盲样测试符合率≥80%或本次室间质量评价（能力验证）成绩合格，且笔试正确率≥80%为通过考核，否则为不合格。针对不合格的内容，在一个月内完成对其再培训，并进行再考核。考核结果以"优秀"、"合格"或"不合格"进行综合评定。

四、临床实验室的教学

（一）教学的一般流程

1. 教学前的准备工作 包括带教教师的教学设计及学生的预习任务安排。临床教学是理论学习与临床实践应用之间过渡的桥梁。教师在教学设计过程中应突出重点内容，以学生对知识的掌握、问题分析解决能力的培养、实际动手操作能力的锻炼为教学目标，选定合适的教学方法，进行具体教学内容的安排，并做好教学前的相关准备，如实验材料准备和标准化流程的确认等。学生预习工作包括实验中相关概念、实验原理和具体操作步骤等内容。

2. 实验教学及理论教学 基于实验教学的实践性，在多人实验教学过程中应设置合适的师生比例，保证学生在实验学习中可及时求教，以保证实验教学效率。实验教学包括多个方面，一般现象验证实验或需有资质人员操作的实验可由带教教师进行示教，可展示基本操作步骤、实验现象等。在实验教学前期可进行操作技巧的教学，并由带教教师在学生实验期间进行指导，以确保实验顺利、安全地进行。

3. 教学成果的反馈 实验报告是对实验目的、材料、过程、结果及讨论的综合体现，由学生在实验中及实验后及时撰写，帮助学生更全面地学习实验内容并进一步思考实验结果的意义。临床实验内容较多时，可对实验内容进行概括。实验报告内容包括关键的实验逻辑、步骤，结果的判定等，撰写完成后交带教教师审阅。如出现明显的疏忽、纰漏，带教教师应及时反馈给学生。

知识拓展 15-3 　　　　　　　　　　**教学效果评估**

临床实验室的教学效果评估可反映实验教学质量，客观、科学、可操作、可量化的教学效果评估有助于分析实验教学中存在的问题，有助于进一步提升实验教学质量。

1. 传统实验室教学的教学效果评估 包括实验操作考核、实验理论考核及实验报告考核等多个方面。实验操作考核不仅要关注最终实验结果是否准确，而且要重视实验过程中的操作规范性、仪器器材的正确使用及研究方案的合理性。实验理论考核主要强调学生对实验基本理论的掌握。实验报告考核要求学生认真记录实验，对获得的完整、准确的数据进行整理分析并独立完成实验报告。

2. 线上教学的教学效果评估　线上教学效果评估多采用线上答题方式进行。条件允许时，也可使用模拟平台对实验目的、实验步骤、预期结果等实验内容进行考核。可设置教学过程中的提问和点名作为教学效果评估的一部分，提高参与度并对教学全过程进行有效监管。

3. 自主教学的教学效果评估　自主教学的教学评估可涉及基本理论知识考核、问题解决完整度及成果展示情况，呈现方式包括小讲课、思维导图、读书报告等。其教学评估一般以成果展示为核心，评估时应综合展示流畅度、内容完整性和逻辑严密性等。

（二）临床实验室教学的多种形式

1. 传统教学　以动手操作为主，学生及进修人员在带教教师的指导下于临床实验室内完成实验，培养实际动手能力。教职人员需提前进行相关教学实验设备、仪器、试剂及耗材的准备，注意教学实验结束后生物相关制品的回收、清洗等工作。学生应在教学实验前充分掌握实验室安全守则和生物安全守则等相关规章制度，并做好预习工作，熟悉实验目的、原理和操作步骤等。

2. 示教教学　带教教师在日常实验室工作中对实验基本操作流程进行示教，可采用录像和音频形式，有助于对实验原理和实验步骤的初步了解。执教教师需提前做好实验示教相关准备，既要注意示教总体实验过程展示的流畅性，也要配合讲解，对实验关键操作和实验结果等细节进行重点突出。

3. 在线教学　作为一种现代化远程教育方式，依托计算机技术、互联网技术和多媒体技术等，促进优质资源共享，帮助学生通过线上视频、线上答题进行教学。该教学模式多元化，能够满足学生的个体化需求，同时对学生的自律也提出了更高的要求。一般需要与公司或平台合作，配备相关的多媒体硬件设备和稳定的网络平台。目前有诸多即时聊天平台或社交软件，它们各有优缺点，在选择教学平台时应考虑平台本身是否"简单易用、功能实用"。合理安排课程时间，答疑时间，充分实现在线教学的即时性和快捷性，帮助师生实时互动交流。如有需要，也可设置在线教学考核。

4. 自主教学　包括 PBL 教学、案例教学、翻转课堂、角色扮演等多种教学模式，将学生作为教学的中心，有助于学生独立寻找解决问题的方法。PBL 教学、案例教学中需以现实问题为素材，设计或选择合适的临床问题与案例，合理安排学生查询整合资料及讨论时间。翻转课堂、角色扮演等教学模式中，以学生为主导者，可提供与临床密切相关的主题以供选择。

第二节　临床实验室的科研管理

一、科研目的

科学研究是为了增进知识及利用这些知识发明新技术而进行的系统性、创造性工作，而医学科学研究则是探索人体生命本质和疾病相互转化的规律，寻求防病、治病和恢复健康方法的认识活动过程。临床实验室的科学研究通常遵循"科研选题—课题设计—实验观察或调查—资料加工整理—实验结果总结分析—提出研究结论—撰写研究报告—申请专利或发表研究论文推广应用"的科研程序。在此过程中，研究者不仅能提升自身的学术水平，而且能对临床难点问题做进一步深入的探索。

二、课题的选择与研究方案的设计

课题是指研究或讨论的主要问题或亟待解决的重大事项。临床实验室一般进行临床研究或临床基础研究。临床研究以患者为研究对象，对临床资料进行分析、归纳、总结和评估，从而加深对疾病的认识。而临床基础研究则主要涉及来自临床的问题，用以探讨疾病发生、发展和转归的原因与机制。在开展科学研究之前，课题选择及研究方案的设计是课题研究的重点和难点。

（一）课题的选择

在科学研究展开前，选择一个有意义、有价值且可行的课题是首要任务，选择一个合适的课题在科学研究中也能起到决定性的作用。

1. 选题原则　选题时应当遵循4个基本原则，即需要性、科学性、创新性及可行性。需要性是指问题本身应从社会或临床医学的需要出发，优先选择亟须解决的问题；科学性指应有一定实践基础、事实根据；创新性是指通过研究提出新的观点或新的技术路线；可行性则是对完成课题的主客观条件及可能性进行评估。

2. 临床研究类型　临床研究通常可以分为实验性研究和观察性研究，前者根据是否随机有无对照进一步细分为随机对照研究、非随机对照研究，后者包括分析性研究、描述性研究。从临床角度来看，包括发病、患病、病因和危险因素研究，诊断试验评价，治疗效果评价及预后研究等研究类型。

（二）研究方案的设计

研究方案是实施课题的计划与方法，是保证课题研究有明确的方向和目标，研究步骤有序进行，实现课题预期研究目标的重要保证。研究方案的设计一般需明确研究目标、内容、技术路线、研究方法及预期研究成果。

1. 研究目标和内容　研究目标是依据课题所收集到的有限资料和事实，根据自己的经验和知识，对要探索、解决的问题进行综合性思考后，提出的一个明确的研究目标。研究内容则是在确定研究目标和研究范畴的基础上，围绕研究目标所要完成的任务。研究目标不宜过大，应充分考虑目标的可行性和研究意义。

2. 技术路线　是指达到研究目标采取的研究途径，包括技术手段、具体步骤及解决关键性问题的方法等。合理的技术路线有助于既定目标的顺利实现。技术路线可使用流程图或示意图等清楚明晰地加以证明，不必过分追求技术路线的复杂性。

3. 研究方法　在科学研究中，只有选择正确的研究方法才能获得正确的结论与成果，所以应谨慎而准确地选择研究方法。常见的研究方法包括调查法、观察法、个案研究法、文献研究法、实验法等。临床实验室中常用实验法完成科学研究，其中定性分析法对研究对象进行"质"的方面的分析，而定量实验法可以把对研究对象的认识进一步精确化，以便更加科学地揭示规律、把握本质，理清关系，预测事物的发展趋势。

4. 预期研究成果　课题的预期研究成果是指课题研究完成能够带来的理论价值、应用价值和临床意义等。一般也需表明阶段研究成果和最终研究成果的体现形式，如发表学术论文××篇，培养研究生××名，申请专利××项等。目前转化医学正尝试在基础研究与临床研究之间建立更直接的联系，为新药开发和新诊疗方法等开辟一条全新的道路。

三、准备工作、综述相关资料

（一）文献资料的准备

1. 文献的查阅　综述指某一时间内，研究者针对某一专题，对大量原始研究论文中的数据、资料和主要观点进行归纳整理、提炼分析而写作的论文。综述的查阅可以帮助研究者更加了解研究课题的背景。

2. 文献的检索查阅　课题开展前，可通过文献的检索查阅对前人已完成的实验、实验方法、结论或相关理论进行积累。查阅时，务必充分领会文献的主要论点和论据，对关键的素材进行记录。阅读文献时，可按照摘要、图标结果、讨论和结论、材料和方法，最后再回读讨论和结论的顺序进行。

3. 文献的获取　可通过图书馆获取馆藏文献，也可使用数据库、索引等检索工具对网络文献进行查阅。常见的获取途径包括万方数据知识服务平台、中国知网、PubMed 和 Google Scholar 等。此外，也可通过文献传递或网络求助获取文献。

（二）实验材料的准备

1.标本准备　课题实施前首先要做好课题标本的准备，标本类型包括血液、体液组织、细胞株等。根据不同实验的需要，标本需要按照合理的方法进行采集与制备。

2.实验动物准备　当课题实验涉及动物实验时，应根据具体的需求提前确定实验动物品种或品系，建议预先设定动物的年龄、体重、性别分布，了解实验动物的生理与健康状况，并确认相关动物实验的标准化控制状况。

3.实验平台、仪器、试剂及耗材准备　课题开展前，应确认课题所需的平台、仪器、试剂及耗材已准备完毕，处于可用状态。提前申购或申请使用相关仪器、试剂及耗材。实验平台方面，既要确认研究者的实验平台准入许可，也要确保平台本身的合规及符合实验要求；仪器方面，应提前确认仪器的可用状态、进行性能验证等；试剂和耗材应在使用前再次确认其基本质量，并按要求进行保存。

四、课题的实施和结果分析

（一）课题的实施

1.资料的积累　在课题的实施过程中应注意资料的积累，包括实验的记录、阅读的文献、实验计划调整的记录等。资料的积累主要在于记录已经采取的方法和完成的实验。此外，根据获取的最新资料把握课题的总体进程。当出现非预期的实验结果时，也可通过回顾实验记录寻找原因。

2.阶段性实验结果总结　阶段性结果总结是研究者在科研过程中对课题研究进度的情况及阶段性成果所做的书面材料。一方面是对前一段研究工作的成绩和经验进行总结；另一方面也应当对下一步的研究工作进行计划。

（二）结果数据分析

1.不同类别研究数据分析　发病、患病、病因研究一般会对发病率和患病率进行研究。其中，发病率主要采用队列研究的测量方法，患病率则采用横断面研究的研究方法。诊断试验评价对灵敏度、特异度、阳性预测值、阴性预测值、阳性似然比、阴性似然比、验前比、验后比、验后概率和接受者操作特征曲线等指标进行计算和评估。治疗效果评价计算相对危险度、相对危险度降低率、绝对危险度降低率、需要治疗患者数等。预后研究则涉及生存率、中位生存时间、预后因素、预后预测模型等内容。

2.数据分析方法　常用的数据分析方法包括计量资料的统计描述、总体均数估计与假设检验、方差分析、卡方检验、秩和检验、直线回顾分析、多重线性回归等。常用的数据分析软件包括SPSS、SAS、STATA 等。

知识拓展 15-4	研究中所用数据统计分析方法

病因和危险因素研究多根据病例组及对照组危险因素的有无，使用 Logistic 回归进行多因素分析。生存率估计采用直接法或 Kaplan-Meier、寿命表法等间接法进行分析。预后因素的分析常使用 Log-rank 单因素分析或 COX 多因素分析。

3.数据呈现　为了更直观地呈现实验结果，数据一般会以图表的形式呈现。在表格的绘制中，应当遵循重点突出、简单明了、主次分明、层次清楚的编制原则，并按照结果呈现的需要选择简单表或组合表进行绘制。统计图的形式较多，包括条图、饼图、百分条图、直方图、线图、散点图和箱式图等，应根据结果资料的性质和分析目的，选择最合理的统计图形式呈现数据。例如，不同统计图可做如下选择：①分析不连续的多个组或多个类别的统计量选择条图；②数值分布趋势选择直方图；③随时间变化的连续统计量选择线图；④统计量内部组成选择饼图/百分条图。

五、论文的撰写

论文是对科学研究工作的全面总结，是描述研究成果、代表研究者研究水平的重要学术文献资料。高质量、高水平的论文应遵循规范与具有严谨的表达方式，充分呈现出创造性与创新性内容。论文写作的基本要求：科学性、创新性、实用性、规范性及可读性。

（一）论文格式与论文表述

1. 论文格式　学术论文一般由封面（题目）、中文摘要、英文摘要、目录、引言、正文、结论、参考文献、致谢、附录等部分组成，并按照先后顺序排列。具体的论文格式及表述应按照论文投稿期刊的要求书写。

2. 论文表述　学术论文要求简明而准确地对研究进行表述，写作的过程中需注意语句通顺、逻辑连贯及用词精准。方法学表述要求清晰完整，以便于他人重复实验；结果表述要求真实准确；前言和讨论中的表述则强调叙述的通畅，条理的清晰及逻辑的严谨。

（二）论文内容的撰写

1. 论文题目　是一篇论文的开首，既可以陈述主题也可以暗指内容，为论文定调。一个令人满意的论文题目应能在概括整个研究内容的同时反映出研究的价值。此外，论文题目应保证简洁、清晰、有信息量。论文题目常见的问题包括题目与内容不符、题目过大或过于狭窄、题目意义或重点不明确、题目赘述过多等。

2. 摘要　一般包含目的、方法、结果及结论四部分，需要简明扼要地写明研究的主题和目的，如何进行实验研究，有何发现或证明了什么假设及结果的意义。摘要写作时应强调出研究的创新点及关键点，使用简洁清楚的语句，避免使用缩略语和晦涩难懂的专业术语、短语。优秀的摘要还应吸引读者的阅读兴趣。建议摘要的写作在论文各主要部分完成之后，以有利于文章要点的提炼。摘要写作的常见问题包括研究背景不符合逻辑、研究方法不够详细、研究结果未经过提炼或研究结论完全复述结果等。

3. 前言　总结回顾过去研究的局限性，提出本研究的目的及其创新性，至少包括三部分，即背景介绍、研究的原因及研究的目的或阐明该问题的学术假说。注意前言写作过去研究局限性时应抓住具体的一点进行深入的阐述，同时创新性描述应实事求是。

知识拓展 15-5	前言撰写逻辑

膀胱癌的危害→膀胱癌诊断中的困难→其他指标进行诊断的现状→表面增强激光解吸电离飞行时间质谱（surface enhanced laser desorption/ionization time of flight mass spectrometry，SELDI-TOF-MS）技术及其在其他肿瘤中的应用→将 SELDI-TOF-MS 应用于膀胱癌尿液中标志物的筛查→目的：提高膀胱癌的诊断性能。

4. 实验方法　论文实验方法这一部分的写作应保证完整且科学。实验对象一般是人、动物或一些组织等，它们的基本信息应进行完整、明确的描述。实验设备的型号、生产厂家、实验过程中的用途应作详细说明。实验方法即使已有文献报道，也要在实验方法部分中简要说明，对于自创的实验方法更应详细说明。此外，商业化的诊断检测（如检测的实际名称、参数、制造商、检测仪器）、性能特征（如室内不精确度、检测可报告范围、参考区间）、标本类型、储存条件等要素也应在实验方法中详尽报告。

5. 结果　在结果部分的写作中，研究者应把数据与结果一并提供。数据通常以图、表等原始数据或汇总数据（如均值、百分数、中位数和范围等形式）呈现。而结果主要是总结或解释数据所说明的问题。图表形式所呈现的数据必须在正文结果部分进行相应的说明，正文中的结果也需在图表部分有相应的数据支持。

6. 讨论　讨论部分应当对本研究最终要说明的问题、研究的意义、研究的优劣势、今后的研究方向做出解答，对本研究结果、与其他研究的类似处及分歧处做出解释。讨论部分一般在开头提出所研究问题的答案，中间对答案进行解释辩护，阐述间接的发现与研究局限性，在最后做结论与启示。需要注意的是，除非能够明确表述需要的内容，应避免使用"需要更多研究"的表述。

7. 结论 讨论的结尾部分是结论或总结，应得出一个明确的结论，重述所研究问题的答案。结论以研究结果为依据，在分析讨论的基础上，对研究进行概括或建议。结论从全篇论文的材料出发，是通过研究者的判断、归纳、分析所获得的学术观念或见解。结论应当高度凝练，措辞严谨，以研究结果、客观事实为依据，突出成果的核心主体。

六、临床实验室的科研效果考核

临床实验室的科研效果考核可以起到鼓励科研积极性、帮助学科建设、提高科研水平的作用。

1. 考核原则 客观公正科学，发扬民主实事求是，反映实验室的客观实际，达到优化资源配置、实现资源共享、提高科学研究水平、培养高质量科研和技术人才的目的。

2. 考核内容 科研项目的承担，论文、专利及编著的发表，产品研制、获奖情况，对外服务技术咨询及人才培养等。

对于实验室学生群体，除文章的发表外，也应关注科学研究过程中文献检索、文献汇报及医学专业英语等科研能力的评价。

七、科研伦理与科研诚信

科研伦理是指科研人员与合作者、受试者和生态环境之间的伦理规范和行为准则，是科学研究职业活动中应当遵循的基本道德价值理念和行为规范。科研诚信是科技创新的基石，是建设世界科技强国目标的重要基础。2019年6月11日，国务院印发《关于进一步弘扬科学家精神加强作风和学风建设的意见》，深入推进科研诚信、伦理和学风建设等相关方面。目前大学生和研究生是将要或正在参与研究的科研人员，他们的科研精神状况将直接影响国家的科学研究事业。违背科研诚信的行为主要是指在科学研究及相关活动中发生的违反科学研究行为准则与规范的行为，如剽窃他人研究成果、编造研究数据和图表等。我国科研诚信制度体系日趋健全，坚持预防与惩治并举，坚持自律与监督并重，坚持全覆盖、零容忍。科研诚信教育是一种具有预防性和启迪性的、以教化为主的科研治理方式。科研诚信教育已被各高校纳入整个研究生培养计划中，以加强科研诚信教育，筑牢科研诚信意识，坚守科研诚信底线，培养良好的科研精神品质，激发创新意识。科研工作者应不断提升自身修养和科研能力，学习强国，为实现中华民族伟大复兴而努力奋斗。

本 章 小 结

临床实验室教学的合理安排和科研活动的规范管理对于教学对象的培养具有重要的意义，内容不仅涵盖基本实验室管理制度和科研方法的学习，还要因材施教，对教学内容进行适当拓展，发挥教学对象的主观能动性，使其能够举一反三，切实提高自身的专业素养。

（关　明　曹国君）

主要参考文献

杜雨轩, 段敏, 王薇, 等. 2020. 通过 ISO15189 认可医学实验室检验前质量指标结果分析. 临床检验杂志, 38(7): 548-552

冯仁丰. 2007. 临床检验质量管理技术基础. 2 版. 上海: 上海科学技术文献出版社

胡仁智, 赵世巧, 申波, 等. 2019. 血清甲胎蛋白及其异质体和异常凝血酶原对原发性肝癌的诊断价值. 中华肝脏病杂志, 27(8): 634-637

黄惠, 黄宪章, 李强, 等. 2011. 应用 EP12-A2 评价 HBsAg 定性分析不精密度. 临床检验杂志, 29(4): 314-316

黄妩姣, 黄宪章, 庄俊华, 等. 2012. CLSI EP12-A2 文件在 HBeAb 定性检测性能评价中的应用. 检验医学, 27(11): 900-903

检验危急值在急危重病临床应用的专家共识组. 2013. 检验危急值在急危重病临床应用的专家共识 (成人). 中华急诊医学杂志, 22(10): 1084-1089

刘忠民, 黄宪章. 2020. 临床生物化学检验岗位知识与技能. 北京: 人民卫生出版社

栾珊, 滕静, 邵翠华. 2020. 甲胎蛋白异质体诊断原发性肝癌价值的 Meta 分析. 青岛大学学报 (医学版), 56(2): 203-206

王利新, 王利茹, 苏荣, 等. 2013. 临床实验室应多途径加强与临床科室的沟通. 中华检验医学杂志, 36(1): 88-89

王前, 邓新立. 2019. 临床实验室管理. 4 版. 北京: 中国医药科技出版社

王同展, 王海岩, 侯配斌, 等. 2015. BSL-2 实验室生物安全体系建立与运行. 济南: 山东科学技术出版社

王学晶, 徐国宾, 张捷. 2012. 常规尿白蛋白检测系统的分析与性能评价. 中华检验医学杂志, 35(11): 1038-1044

王治国. 2014. 临床检验质量控制技术. 2 版. 北京: 人民卫生出版社

杨惠, 王成彬. 2015. 临床实验室管理. 北京: 人民卫生出版社

伊一兵, 倪培华. 2015. 临床生物化学检验技术. 北京: 人民卫生出版社

张括, 王露楠. 2010. 定性免疫测定的试剂性能评价方法. 中华检验医学杂志, 33(9): 893-896

Westgard J O, Barry P L, Hunt M R, et al. 1981. A multi-rule Shewhart chart for quality control in clinical chemistry. Clin Chem, 27(3): 493-501